# 手を診る力をきたえる

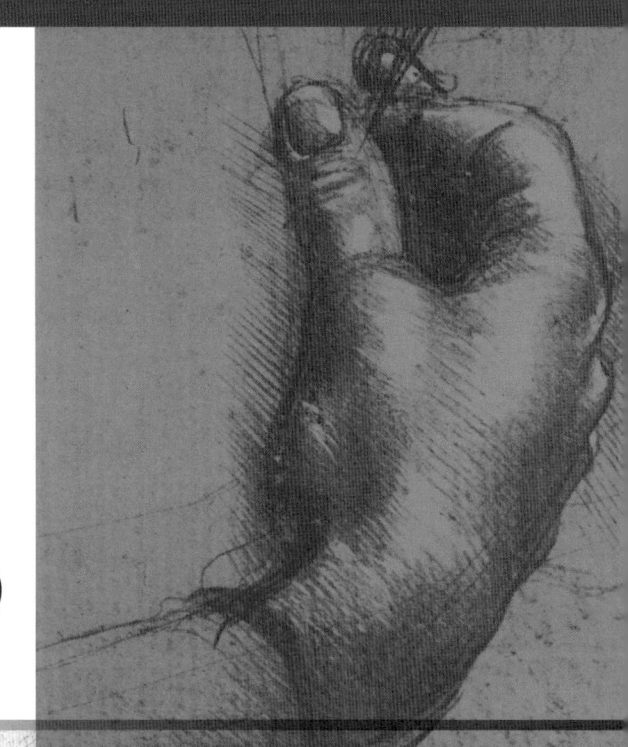
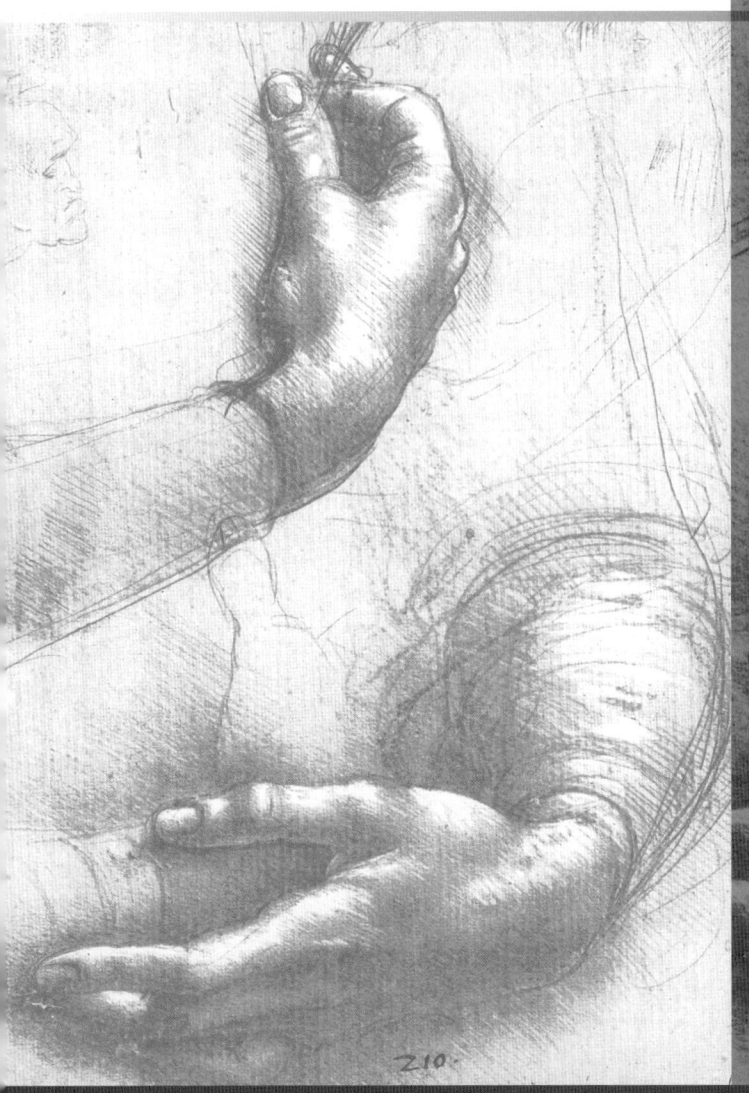

編著
鎌倉 矩子
中田 眞由美

三輪書店

# 執筆者等一覧

| 執筆 | 鎌倉矩子 | 広島大学・国際医療福祉大学名誉教授（1～6章，9章*） |
| | 中田眞由美 | 公立大学法人埼玉県立大学保健医療福祉学部作業療法学科（7，8，10，11，13～15章） |
| | 大滝恭子 | 東京都立多摩総合医療センターリハビリテーション科（9章*） |
| | 鈴木貴子 | 公立大学法人埼玉県立大学保健医療福祉学部作業療法学科（9章*） |
| | 山口美樹 | 春日部厚生病院リハビリテーション部（12章） |

*：共同執筆

| イラスト | 三浦香織 | カラムンの森こどもクリニック（3，6章） |
| | 増満安佐子 | （7，8，10，11，13～15章） |

| 作図協力 | 大滝恭子 | （既出） |
| | 森田浩美 | 世田谷区立保健センター専門相談課 |

# 序

「手の巧緻性訓練をしてください」
　脳性麻痺児や脳卒中患者の手について，作業療法士はしばしば，そう頼まれることがある．
　30年以上前の私にとって，それはたいへんな難問であった．巧緻性とは何か．手がどのようになれば正常機能に近づいたと言えるのか．はっきりした答えがわからないまま訓練プログラムを考えるのは苦痛であった．
　やがて，あることに気づいた．それは，患者の手のかたちを見れば，たとえそのとき何かをしていなくても，その手の機能をある程度予想できる，ということである．そうだ，かたちだ！ここから入れば，いままで捉えきれずにいたひとの手の資質が，もっと見えるようになるかもしれない！
　これが，その後約10年におよぶ私と仲間の，正常な手のかたちと動きに関する研究の発端であった．静止画像も動く映像も，まだフィルムに撮影していた時代である．来る日も来る日も暗室にこもっての現像と焼き付け作業．次は床いっぱいに写真を並べての分類作業．さらにその次には16ミリフィルムを低速で映写しながらの，指1本ずつの動きの目視と文字化．指1本の，さらには指5本の動きをまとめた表記法の模索．こうした試行を何度もなんどもやり直した先に，やっと，手という小宇宙が見え始めたのだった．
　身近にあるのに，どうとらえてよいのかわからなかった手．だが無限に姿を変えるかに見えて，実はそこにあるゆるやかな秩序．もがきの後に，手はやっと，私の中に落ちた．
　私は大きく安堵し，『手のかたち　手のうごき』（医歯薬出版，1989）の上梓を機に，このテーマから離れた．

　だが，こうした私の自己満足を許さなかった人物がいる．途中から研究仲間に加わった中田である．中田は私の最高の理解者になると同時に厳しい監視人となった．「これを生かした臨床評価法を作りましょう」と中田は言った．確かに，研究の成果を臨床に生かす術を自ら示すのでなければ，研究者は，当初の目的をほんとうに達成したと言うことはできない．しかし私は，すぐには復帰できなかった．境遇がそれを許すまで，中田は促しを止めず，そして待ち続けてくれた．
　2001年になってようやく，二人の協業が本格化した．そして2006年に，評価法の初版が完成した（2008年以降，『NOMA手・上肢機能診断』と呼称）．当然のこととして，普及活動が必要になった．そこで私たちは，「NOMAハンド・ラボ」という小研究グループを結成し，このグループが主体となって学会発表や，大小のワークショップを実施するようにした．学会開催地でのワークショップには，実に大勢の作業療法士が集まってくださった．
　ワークショップでは結局，手のかたちと動きの，正常類型の説明と演習に多くのエネルギーを費やすことになった．『NOMA手・上肢機能診断』にはたくさんの調査・検査種目が用意されているが，やはり，手のフォームと動きのパターンの検査が最も独自色が強く，また正常類型を知らずには所見判断ができないようになっていたからである．限られた時間内でその必要

性を述べ，かつ正常類型を理解してもらうことにはいつも不安がつきまとった．年2回のワークショップも，何年も続けられるわけではなかった．

では，ワークショップに代わる本を書こう．そうやって多くの方々に私たちの考えと方法を知ってもらい，願わくば『NOMA 手・上肢機能診断』を使ってもらい，そして育ててもらおう．これが私たちが出した結論である．

こうして本書が生まれた．執筆と執筆協力を担ったのは，NOMA ハンド・ラボのメンバーである．

本書は『NOMA 手・上肢機能診断』の解説書ではない（当『診断』の目的も，用途も，実施手順も，インターネット上の NOMA ハンド・ラボのページを見ていただけばわかる）．本書は，『診断』を離れた一般書として，2つの目的をはたすために書かれた．

その1つは，作業療法士が行う手の機能評価に関してひとつの枠組み（考えかた）を提供すること，2つめは，臨床で手のフォームと動きのパターンを診断するための，基準となるべき正常類型を解説することである．

本書が採用している手の機能診断の主要武器は目視である．臨床場面において，目視から得られる情報の比重はきわめて大きい．しかしその情報は，見ようとする者にしか与えられない類のものである．見ようとして見る，正確に見たかを吟味する，見えたものの意味を考える．その繰り返しの中で，臨床家の目はきたえられる．その思いをこめて，本書の表題は『手を診る力をきたえる』とした．

最後に，付録につけた『NOMA 手・上肢機能診断』についてふれておきたい．

『診断』の所見を訓練プログラムにどう生かすかは，ひとえに個々の作業療法士の力量にかかっている．今はむしろ，多数の実践報告を集め，検証することが必要な時期であるが，残念ながら本書では，1つの報告（2症例）しか収載することができなかった．いずれはこの『診断』を土台として，たくさんの知恵と工夫が生まれ，交換され，機能訓練のための作業療法技術がより一層の高みへと発展していくことを願っている．

『NOMA 手・上肢機能診断：短縮版』の実現を含め，後続世代に託す夢は大きい．

本書の企画，出版にあたっては，三輪書店の強力なサポートをいただくことができた．とりわけ担当の佐々木理智さんには，気の遠くなるような細々した校正の仕事を厳密にこなしていただいた．ここに心からの感謝を申し述べる．

2013 年 6 月

編著者を代表して　鎌倉矩子

# 目次

序 ─────────────────────────── iii

## 基礎編

### 1 ひとと手 ───────────────────────（鎌倉矩子）
- 1・1 本田宗一郎の「私の手が語る」──────────── 2
- 1・2 手はひとと外界を繋ぐインターフェース ──────── 3
- 1・3 疾患・外傷と手 ─────────────────── 5

### 2 手を診る視点 ─────────────────（鎌倉矩子）
- 2・1 手の特質 ────────────────────── 10
- 2・2 臨床で行う手の評価 ─────────────── 12
- 2・3 臨床家にとっての課題 ────────────── 15

### 3 手の静的なフォームⅠ：把握 ─────────（鎌倉矩子）
- 3・1 把握とはなにか ─────────────────── 18
- 3・2 研究史 ───────────────────────── 19
  - 3・2・1 把握の古典的記述　19
  - 3・2・2 Napierによる把握の二大分類　19
  - 3・2・3 Sollermanらによる把握の研究　22
  - 3・2・4 鎌倉らによる把握の分類　24
- 3・3 把握の類型 ─────────────────────── 27
  - 3・3・1 握力把握系5種　29
  - 3・3・2 中間把握系4種　31
  - 3・3・3 精密把握系4種　35
  - 3・3・4 母指不関与系1種　37
- 3・4 把握の14類型と物品の関係 ───────────── 38
- 3・5 臨床への応用 ───────────────────── 39
  - 3・5・1 表記法としての活用　39
  - 3・5・2 動作機能評価への応用　40

## 4　手の静的なフォームⅡ：非把握　　　　　　　　　　　　　　　　（鎌倉矩子）

- 4・1　非把握とはなにか ――――――――――――――――― 44
- 4・2　研究史 ――――――――――――――――――――― 44
- 4・3　非把握の類型 ―――――――――――――――――― 47
  - 4・3・1　らっぱ系2種　48
  - 4・3・2　凸面系2種　48
  - 4・3・3　平面系3種　49
  - 4・3・4　凹面系5種　50
  - 4・3・5　鉤系5種　52
  - 4・3・6　深屈曲系1種　53
  - 4・3・7　塊り系2種　54
  - 4・3・8　突起形成系3種　55
  - 4・3・9　補．単指分離　56
- 4・4　非把握の類型と物品の関係 ――――――――――――― 56
- 4・5　臨床への応用 ―――――――――――――――――― 59

## 5　手の動きのパターン　　　　　　　　　　　　　　　　　　　（鎌倉矩子）

- 5・1　動きのパターンとはなにか ―――――――――――――― 62
- 5・2　研究史 ――――――――――――――――――――― 62
- 5・3　表記についての約束ごと（前提）――――――――――― 64
  - 5・3・1　1本の指列の動きを表記する方法　64
  - 5・3・2　母指列についての特記　68
  - 5・3・3　5本の指列の動きをまとめて表記する方法　69
- 5・4　手の動きの代表的なパターン ―――――――――――― 70
  - 5・4・1　第1級頻度を示した4つのパターン　70
  - 5・4・2　第2級頻度を示した3つのパターン　75
  - 5・4・3　第3級頻度を示した2つのパターン　78
  - 5・4・4　第4級頻度に属するパターン　79
  - 5・4・5　その他のパターン　80
- 5・5　動きのパターンの臨床的意義 ―――――――――――― 80
  - 5・5・1　高頻度パターンの意義　80
  - 5・5・2　ひとつの手の動きに含まれる指列の動きの種類数　81
  - 5・5・3　手指の"分離"　81
  - 5・5・4　動きのパターンと手の機能との関係　82
- 5・6　臨床への応用 ―――――――――――――――――― 83

## 6　腕と手関節の役割 ────（鎌倉矩子）

- 6・1　腕の動きとその表記 ──── 86
- 6・2　腕の役割Ⅰ：手の位置の決定 ──── 88
  - 6・2・1　手の運搬　89
  - 6・2・2　手掌の向きの調整　90
  - 6・2・3　肢位の保持　91
- 6・3　腕の役割Ⅱ：対象への作用 ──── 91
  - 6・3・1　間接的作用　91
  - 6・3・2　直接的作用　96
- 6・4　腕の役割Ⅲ：意志・感情の表現 ──── 96
- 6・5　臨床的な意味 ──── 96

## 7　感覚器官としての手―失われてはじめてわかる知覚の貢献度 ────（中田眞由美）

- 7・1　知覚情報をつくっているのは自らの手の動きである ──── 100
- 7・2　手には2種類の触覚がある ──── 101
- 7・3　失われてわかる知覚の貢献度 ──── 103
- 7・4　手の知覚の診かた ──── 106
- 7・5　道具操作に必要な知覚―遠隔触 ──── 108

# 特論

## 8　オセロの石と硬貨のつまみ上げ，手の使いかたはどう違う？
（中田眞由美）

- 8・1　オセロの石をつまみ上げる手のフォームと動きとは？ ──── 112
- 8・2　硬貨をつまみ上げる手のフォームと動きとは？ ──── 113
- 8・3　XYZ連記法で表してみよう ──── 114

## 9　筆記具の把持のフォームと操作のパターン
（鎌倉矩子・大滝恭子・鈴木貴子）

- 9・1　筆記具の把持のフォーム ──── 118
  - 9・1・1　書写書道教育における「望ましい持ちかた」　118
  - 9・1・2　大滝らによる筆記具の把持様式の仮分類　119
  - 9・1・3　鈴木らによる修正と追加　121

  9・1・4 左利き者による筆記具の把握 122
 9・2 書字動作における指，手関節，前腕の動き ——————————— 124
  9・2・1 大滝らによる書字動作の分析 124
  9・2・2 鈴木らによる書字動作の分析 127
 9・3 健常者の筆記具把持と操作の様式，およびその臨床的意味 ——— 132

# 10 箸を持つ手のかたちと操作のいろいろ ——————————（中田眞由美）
 10・1 箸の使いかたにはどのようなものがあるのか ————————— 138
 10・2 手は箸の開閉操作をどのように行っているのか ———————— 139
 10・3 日本人の標準的な箸操作パターンはどの型であろうか ————— 145
 10・4 いわゆる「正しい箸の持ちかた」は本当に正しいのか ————— 146
 10・5 効率よく箸を使うための操作パターンとは ————————— 147

## 訓練編

# 11 非利き手で箸を使う ————————————————————（中田眞由美）
 11・1 利き手と非利き手の箸操作パターンは同じであろうか？ ——— 152
 11・2 非利き手でAV型（標準的な箸操作パターン）を獲得することは可能か？ —— 153
 11・3 AV型（標準的な箸操作パターン）獲得のための練習方法 ——— 155
 11・4 非利き手によるAV型箸操作練習の実施結果 ————————— 160

# 12 片麻痺手の機能再建を図る—作業療法評価に『NOMA診断』を用いた2事例
                              （山口美樹）
  事例1：動くけれども使えない手 ———————————————— 164
  事例2：示指が動作に参加しない手 ——————————————— 178

## 演習

# 13 ケータイを操作する手 ——————————————————（中田眞由美）
 13・1 母指の動きの分析 ——————————————————————— 190

13・2　母指はどのような動きでケータイのキーを押しているのか？ ── 191
13・3　ケータイを操作する母指の動きの演習 ── 191
13・4　ケータイを操作する時の手（XYZ連記法） ── 192

## 14　把握フォーム　これはなに？　　　　　　　　　　（中田眞由美）

14・1　コーンの把握フォーム ── 196
14・2　ステフ（STEF；上肢機能評価）の検査器具を把握した時のフォーム ── 198
14・3　日常物品を把握した時のフォーム ── 202

## 15　把握フォーム・動きのパターン　これはなに？
（中田眞由美）

15・1　容器の蓋の開閉 ── 206

演習問題解答 ── 208

付録1　『NOMA 手・上肢機能診断』　213
付録2　早見表：手のかたちと動き（静止のフォームと動きのパターン）

# 基礎編

# 1 ひとと手

1・1　本田宗一郎の「私の手が語る」............ 2
1・2　手はひとと外界を繋ぐインターフェース ............ 3
1・3　疾患・外傷と手............ 5

# 1 ひとと手

　私たちはこれから，手について語ろうとしている．
　それは，作業療法実践のために，手の何を知っていたらよいかという観点からである．あなたは，解剖学も運動学もひととおり心得ているとしよう．そのうえで，必要なことは何だろうか．
　作業療法は，個々のクライエントの，作業ある生活の実現を助けるしごとである．特殊な計測器は使わず，まず目と言葉をもって，相手と向かい合うところからそのしごとは始まる．目視と対話から明らかになることは限りなく多いが，しかしそれらを意味あるようにとらえるためには，基本となる枠組みが必要である．
　手はひとにとってどのような意味をもっているか．まずはここから話を始めるとしよう．

## 1・1　本田宗一郎の「私の手が語る」

　ホンダの創業者本田宗一郎は，自身の随想集を出版したとき，表題を『私の手が語る』とした（本田，1985）．同書のまえがきには，彼自身がスケッチした「私の手」の絵が添えられている．がっしりした，傷だらけの左手である．15の傷の一つひとつにはその"歴史"が書き加えてあり，最下段には，「このほかに小さいキズは3倍ほどある．45年以上の昔のキズで，みんな私の"宝"だ」とある．
　彼はまた，「たしかに私の生き方には，頭で考え，手で考えるといったところがある」とも書いている（同書, p.16）．頭にひらめいたことをただちに手を通してかたちのあるものにし，そのアイデアを実証せずにはいられない人間．作ってはこわし作ってはこわし，そうすることで考えを発展させてきた人間．そういうタイプの人間だったと彼は言うのだ．
　「私の手は，私がやってきたことのすべてを知っており，また語ってもくれる．私が話すことは，私の手が語ることなのだ」．
　かくして，半生をふりかえった随想集の表題は，『私の手が語る』となった．
　本田ほどの人物でなくても，またものづくりに専念している人でなくても，考えるからこそ手を使いたくなり，手を使うからこそ新たな考えが生まれるという感覚は，一度ならずもつものではなかろうか．もしあなたが研究者だとしても，データ・カードをいろいろに並べてみるその中から，またはグラフを作ってみるその中から，新しい考えが突如飛び出してくるという瞬間を何度か経験しているに違いない．興味をおぼえるものや，いとおしいものに触れたくなり，その後でまた新たな感情が芽生えるという経験も，誰もがもっていることと思う．
　本田宗一郎が手の記憶と自分の半生を等価と見なしたのは，まことにもっともなことである．

そういえば吉本隆明も，手について問われて，「考える道具だと思います」と答えている（吉本，2009）．

ひとは，生きている時間の大部分を，手を使いながら過ごしている．

## 1・2　手はひとと外界を繋ぐインターフェース

ひとが手を絶え間なく使うわけは，それがひとと外界を結ぶインターフェースだからである．ではひとは，手を使って，外界とどのように繋がるのだろうか．

誰でもすぐに思い浮かべるのは，手は物を掴んだり，つまんだりするのに使われるということだ．実際，標準と見なされている運動学の教科書でも，手の動作の項は把持動作の説明で終わらせているのが通常である．しかし手は，掴んだりつまんだりのためにのみあるわけではない．このことは，ふつうの人のふつうの動作をしばらく観察してみれば，すぐにわかることである．

鎌倉は著書『手のかたち　手のうごき』の中で，これに似た問題を取り上げている（鎌倉，1989）．そこでは，日常生活における"手の用途"として8種類を挙げている（同書，p.4-9）．①検知，②接合，③連結，④道具化，⑤把持，⑥操作（狭義），⑦対応，⑧象徴，の8種がそれである．

しかしここでは，インターフェース（接続装置）という観点に照準を合わせなおし，どのような接続のしかたがあるかを整理しておくことにしたい．おそらくそれは，次のようなものである．

### 1）単純接触

手の一箇所または複数箇所で対象に触れたり，押したりする様態．対象に及ぼす拘束力は小さい．使われるのは指の掌側面や手掌の一部であることが多いが，背面の一部その他が使われることもある．キーボードを押す指，消しゴムを使う際に机上の紙面を押さえているほうの手，熱があるかをみるために額に当てている手，立ち上がりの際に床に置いた手，ボールを載せている手，などがそれにあたる．

接触箇所には多かれ少なかれ，手より近位の（＝体幹寄りの）身体部分（腕や体幹）の運動によって力が加えられる．その力は一方向性である．これにより，手の下の紙面は固定され，押されたドアは回転し，押された床は手の宿主である身体を押し上げる．対象（たとえば大きなボール）を挟んで2つの手を逆方向から接触させれば，空中での拘束が可能になり，もし片手接触を重力と組み合わせれば（＝片手に物体を載せれば），同じ効果が得られる．

### 2）連結

手が対象の一部に接触し，かつゆるやかにそれを囲む様態．引き出しの把手にかける手，吊

り革にぶら下がる手，他者の手とつなぐ手，レジ袋を提げる手，などがこれにあたる．通常，手が接触するのは，手より大きなものの一部であり，その部分は，棒状または紐状をなしていることが多い．

　この時，手は鉤に類似したかたちをとり，対象（の一部）をゆるやかに拘束する．それゆえ，手より近位の身体部分が運動を起こせば，相互の接触を保ちつつ，一方が他方を引き寄せたり，一方が他方のまわりを回転したり，あるいはこの2つを同時に起こしたりすることができる．すなわち，引き戸を引き寄せ，吊り革に掴まって体を揺らせ，手をつなぎ合って腕を振り，あるいは鉄棒に手をかけて体を宙で回転させることができる．

## 3) 把持

　ひとつの手が複数箇所で異なる方向から対象に接触し，完全に拘束している様態．コップを持っている，金槌を握っている，スプーンを持っている，書くために鉛筆を持っている，などがそれにあたる．このとき対象物体は完全に手の内にあり（一部がはみ出すことはある），仮に腕が振り回されたとしても落ちることはない．また，拘束を受けている物体は形状変化をきたさない．

　したがって把持された物体は，手より近位の身体部分（＝腕や体幹）の動きに従い，手と一体化した位置変化を起こす．つまり，物体は第2の場所へ運ばれる．コップは口へ運ばれ，金槌は振り下ろされ，スプーンは食物をすくい，鉛筆は紙面の上を滑る．鍵穴に差し込まれた鍵は，その中で回転する．

## 4) 変形

　手が対象に接触し，かつその形態を変化させる様態．すなわち"歪める"場合である．

　したがってこの種の様態は，相手が変形可能な物質である場合に限られる．水や穀物のような流動性物質，粘土やドウ（小麦粉を練った塊り）のような塑性物質，紙や布や紐のような軟性物質がこれにあたる．トランプカードの束のような硬性物質の集合体や，鋏やホッチキスのように可動部分を有する硬性物体もこれに準じる．

　対象がこのようなものである時，手は多様なかたちを繰り出して対象を変形させる．すなわち押し広げ，ねじり，ちぎり，くっつけ，のし，嵌入または貫入し，押しずらし，あるいは歪める．この時の手のかたちはしばしば，何がしかの道具に似る（本当は道具が手をまねて作られたのであろうが）．すなわち手は器になり，突起になり，鉤になり，刀になり，板になり，あるいは塊りになる．

## 5) 動的接触

　手が対象に接触しつつその表面を移動し，対象の形状変化に応じて自身のかたちを変化させる様態．4）では対象が変形させられるのに対し，ここでは手それ自体が連続的なかたちの修正を起こす．物や身体をなでさする手，顔を洗う手，手を洗う手などがそれにあたる．いわば，

"寄り添う手"であり，動的特性をもつ．

人体は，このような動的対応を高度に求める対象である．

### 6）非接触的対応

手は対象に接触していないが，それに向かって，その瞬間にふさわしい手のかたちを作って対応している様態．"構えの手"または"受けの手"である．

ボールを受け止めるべく，手を広げて待つのは構えの手の典型であるが，これほどでなくても，ひとは物を掴む前に，その物の口径よりはるかに大きく手の口径を広げて，構えの態勢をとるものである．あるいは，爪を切られる手は，爪切り鋏の接近が容易であるように，その指の末端を他の指の並びから外れるように位置をととのえる．

片麻痺のために指が固く屈曲して閉じている手は，洗われる（＝洗ってもらう）ことが困難である．このことは，動作を受けるためには，一定の"受け"のかたちを作る力が必要であることをあらためて教える．

### 7）記号化

手が対象との物理的接点をもたず，対応関係ももたず，自らが記号に変じてメッセージを送る様態．指さしをする，OKのサインを出す，ジャンケンをする，拍手をする，などがその例である．

記号の意味はふつう，社会的約束に従う．しかし即興の創作記号が送り出されることもある．対象はもっぱら人である．

以上，手と外界の接続の様態をまとめてみた．強調したかったのは，手は把握や把持のためにばかり使われるのではない，ということである．

## 1・3　疾患・外傷と手

疾患や外傷をこうむったとき，手はインターフェースとしての役割を発揮できなくなることがある．作業療法の臨床でこの問題に遭遇するのは，患者が以下のような障害に見舞われた場合である．

1）脳原性疾患または頭部外傷による運動／感覚障害
2）脊髄性疾患または外傷による運動／感覚障害
3）運動器疾患による関節の変形／拘縮および筋の萎縮／拘縮
4）手・上肢外傷による運動／感覚障害
5）上肢・指切断

6）先天性欠損または奇形
7）その他

　運動障害が生じた場合，原因が脳にある場合（中枢性障害）と，脊髄以下の末梢にある場合（末梢性障害）では障害の性質が異なる．

　末梢性運動障害の場合は，損なわれるのが主として筋力であり，十分なパワーを発揮できないことが手の機能を損なう．これに対し，中枢性運動障害の場合は，筋緊張バランスの異変が生じ，肢位（手・腕のかたち）や動きのパターンに歪みが生じることが，インターフェースとしての手の機能を損なう．

　上肢・指切断や先天性欠損または奇形の場合はすぐれた代替品の供給と使用訓練の提供が求められる．これについては他の教科書を参照されたい．

〈鎌倉矩子〉

◆1章文献◆

本田宗一郎(1985).私の手が語る(講談社文庫).講談社

鎌倉矩子(1989).手のかたち 手のうごき.医歯薬出版(2009年以降,オンデマンド万能書店より復刻)

吉本隆明(2009).老いの超え方(朝日文庫).朝日新聞出版

## 基礎編

# 2 手を診る視点

2・1　手の特質 …………………………………………… 10
2・2　臨床で行う手の評価 ………………………………… 12
2・3　臨床家にとっての課題 ……………………………… 15

# 2 手を診る視点

　手の機能的問題をもつクライエントがやってきた時，私たちは手の何を診ればよいのだろうか．
　本章ではまず手の特質を概観し，そのうえで臨床的評価の視点について考える．

## 2・1　手の特質

　インターフェースとしての手の機能は，手のさまざまな特質によって支えられている．それは次のようなものである．

### 1) 骨格の可動性と制動性

　手の構造の基礎を作っているのは骨格である．しかし骨格は筋や皮下組織の単なる芯棒ではない．特定の長さとかたちをもつ骨々は特定の配列で繋がり，それらの連結点にある関節は，可動性とともに制動性をそなえている．どの関節の動きにも決まった方向と範囲があり，このことが手指骨の集合体である手のかたちと動きに，一定の個性を与えている．
　何らかの原因により関節の可動性または制動性が失われたり減じたりすれば，当然のこととして，手のかたちと動きに制約や歪みが生じる．

### 2) 素材特性

　ひとの手は絶妙の素材で構成されている．骨格のまわりには筋と腱があり，その外側には皮下組織があり，間隙には血管と神経が走り，最外側は皮膚で覆われている．指の最先端の背側の皮膚は，爪に置き換えられている．そしてこれらのすべては，命ある限り，新陳代謝によって更新され続ける．
　手指骨が先端にいたるまで弾力のある**軟組織**で覆われていることは，ひとの手の一大特徴である．このことは対象物体に対する接触量の調節に役立つし，多少の陥入を受け入れる柔軟さは，ページめくりなどのときに威力を発揮する．一方で，柔らかさがもたらす欠点は，先端背側を硬質の爪に置き換えたことで補われている．**爪**があるからこそ，ピンのような極小物体をつまみ上げることができ，爪痕を残すことができ，痒いところを掻くこともできる．そして，最外側を覆う**皮膚**は，汚れても洗い落とせばきれいになるという美質をそなえることによって，美しい外見を維持する．この生来の皮膚のありがたさは，装飾義手を使う人たちが特に強く実感するものである．

### 3) 感覚受容器と発汗装置の装備

　手のはたらきは，手が受ける感覚情報があってこそはじめて的確になる．厚い手袋をはめての手作業がどんなにもどかしく不正確なものであるかは誰でも知っている．ポケットの中をまさぐることは，感覚があるからこそできる作業である．感覚を失った患者は，あらゆる手作業の間，自分の手指の動きを注視し続けなければならない．それは強い心的負担を強いる作業である．患者も医療者も，この時はじめて，手にそなわる感覚の価値を強く思い知るのである．

　皮膚にそなわる発汗機能は，全体としては体温調節に貢献しているが，手に関して言えば，皮膚に適度の湿り気を与え，物体との密着を促すのに役立っている．

### 4) 高性能クレーンの装備

　手それ自体は小さな器官である．手の存在意義は，腕（上腕と前腕）というすぐれたクレーンに繋がることによってはじめて完結する．これにより手は，三次元空間のさまざまな場所へ運ばれ，適切な位置を占め，そこで独自の機能を発揮することができる．空間内での大移動は身体移動によらなければならないが，手と体幹との距離の決定，地平からの高さの決定，手が成す面の向きの決定は，もっぱら，"腕と手関節"という名のクレーンに依存している．

　もしも手が肩から生えていたらどうなるか（実際，そのような先天性奇形がある）．結果はおのずと明らかである．

### 5) フォームの形成

　臨床家はあまりにも長い間，手や上肢の動作を，関節運動と筋力，動作速度という観点からのみ見てきた．そのように言い切るのは行き過ぎだとしても，その傾向はきわめて強かった．従来のこの見かたは，ひとの動きのかたちは自然に定まるという暗黙の前提のうえに成り立っている．

　しかし，大前提となっているこの"動きのかたちを産出する能力"こそが，実はひとの動作を解く鍵なのである．そのことに気づかせてくれるのは，脳損傷後の患者の異常動作である．

　健常な手は，その場・その時に応じた手のかたち（フォーム）を刻々と能動的に生み出す力をそなえている．クレーンたる腕も同様である．これゆえにこそ手は，ひとと外界を繋ぐインターフェースの役割をはたすことができるのである．

### 6) パワー，スピードの統制

　手の動きはほとんど常に腕の動きを伴っているが，この手・腕連合体のパワー，スピードは，場面の要請に適うように，常に能動的に調整されている．滑らかで無駄のない，合目的的動作が実現されるのはこのためである．

### 7) 司令塔の装備

　5) と 6) で述べた能動的特質は，手・腕の背後に，脳という司令塔があることによって実現

している．脳の異変は，中枢性運動麻痺だけでなく，運動失調，失行症など，さまざまなかたちで動作や行為を妨げることになる．

## 2・2　臨床で行う手の評価

以上のような視点に立つと，臨床で行う障害手の機能評価は，このそれぞれの特質の点検から始めるのがよさそうだということになる．実際，おおよそのところ，作業療法士が行う臨床評価はそのように行われてきた．

しかし仔細に見てみると，方法がすでに確立している部分と，そうでない部分があることがわかる．

### 1) 形態と可動性の評価

形態が問題になるのは，奇形，外傷（切断を含む），火傷などの場合であり，それ以外の場合はめったに問題とならない．

骨，関節，皮膚その他の**外見的形態**に関する診断は，目視と測定によって行われてきた．通常は，患部の形状を描写し，長さや周径の計測を行う．これについては「生体計測」という領域がすでにできあがっており，たとえば腕の長さだと，どこからどこまでを測ればよいかについて共通の測定点が決められている（たとえば藤田，1960，第9章）．

**関節の可動性**の評価と記述の方法は，すでに関連学会によって定められている（たとえば日本整形外科学会・日本リハビリテーション医学会，1974）．それは関節可動域測定（別名 ROM 測定）の名で呼ばれており，臨床家たちはこれに従うことが慣例となっている．

### 2) 感覚の評価

これについても，評価の方法はすでに確立しているといってよいだろう．方法を解説している教科書は数多くあり（たとえば中田他，2019），痛覚，温度覚，触覚，運動覚，固有覚，物体識別などをしらべる方法や器具が紹介されている．

### 3) 腕の"クレーン機能"の評価

いわゆる**リーチ・テスト**，すなわち空間内のどこへ手をもっていくことができるかのテストがこれに相当する．自己身体のどの部分へ手をもっていくことができるかもこれに含まれる．ひとが手を使う空間は，作業台の上だけでなく，壁面にも，頭上にも，床面にも及ぶ．セルフケアのためには，自己身体のできるだけ広い領域へ自分の手を運ばなければならない．

これら手の到達領域に関するテストは，臨床場面ではさまざまに工夫されていると思われるが，公開されているものはあまりない．いずれも私家版にとどまっていると見られる．

### 4）フォーム形成能力の評価

　これについては，方法が乏しい時代が長く続いた，というのが筆者の見解である．歴史的に見て，リハビリテーションの主対象は当初整形外科的疾患であったため，動作フォームは問題にならなかった，ということが大きい．しかし脳血管損傷のような脳原性疾患がリハビリテーションの主対象になる時代が到来するに及んで，手や腕のフォーム異常という問題が臨床家に意識されるようになった．

　Brunnstrom の片麻痺上肢・手・下肢の回復段階評価（Brunnstrom, 1970）は，視点をフォーム形成能力に置いた最初の評価法だということができる．

　同法は，片麻痺からの回復は病的共同運動の寛解過程としてとらえることができ，またその過程は患者間でほぼ共通しているとの認識に立っている．この認識に立って Brunnstrom は，体肢のフォーム形成能力をしらべることによって，片麻痺回復の程度をⅠ～Ⅵのステージで表す評価法を作り上げた．この評価法はその後全世界に普及し，わが国でも理学療法や作業療法の臨床で広く使われるようになっている．

　Brunnstrom は米国の理学療法士である．彼女の見解はきわめて妥当なものであるが，しかし当然のこととして，この評価法は患肢・患手の"運動"を見る視点から作られている．すなわち，対象との相互作用のうえに成り立つ"動作"の視点は組み込まれていない．"外界へのインターフェースとしての手"を見るにはこれだけでは不十分である．

　Sollerman が開発した Sollerman Hand Function Test（Sollerman, 1980；Sollerman et al, 1995）は，一部に，手のフォーム形成能力を見る視点を組み入れている．彼は日常生活に直結した手の機能評価が必要だと考え，このテストを開発した．Sollerman ははじめ，健常者が日常生活で用いることの多い把握のタイプは何かをしらべた．その結果，頻度が高いと見なされた把握7種に注目し，それらが発生しやすいと思われる用具と課題を設定して，これによる検査法を作成した．各課題の成績（パフォーマンス）は，実施の困難さの有無と程度，制限時間内での遂行の可否，期待する"把握"類型からの逸脱の有無と程度，という3つの観点から評定するようにした．ただしこれらは別個にではなく，組み合わせて評定する方法をとった．それは次のようなやりかたである．

　Sollerman Hand Function Test では，すべてのパフォーマンスを，それぞれのスコア定義に従い，0, 1, 2, 3, 4 のいずれにあてはまるかで評定することになっている．たとえばスコア「2」は，次の3つすなわち，①課題を実行できるが相当の困難を伴う，②課題を実行できるが40秒以上，60秒以内の時間を要する，または③期待する把握のタイプで実行することはできない，のいずれかに相当した場合に与えられる．つまり，スコアを見ただけでは，判定理由が①～③のいずれにあるかを知ることができないしくみである．

　すなわち Sollerman の手の機能テストは，内容が把握中心であるうえ，せっかくのフォームを見る視点が検査スコアに正確に反映されない性格をもっている．

　鎌倉・中田が開発した『(NOMA) 手・上肢機能診断』（中田・鎌倉, 2007；NOMA ハンド・ラボ, 2008～；鎌倉・中田他, 2012）は，その中に「把握のフォーム」，「非把握のフォーム」，

「手の動きのパターン」の検査を含んでおり，期待する把握・非把握のフォームを各被検者が形成できるかをしらべることができるようになっている．それぞれの検査において用具と課題が決まっており，課題の成績は G，F，P，T，Z のいずれかによって表される．たとえば［G］の定義は，「正常またはほぼ正常なフォームを安定して維持できる」であり，「P」の定義は，「フォームの歪みが著しい，またはフォームの維持が困難であり，機能に実用性がない」である．判定の基準に使われているのは，鎌倉とその共同研究者たちが見いだした健常手の静的・動的フォーム（鎌倉，1989）である．

すなわちこれらは，手の静的・動的フォームの形成能力をしらべるために作られた専用の検査法である．

### 5）パワーの評価

理屈の上では，さまざまな運動，動作，作業に関してパワー測定がありうる．

臨床で実際に行われているのは，関節運動ごとに行う徒手筋力検査と，握力計を用いた最大握力の測定，ピンチ・メーターを使った最大つまみ力の測定である．いずれもすでに長い歴史があり，方法も確立されている．具体的方法は他の教科書を参考にすることができる（たとえば中田他，2006）．

### 6）スピードの評価

これも理屈の上では，さまざまな運動，動作，作業に関してスピード測定がありうる．

単純運動の速さを評価の一部に取り入れることは，前述の Brunnstrom の片麻痺上肢回復段階評価でも行われている（Brunnstrom, 1970）．回復段階Ⅳ，Ⅴ，Ⅵの患者のために用意された「手の大腿―顎間往復運動」および「手の大腿―反対側膝頭間往復運動」のストローク数の測定がそれである．いずれも5秒間のストローク数をしらべることになっている．ストロークとは"一打ち"のことであるから，要は，5秒間に何回，顎または膝頭を打てたかである．

タッピング・テストは専用の装置を用いて行うもので，中指または示指の屈伸運動の速度をしらべるものである（10秒間に何往復できたか，など）．多くは研究用であり，通常臨床で使われている例はあまり聞かない．

動作速度の測定を手の機能テストに組み入れることはしばしば行われてきた．というより，手の機能テストといえば，特定動作課題の所要時間か，あるいは一定時間内の出来高を測るのがふつうであった．Jebsen らの「手の機能テスト」（Jebsen et al, 1969），今田らの「手指機能指数（FQ）テスト」（今田他，1977），Smith の「Smith 式手の機能評価」（Smith, 1973），Bell らの「手の巧緻性測定」（Bell et al, 1976），金子らの「簡易上肢機能検査 STEF（Simple Test for Evaluating Hand Function）」（金子・生田，1974；金子，1986）はいずれもこの系譜に属する．現在，商業的に販売されているものもいくつかある（酒井医療株式会社 http://www.sakaimed.co.jp/service/medical/product04_ex02.html）．前出の Sollerman Hand Function Test にも，制限時間内に課題を完了できるかを問う視点が組み込まれている．

**作業速度**の測定は，職業リハビリテーションや経営工学の領域でもよく取り上げられている．

### 7) 微調整能力の評価

精密さを要求される課題において，クレーンの末端に位置する手を無駄なく正確に目標点に運ぶことができるか，そこに正確にとどまることができるか，滑らかに，無駄なく次の目標点へ移ることができるか，という問題である．判読可能な字が書けるか（線が引けるか），釘を金槌で打つことができるか，針の目に糸を通すことができるか，コップの水を口に運ぶことができるかもこれに属する．これも臨床ではチェックされているであろうが，公式の評価法は開発されていない．

両手協調の検査についても同様である．

## 2・3　臨床家にとっての課題

ここまでの記述で筆者が言いたかったことは，手の機能評価の技術は，ある部分はよく進化を遂げているが，ある部分はいまだ不十分だということである．

特に手のフォーム形成については，臨床評価の技術がほとんど共有されていない．それはおそらく，フォーム形成を手の重要な特質としてとらえる視点が共有されていなかったためと考えられる．あるいはそれが共有されていたとしても，Brunnstromの片麻痺回復段階評価で事足れりとする臨床家が多かったためと思われる．

筆者は，臨床活動をしていた時期に，障害手のフォーム形成能力を詳しく診ることの必要を痛感した．しかしそのためには，基準となるべき健常手のフォームを知る必要があった．そしてこのことが，後にいくつかの実験的観察を重ねる動機となった．

本書のねらいは，手を診る視点を筆者らと共有していただくとともに，従来あまり話題にされることのなかった健常手のフォームに関する情報を，詳しく紹介しようとする点にある．

（鎌倉矩子）

◆2章文献◆

Bell E, Jurek K, Wilson T（1976）. Hand skill measurement：a gauge for treatment. Am J Occup Ther, 30, 80-86

Brunnstrom S（1970）. Movement Therapy in Hemiplegia. A Neurological Approach. Harper and Row

藤田恒太郎（1960）．生体観察．南山堂，pp199-228

今田　拓，福田忠夫，花村　都，山本俊子，秋藤一夫（1977）．手指機能評価基準の考察と実際―Finger Function Quotient（FQ）．総合リハ，5，407-417

Jebsen RH, Taylor N, Trieschmann RB, Trotter MJ, Howard LA（1969）. An objective and standardized test of hand function. Arch Phys Med Rehabil, 50, 311-319

鎌倉矩子（1989）．手のかたち　手のうごき．医歯薬出版（2009年以降，オンデマンド万能書店より復刻）

鎌倉矩子，中田眞由美，大滝恭子，山口美樹，元井　修（2012）．『NOMA手・上肢機能診断』の臨床的有用性について―初期的検討．作業療法，31，297-306

金子　翼，生田宗博（1974）．簡易上肢機能検査の試作．理学療法と作業療法，8，197-204

金子　翼（1986）．簡易上肢機能検査（STEF）―検査者の手引き．酒井医療株式会社

中田眞由美，清本憲太，岩崎テル子（2019）．新　知覚をみる・いかす―手の動きの滑らかさと巧みさを取り戻すために．協同医書出版社

中田眞由美，大山峰生（2006）．作業療法士のためのハンドセラピー入門，第2版．三輪書店

中田眞由美，鎌倉矩子（2007）．トップ・ダウンの新評価法『手・上肢機能診断』の開発―作業療法士たちはこれをどのように受けとめたか．第41回日本作業療法学会ポスター・一般演題　疾病4ポスターP19，鹿児島市

日本整形外科学会・日本リハビリテーション医学会（1974）．関節可動域表示ならびに測定法．リハ医学，11，127-132

NOMAハンド・ラボ：『NOMA手・上肢機能診断』公式ホームページ（http://www.noma-handlab.com/）2008以降

酒井医療株式会社：STEF（Simple Test for Evaluating Hand Function）（簡易上肢機能検査ステフ（http://www.sakaimed.co.jp/service/medical/product04_ex02.html による）

Smith HB（1973）. Smith Hand Function Evaluation, Am J Occup Ther, 27, 244-251

Sollerman C（1980）. Assessment of grip function. Evaluation of a new test method. In："Handens greppfunktion". Thesis, Göteborg

Sollerman C, Ejeskär A（1995）. Sollerman Hand Function Test. A Standardised method and its use in tetraplegic patients. Scand J Plast Reconstr Hand Surg, 29, 167-176

# 基礎編

# 3 手の静的なフォームⅠ：把握

- 3・1　把握とはなにか ……………………………… 18
- 3・2　研究史 …………………………………………… 19
- 3・3　把握の類型 ……………………………………… 27
- 3・4　把握の14類型と物品の関係 ………………… 38
- 3・5　臨床への応用 …………………………………… 39

# 3 手の静的なフォームⅠ：把握

　さきに述べたように，手は"自身以外のもの"と繋がるためにある．自身以外のものとは，物であり，作業台であり，壁面であり，まれには床面である．宿主である自己身体や，他者の身体や心もまた，繋がるべき対象である．

　"物"ひとつを取り上げてみても，それは実にさまざまである．それは木や硬質のプラスチックのように固い場合もあれば，布や紙のようにしなやかな場合もある．あるいは硬質の部品が蝶番などでつながっている場合もある．単体の場合もあれば，2個以上が集まっている場合もあるだろう．光や熱や音さえも，手に受け入れられ，あるいは遮られる．

　指も手掌も腕も，動き，そして止まる．動から静へ，静から動へ，移行はすべて滑らかである．さまざまなシーンが織りなす動と静のありようは，無限であるように見える．

　しかし，本当に無限だろうか．

　私たちの意識の中には，見慣れた手の光景ともいうべきものがある．鉛筆で書きつけている手，水を掬う手，拍手をしている手．これらは常にはっきりとしたイメージを伴って各人の意識の中に現れる．このことは，手（5本の指と手掌）が無限種類のかたちをとるというよりは，いくつかの類型的な表現形式をとるということを私たちに教える．手にそなわる動と静の類型的な表現形式を知ることは，私たちがもつ手のイメージを，いっそうはっきりとさせるのに役立つと思われる．

　本章とこの後に続く4，5章ではそれぞれ，健常な手にそなわるフォームの問題を取り上げる．扱う範囲は日常動作であり，熟練の職業技術や芸術活動に見られる特殊なものを含まない．

　"フォーム"にはもともと，静的なものもあれば動的なものもある．野球の投球フォーム，バッティングフォームなどの表現があることを思い起こしてほしい．しかし本書ではしばしば，対比をわかりやすくするため，静的なほうをフォームと言い，動的なほうをパターンと言い分ける．また静的なフォームは，便宜上，"把握"と"非把握"に分ける．したがって，3，4，5章のタイトルはそれぞれ，「手の静的なフォームⅠ：把握」，「手の静的なフォームⅡ：非把握」，「手の動きのパターン」である．

　では，"把握"について始めることにしよう．

## 3·1　把握とはなにか

　把握とはなにかについて，ここで筆者なりの定義をしておきたい．それは，「ひとつの手で物を空中に拘束している状態」のことである．さらに言うなら，「たとえ腕を振り回してもそれが落ちないほどにしっかり物を拘束している状態」のことである．拘束中に接触箇所にずれが生

じる場合はこれに含まない．

　拘束が持続している状態を把持と呼ぶこともあるが，厳密な区別は困難である．したがってここでは，把握と把持を特に区別しない．同様に「握り」も「掴み」も，把握の同義語と見なすことにする．

　「つまみ」は通常，2〜3本の指の末端を使って物を拘束する（または拘束している）状態を指している．しかしこれも広義の把握と見なすことにする．

## 3・2　研究史

　これまで，ひとの手のかたちと動きに関する研究は，わずかしか行われてこなかった．そのわずかな研究も，把握に関するものが主である．詳細は鎌倉他（1978），Sollerman（1980a），鎌倉（1989），鎌倉他（1998）に譲るとして，ここでは当面のテーマに関連があることのみを簡単に述べる．

### 3・2・1　把握の古典的記述

　把握にはさまざまな種類がある，ということを，ひとは暗黙のうちに了解している．

　臨床でしばしば使われてきたのは，鉤握り（hook grasp），筒握り（cylindrical grasp），球握り（spherical grasp），側面つまみ（lateral pinch），指腹つまみ（pulp pinch），指尖つまみ（tip pinch）などの用語である．これらの言葉は，元をたどれば，Schlesinger（1919）に行きつくらしい（Taylor et al, 1955；Rasch et al, 1978；Sollerman, 1980a）．ボール掴み（ball-grip），鍵掴み（key-grip），ペン掴み（pen-grip）などの語が登場することもあるが（Sollerman, 1980a），これも大同小異であろう．

　これらはいずれも，日常よく見かける把握のかたち（＝手のかたち）を，図や文字を使って記述したもので，例示のはずがそのまま把握の型を表す言葉となった．その結果，自然のなりゆきとして，把握のかたちは掴むべき物の形と大きさに依存するという考えが育つことになった．

　この傾向に変化を与えたのはNapier（1956）である（次項参照）．しかしその影響は必ずしも一様ではなかった．ある人々は，自身が用いていた古典的類型のリストに，それらと同格のものとしてNapierのpower grip（握力把握）を加えた．またある人々は，power gripを連想させる別の用語を加えて自身の把握分類を提唱した．この様子は，Sollerman（1980a）の論文の前段で紹介されている諸家の把握分類からも読み取ることができる．

### 3・2・2　Napierによる把握の二大分類

　では，Napier（1956）の論文とはどのようなものであったか．

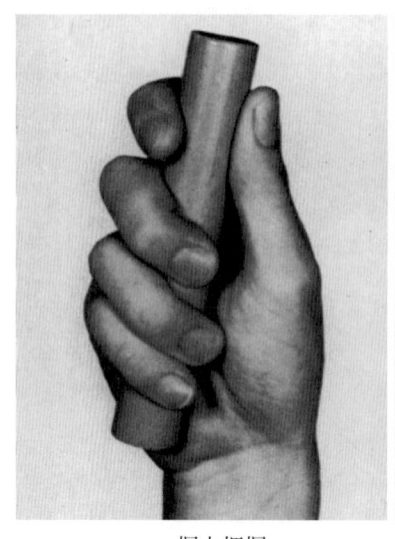 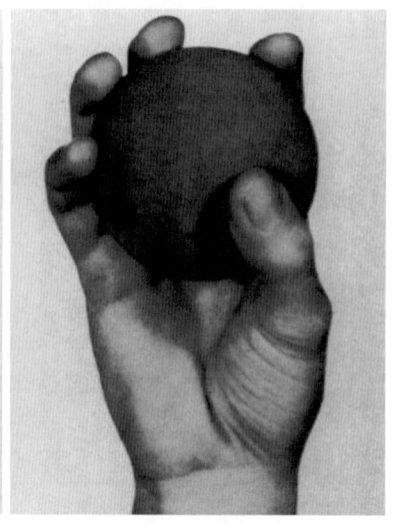

　　　　a．握力把握　　　　　　　b．精密把握
　　　　図 3-1　Napier（1956）の握力把握と精密把握

　Napier が行ったのは，把握の型の記述というよりは，むしろ把握の質の論考である．
　彼は，ひとの把握は power grip（握力把握）と precision grip（精密把握）[注1]に二大別できる，と述べた．
　power grip（握力把握）とは，たとえば金槌の柄をしっかり握りしめている時のように，曲げた指々と手掌の間に物をしっかりと挟んで固定する把握の型である（**図 3-1a**）．母指は手掌の延長面上にあって握りを補強するか，あるいは曲げられた指々の背面を覆って握りを補強する．
　それに対して precision grip（精密把握）は，指々の末節の掌側面と，これらと向き合う（＝対立位にある）母指の末節との間に物を挟んで拘束する把握の型である（**図 3-1b**）．手掌の接触はなく，拘束力も握力把握ほどに強くはない．動的な相への移行も容易である．図 3-1b ではたまたま球を掴んでいるが，これは必ずしも球でなくてもよい．円板の場合も直方体の場合も，小物体の場合もありうる．
　なお Napier は論文の最後のほうで hook grip（鉤握り）に触れている．しかしこれは多分に補足的扱いである．長時間にわたる"力"の発揮が必要な場合に採用されるのがこの型だ，としている[注2]．
　Napier の論考の最大特徴は，把握の型は，掴もうとする物の形や大きさによってでなく，それを掴む目的によって決まる，とした点にある．古典的類型は把握の例示に基づいていたため

---

[注1] power grip，precision grip に相当する日本語は，橘（1976）によれば「力性把握」，「確性把握」である．筆者はこのほうがよいと思うが，ここでは一般的に通用している「握力把握」，「精密把握」を採用しておく．中村・斎藤の『基礎運動学』では，第 3 版（1987）以降，「力強い握り」，「精確な握り」の語が使われている．

[注2] 1980 年の著書では，hook grip（鉤握り），scissor grip（鋏握り）の 2 つを副次的パターンとした．

に，把握のかたちは持つべき物の形や大きさによって決まるという考えを暗黙のうちに示していた．Napierはこれを否定し，そのとき"力"と"精緻性"のどちらがより強く必要とされるかによって手は把握の型を選ぶ，としたのである．

　動作の目的が把握の型を決めるという彼の指摘の正しさは，簡単な実験によって確かめることができる．

　いまここに一本の細い棒があるとしよう．鉛筆一本くらいの太さ，長さだとする．その棒を，小さなハンマーの柄だと思って持ってみてほしい．しかもこれから，小さな釘をしっかり打ち込もうとするところだ．すると手は，握力把握の型をとるはずである（図 3-1a に類似）．次にその棒を机の上に置く．「これはいったい何？」と思って取り上げてみるとしよう．そのとき手は精密把握の型になるはずである（図 3-1b に質的に類似）．そしてこんどは，これを鉛筆だと見なして，いつも書くときのようにそれを持ってみるとしよう．この見慣れたかたちは（なかには標準から外れた持ちかたをする人もいるだろうが），Napier に従えばやはり精密把握の一種である．

　掴む目的が同じであれば，たとえ物体の大きさが変わっても把握の質（型）は変わらない，ということも Napier は示した．このことは，**図 3-2** によって明らかである．

　Napier の見解は，把握の本質をみごとに言い当てている．把握というものを理解するにはこれで十分である．

　しかし，障害をこうむった手の機能状態を記述したり，治療・訓練を行ったりする臨床の現

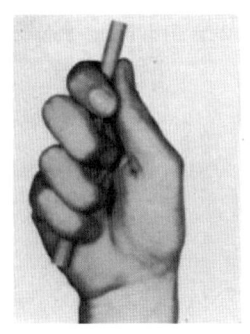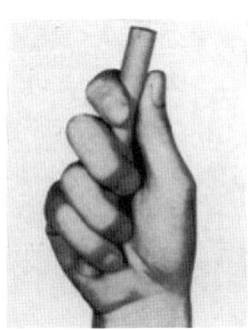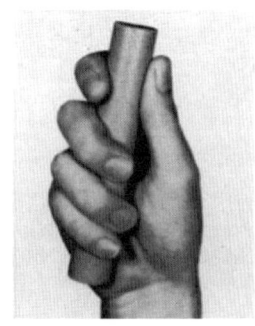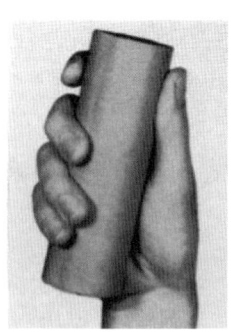

a．握力把握

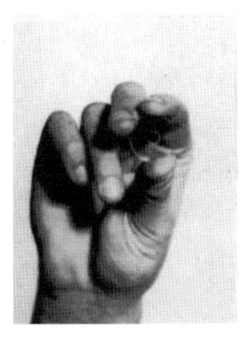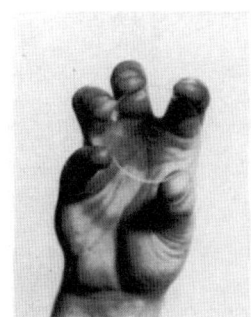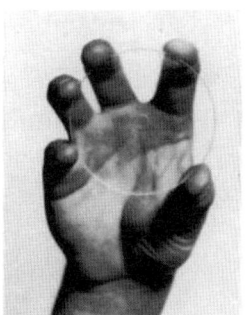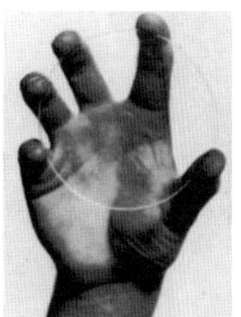

b．精密把握

図 3-2　物体の大きさと把握の型（Napier, 1956）

場にあっては，Napier の二大分類は大まか過ぎる．なぜなら，治療・訓練の目標は，細分化され，具体化されるのが望ましいからである．

### 3・2・3　Sollerman らによる把握の研究

Sollerman とその共同研究者たちは，それまでの研究者が用いた把握分類では個々の類型の細部描写が十分でなく，臨床的利用価値が乏しいと考えた．

彼らが最初に開発したのは，把握を記述するためのコード・システムである（Jacobson-Sollerman et al, 1976）．それは，把握を決定する変数，すなわち把握に関与する部位（どの指？/手掌？/水かき？），隣接する指との位置関係（外転？/内転？），個々の指関節の肢位（屈曲？/伸展？），物体長軸と手の位置関係（横断？/斜交？/縦断？）について，記述のためのコードを決めておき，手の各部位（第1, 2, 3, 4, 5指，手掌，水かき）にそれらをあてはめていくやりかたである．そのために全部で23種のコードが作られた．これにより，把握を変数の集合として記述することが可能になり，電算機処理が可能になった．

この新たなコード・システムを使って Sollerman らは，健常者の食事活動に見られる把握の分析（Sperling et al, 1977）と，標準的な手の機能検査に見られる把握の分析（Jacobson-Sollerman et al, 1977）を行い，比較している．実験のための食事は特定の容器または用具20種を使うように定めてあり，標準的な手の機能検査としては，当時スウェーデンでもよく用いられていたという Rancho Los Amigos Test を用いた．立方体，筒，木片，球などを机上に置き，把握や移動を求める検査である．被験者は健常者30名であった．反射用ミラーを置いた空間で動作をしてもらい，その時の手を8mm フィルムに記録し，さきのコード・システムを使ってデータに変換した．その結果わかったことのひとつは，"標準的な手の機能検査"において見られる各種把握の出現頻度は，日常動作（この段階では食事動作）において見られる各種把握の出現頻度を反映しない，ということである．

比較に用いた把握の種類は，大分類レベルで Volar grip（手掌握り），Web-of Thumb Grip（第1水かき握り），Finger Grip（指握り）の3種であるが，うち Volar Grip だけがさらに細分化されて，Longitudinal Grip（縦断握り），Transversal Grip（横断握り），Diagonal Grip（斜交握り）の3亜種に分かれていた．つまり，この時点での把握の分類は，上に述べた変数の中の，"把握に使われる部位"によって決められていたことになる．

ともあれ彼らの主張は，日常動作（食事動作）においては Volar Grip, Web-of Thumb Grip, Finger Grip がほぼ同比率（30, 33, 37%）で現れていたのに対し，手の機能検査の場合は，3種それぞれが6, 1, 94% という著しい偏りを示していたのだという．Longitudinal Grip, Transversal Grip, Diagonal Grip の3亜種に関しては，日常動作（食事動作）における出現比率が5, 8, 17% であったのに対し，手の機能検査におけるそれは0, 6, 0% であって，やはり著しい違いを示していた．

このような経過を経て Sollerman は，日常生活で真に使われている把握を特定するとともに，

1. Pulp Pinch（指腹つまみ）：物体が母指と示指，または母指と示・中指の間に拘束される
2. Lateral Pinch（側面つまみ）：物体が母指と示指橈側面の間に拘束される
3. Tripod Pinch（三面つまみ）：物体が母指，示指，中指の間に拘束される．母指水かき部分が接触することもある．
4. Five-Finger Pinch（5本指つまみ）：物体が母指と揃えた4本の指の間に拘束される．手掌接触はない．
5. Diagonal Volar Grip（斜交性手掌握り）：物体が母指とそれに対向する4本の指の間に拘束される．手掌接触があり，物体長軸は手のそれと斜交する．
6. Transverse Volar Grip（横断性手掌握り）：5に同じ．ただし物体長軸は手のそれを横断する．
7. Spherical Volar Grip（球面手掌握り）：物体は母指と4本の指に包囲される．手掌接触がある．
8. Extension Grip（伸展握り）：物体は母指と指関節で伸びた4本の指に拘束される．手掌接触がある．

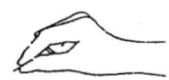
1. Pulp Pinch
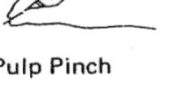
2. Lateral Pinch
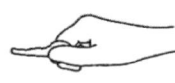
3. Tripod Pinch
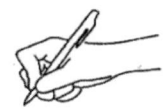
4. Five-Finger Pinch
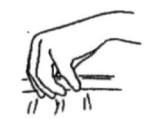
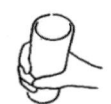
5. Diagonal Volar Grip
6. Transverse Volar Grip
7. Spherical Volar Grip
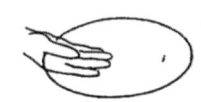
8. Extension Grip

図 3-3　Sollerman の主要な健常把握 8 種（Sollerman, 1980a）

それらの評価が可能な新しい機能検査を開発すべく，新たな研究へと進むことになった．

新たな観察実験を始める前に，新たな把握分類を作る必要があった．さきに彼らが作ったコード・システムに基づく把握分類は，研究には適しているが，臨床の用には向かないと考えたからである（Sollerman, 1980a）．あらためて文献考察を行い，予備的観察を繰り返した．予備的観察の対象には，食事動作だけでなく広範囲の各種日常動作を含めるようにした．こうした経験の後に Sollerman は，新たな把握分類として次の8つを掲げた（**図 3-3**）（Sollerman, 1980a）．

1. Pulp Pinch（指腹つまみ）
2. Lateral Pinch（側面つまみ）
3. Tripod Pinch（三面つまみ）
4. Five-Finger Pinch（5本指つまみ）
5. Diagonal Volar Grip（斜交性手掌握り）
6. Transverse Volar Grip（横断性手掌握り）

7. Spherical Volar Grip（球面手掌握り）
8. Extension Grip（伸展握り）

つまりここにいたって Sollerman は，自分が開発したコード・システムによる分類を捨て，振り出しに戻り，先行研究と自身の経験（研究）を元手に，新たな把握分類を作り出したのである．なぜその 8 類型になったかの説明はなく，単にひとこと，「経験に基づいてひとつの分類法をデザインした」と述べているところから見て，類型選別は観念的になされたであろうことが推測できる．そして彼は，新たな男女各 10 名の被験者を対象に，日常動作 5 領域（身体衛生，更衣，移動，摂食，交際），のべ 25 課題について，これら 8 類型がどのような頻度で現れるかをしらべた．結果は，Extension Grip の出現頻度が特に少ないことを示した．

この結果を受け，Sollerman は上記 8 種のうちの最後の 8 を捨て，1〜7 の機能状態をしらべる検査の開発へと進んだ（Sollerman, 1980b）．検査の名は Sollerman Hand Function Test である（Sollerman et al, 1995）．検査の概要は前章で紹介したとおりである．

## 3・2・4　鎌倉らによる把握の分類

1970 年代の後半のことになるが，筆者は，臨床における手の機能検査や機能訓練を適切に行うためには，健常な手が日常どのようなかたち（フォーム）をとり，あるいは動くかを知る必要があると考えた．この点は前項の Sollerman に似ている．しかしフォーム分類の根拠を直観でなく観察データに求めようとしたこと，観察実験の動作種目を，リハビリテーションが扱う日常動作種目でなく，国語辞典の中の名詞を手がかりにして決めたこと，また静的フォームと動的フォームの両方を明らかにしようと考えたことが異なっている．

鎌倉ら（1978）[注3]による「健常手の把握の様式」に関する研究は，以上の考えから始まった研究シリーズの，最初の一角を占めるものである．

その研究は，7 名の健常被験者と 98 品目の物品を使って行われた．対象物品は中型国語辞典に収載されていた単語から選んだ 98 品目で，動作課題はのべ 107 題である．各被験者に，対象物品ひとつずつをふだんと同じように把握してもらい，そのときの手のかたち（フォーム）と接触痕を数方向からスチール写真に撮影した（手のフォーム：5 方向，接触痕：3〜6 方向）．接触痕は，あらかじめ物品に墨を塗ることにより可視化した．そして，それらのスチール写真を被験者・課題別に分け，組写真とした（1 被験者・1 課題ごとに異なる方向から撮影されたフォーム 5 枚と接触痕 3〜6 枚の組ができる）．次いでできあがったすべての組写真すなわち＜107 課題×7 名分＞の組写真を肉眼で比較して，フォームと接触痕の類似性を手がかりに分類を行った．主要な手がかりがフォーム，補助的手がかりが接触痕である．

最終的にそれらは，14 グループに分かれた．そこで，グループのそれぞれに名称を与え，

---

[注3] この研究は Kamakura et al. (1980) としても発表されている．

表 3-1 把握のフォーム（鎌倉，1994 より修正して転載）

| 大分類 | 小分類 | 記号 | フォームの特徴と接触部位 |
|---|---|---|---|
| 握力把握系 | 握力把握—標準型<br>Power Grip—Standard | PoS | 手掌上斜めに置かれた棒状物体を，曲げた全部の指と母指と手掌でしっかり固定する型．中手指節関節（以下 MP 関節）の屈曲が尺側の指列ほど強く，小指列と環指列では手根中手関節（以下 CM 関節）も屈曲する．母指は他指の背面を覆って物体を締めつけるか，あるいは物体の長軸に沿うように伸ばして指腹でそれを押さえる．物体との接触部位は，① 全部の指の掌側面全長（やや橈側寄り），② 小指球，母指球，小丘を含む広範な手掌領域，③ 母指の尺側面または掌側面．Napier の power grip（握力把握）の基本型に相当． |
| | 握力把握—鉤型<br>Power Grip—Hook | PoH | 手掌上ほぼ真横（前腕長軸に対して垂直）に置かれた棒状物体を，曲げた全部の指と手掌で均一に巻き込んで固定する型．尺側・橈側間で MP 関節の屈曲差が目立たない点が上記の標準型と異なる．母指は他指の背面を押さえるか，手掌に並ぶ位置で拘束を補強するか，手の橈側縁からはみ出した棒の断端を指腹で押さえるかのいずれかである．物体との接触部位は標準型とほぼ同じであるが，小指球の関与が小さい．古典的類型の hook grasp（鉤握り）の一部に相当． |
| | 握力把握—示指伸展型<br>Power Grip—Index Extension | PoI | 手掌上斜めに置かれた細い棒状物体を拘束する時に現れる型．指，手掌，母指で物を拘束する点は標準型と同じであるが，示指を物体の長軸に沿わせるように伸ばして指腹または指尖で触れる点が異なる．母指は指節間関節（以下 IP 関節）で伸展し，中指中節橈側と向かい合う位置で，指腹で物体（棒）を押さえていることが多い．物体との接触部位は標準型に似ているが，接触面は小さい． |
| | 握力把握—伸展型<br>Power Grip—Extension | PoE | 手よりも大きな扁平物体をしっかり拘束する時に現れる型．母指以外の指々の橈側面（掌側寄り）と母指球およびそれに続く母指列掌側面（橈側寄り）との間に扁平物体を固定する．母指以外の指は遠位指節間関節（以下 DIP 関節）と近位指節間関節（以下 PIP 関節）の両方または一方で伸展位に近づく．物との接触部位は標準型に比べ，全体が手の橈側寄りになる．このため小指球は接触しない． |
| | 握力把握—遠位型<br>Power Grip—Distal | PoD | 指の使われかたが標準型に似ているが，手掌が関与しない型．使われる指は必ずしも全部ではなく，屈曲度も小さい．手よりも小さい物体をしっかり固定する場合や，継ぎ手で連結している物体（例：鋏）を拘束する場合などに見られる．接触部位は関与指の掌側面（橈側寄り）と母指の掌側面．手掌の接触はあってもごくわずかである． |
| 中間把握系<br>（つづく） | 側面把握<br>Lateral Grip | Lat | 小さな扁平物体の拘束に使われることがある型．示指の末節～基節いずれかの橈側面と母指末節掌側面とが向かい合い，この間に物体が挟まれる．中指橈側面が示指橈側面による支えを補強することもある．手全体のフォームは握力把握—伸展型の指伸展が大きい場合に似ているが，尺側・橈側指間の MP 関節の屈曲差はそれより小さい．古典的類型の lateral pinch（側面つまみ）に相当する． |
| | 三面把握—標準型<br>Tripod Grip—Standard | Tpd | 細長い道具（例：筆記具）の拘束に使われることがある型．第 1 接触部位では，① 中指 DIP 関節周辺の橈側面，② 示指末節の掌側面先端，③ 母指末節の掌側面先端の 3 面が棒状物体の 1 か所を取り囲んで拘束する．第 2 接触部位は，棒が短ければ示指末節の掌側面に（棒の断端を押さえる），長ければ示指の基部または MP 関節周辺部の橈側にある．指は全体として中程度屈曲．橈側指と尺側指の間の MP 関節の屈曲差は中～小程度．力を入れて拘束する場合は示指 DIP 関節が過伸展位になることがある．Rosenbloom et al. の tripod posture にほぼ同じ． |

表 3-1 把握のフォーム（鎌倉，1994 より修正して転載）（つづき）

| 大分類 | 小分類 | 記号 | フォームの特徴と接触部位 |
|---|---|---|---|
| 中間把握系（つづき） | 三面把握―亜型 I<br>Tripod Grip—Variation I | TV I | 細長い道具の拘束に使われることがある型．三面把握―標準型に似ているが，母指がこれより内転位にある．細長い物体は中指 DIP 関節周辺の橈側面から示指基節の橈側面へ橋のようにかけわたされ，その中間点を母指指腹が上から押さえ込む形になる．この第 1 固定に加えて，示指末端が標準型と同じように物体を支える．標準型よりも拘束性が増した型である． |
| | 三面把握―亜型 II<br>Tripod Grip—Variation II | TV II | 同じく細長い道具の拘束に使われることがある型．三面把握―標準型に比べ，環指などの尺側指が拘束に加わる点が異なる．環指や小指は前方へ突き出した形になり，中指もこれにならうことが多い．示指は標準型と同じ．母指は標準型または亜型 I のいずれかに似る．中指の接触は末節橈側面または掌側面． |
| 精密把握系 | 並列軽屈曲把握<br>Parallel Mild Flexion Grip | PMF | 筒形，角形その他の物体を，並列させて軽く曲げた指とこれに向き合う母指との間で拘束する型．MP 関節の屈曲の程度は物体の大きさに左右され，指ごとの屈曲差は小さい．接触部位は通常それぞれの指の末節掌側面（橈側寄り）であるが，物体が大きければ中節やまれに基節の掌側面に及ぶ．力を要する場合は DIP 関節が過伸展位にロックされることがある．尺側の指が不関与の場合，"曲げ"あるいは"まきあげ"状態になることがある．古典的類型の cylindrical grasp（筒握り）の一部に相当． |
| | 包囲軽屈曲把握<br>Circular Mild Flexion Grip | CMF | 円板，球，直方体などを多方向から指で囲んで拘束する型．母指および関与するすべての指の末節掌側面が物体の中心に向かうように配置される．物体の径が大きければ指は外転位になり，関与する指も増える．接触部位は通常それぞれの指の末節掌側面であるが，母指や示指では尺側寄りになり，環指や小指では橈側面になることも多い．物体の奥行きが大きければ，近位の指節や小丘が触れることもある．古典的類型の spherical grasp（球握り）の一部に相当． |
| | 指尖把握<br>Tip Grip | Tip | 非常に小さい物体または薄い物体を拘束する際に現れる型のひとつ．母・示指の先端の間，または母・示・中指の先端の間に物を挟む．手全体のフォームは並列軽屈曲把握とあまり変わらないが，DIP または PIP 関節の両方または一方の屈曲がこれより強い．古典的類型の tip pinch（指尖つまみ）に相当． |
| | 並列伸展把握<br>Parallel Extension Grip | PE | 平たく大きい物体を拘束する際に現れる型のひとつ．母指以外の指が DIP，PIP 関節で伸展かつ内転し，1 枚の"板"を形成するのが特徴．この"板"に載せた物体上の 1 点を母指末節先端が固定する．把握と非把握の要素が混じっていることが多い．筒形など扁平物以外の物体の拘束に使われることもある． |
| 母指不関与系 | 内転把握<br>Adduction Grip | Add | 母指以外の隣合う 2 本の指の間に物を拘束する型．手全体のフォームは曲げの大きいものから小さなものまでかなりの幅がある．指の内転による拘束ではあるが，これのみで拘束していることはまれ．通常は 1 本の指の曲げと他の指の伸ばしによって補われている．接触部位は，1 本の指の尺側面掌側寄りと他方の指の橈側面背側寄りか，あるいは 1 本の指の尺側面背側寄りと他方の指の橈側面掌側寄りになる． |

フォームと接触部位の基本特徴を特定した．この一つひとつが，本書で把握の類型と呼んでいるものである．

しかしながら，14 という種類数は，ひとの記憶容量を超える数である．そこで 1989 年にあらたに大分類を設け，2 層の分類構造とした（鎌倉，1989）．同時に，小分類の区分名称を一部修正した．**表 3-1** はその一覧である（鎌倉，1994 より修正して転載）．

ところで，分類とは，それを行う者の意図によって，細かくも粗くもできるものである．鎌倉らの研究では，分類の目安を"日常生活動作の訓練に役立つ程度の細かさ"に置いていた．また分類過程での類似性の判断は，5 名の観察者（研究者）の合議によって決めていた．

観察された限りにおいて，という制約はあるものの，把握について比較的広範囲の観察実験が行われ，フォームの体系立った分類が行われたのは，おそらくこの研究が初めてである．これにより，健常者がさまざまなシーンで示す把握のフォームを，類型名称で表記することが可能になった．

鎌倉らは，分類決定後に，各被験者が観察実験中に示した把握をあらためて新たな類型名称に置き換え，同一物品・同一課題に対して，7 名の把握の型がどれほど一致するかを調べた．結果は，7 名全員が同一類型を採用した課題はそれほど多くはなく，同系（同一大分類）内の複数類型にばらつくか，あるいは異なる系の複数類型にばらつく場合が少なからずあることを示した．しかし観察されたシーン全体を見ると，7 名の全員が把握の類型 14 種のすべてを使っていることがわかった．つまり 14 類型は，7 名の被験者全員の手にそなわる把握類型であることがわかった．

## 3・3　把握の類型

ではここで，鎌倉らが見いだした把握の（フォームの）類型を，一つひとつ詳しく見ていくことにしよう．

大分類は 4 つすなわち，1）握力把握系，2）中間把握系，3）精密把握系，4）母指不関与系の 4 つである．ここで言う 1）握力把握系と 3）精密把握系は Napier の概念をそのまま受け継いでおり，2）の"中間把握系"のみが独自の名称である．この中間把握系には，握力把握系と精密把握系の中間という意味をもたせてある．Napier によればこれも精密把握の一種であるが，鎌倉らは実学の立場に立ち，あえて"中間"を設けた．4）の"母指不関与系"は文字どおりの意味である．

これら 4 つの"系"の下に，それぞれ 5，4，4，1 種，計 14 種の小分類すなわち把握の類型がある．14 類型の個々の特徴は表 3-1 を参照していただくとして，ここでは主に，各"系"の全体像と，その下にある把握の類型の特徴を述べる．

次の記述の中で型名に続く括弧内に付記されている英文字は，記録時の便宜のためにと作った英語表記とその略記号である．

②握力把握－鉤型(PoH)

棒状物体の長軸が手掌上を横断する

下図a〜dは重みのあるコーヒーカップを載せた皿（ソーサー）を把握した場合のフォーム例．撮影時はコーヒーカップを取り除いた．

③握力把握－伸展型(PoE)

物体が扁平である

特徴1：棒状物体の長軸が手掌上を斜めに走る

特徴2：MP関節屈曲が尺側指列でより強い

①握力把握－標準型(PoS)

特徴3：指々の掌側面と手掌（母指球，小指球，小丘を含む）からなる広域が物体に接触する

棒先端の位置調整のため，示指を伸ばして接触スパンを大きくとる

接触域を小さくして操作性を加える

④握力把握－示指伸展型(PoI)

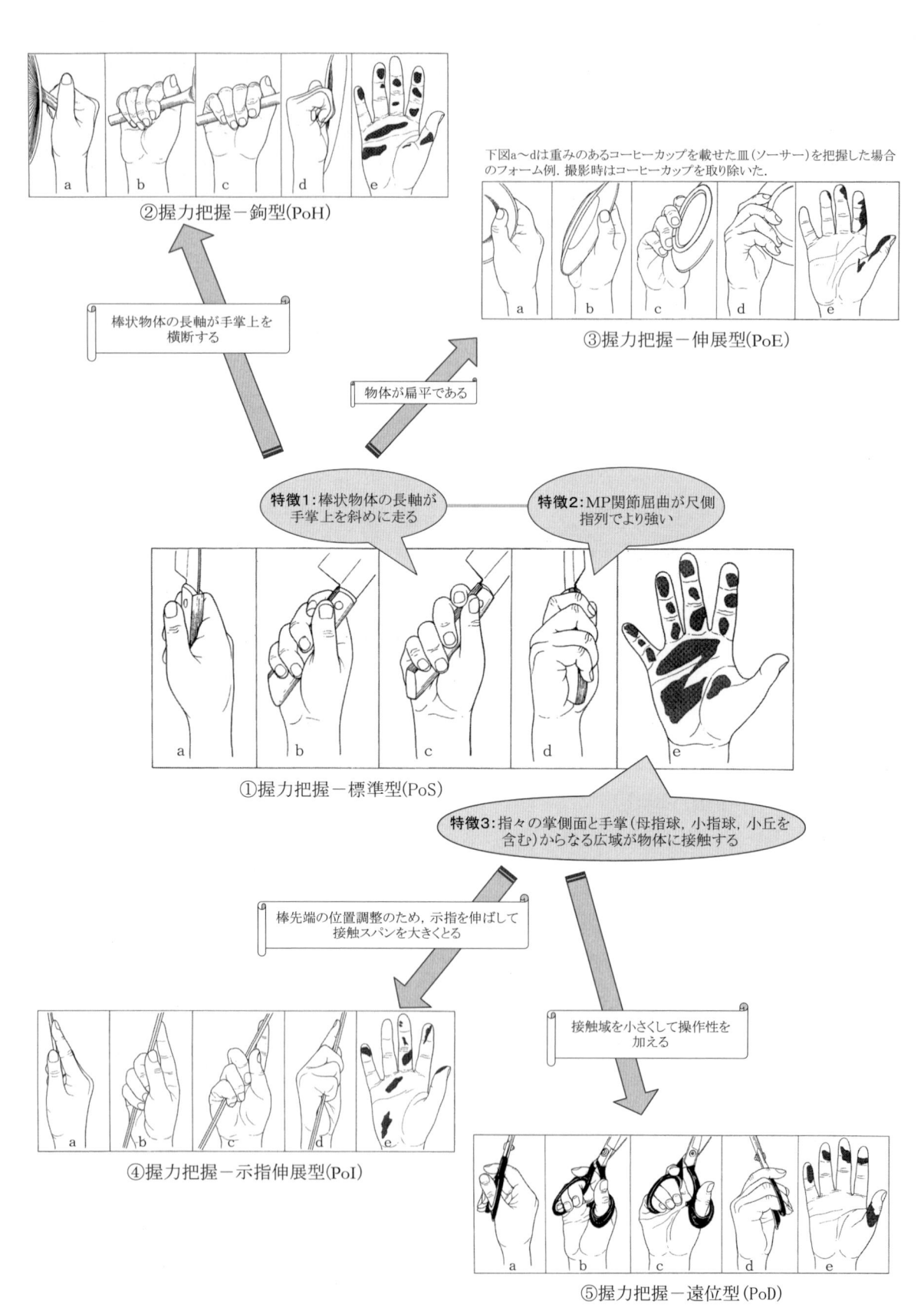

⑤握力把握－遠位型(PoD)

図 3-4　握力把握系5種のフォームと接触痕（例）（鎌倉，1989）

3　手の静的なフォームⅠ：把握

### 3・3・1 握力把握系5種

①握力把握—標準型（Power Grip—Standard, PoS）

Napierが記したpower grip（握力把握）の特性を最もよくそなえた型である（図 3-4①）。金槌を使うとき，たいていの人の手はこの型になる．片手鍋の柄を持つ，雨傘をさすなどの場合にもよく見られる．

特徴は次の3点に要約できる．

**特徴1**：手の中にある棒状物体の長軸が，手掌上を斜めに走る（図 3-4①c）．
**特徴2**：MP関節の屈曲が，尺側指列でより強い（図 3-4①d）．
**特徴3**：指々の掌側面および手掌（母指球，小指球，小丘を含む）から成る広域が，物体に接触する（図 3-4①e）．

もし金槌で釘を打とうとするなら，力学上，柄の長軸はできるだけ前腕長軸の延長線上にあるのがよい．しかし，手の構造上それは無理である．しかし斜めに持てば，ある程度それに近づけることができ，不足分は手関節の尺屈で補うこともできる（片手鍋の柄を持つ場面を想像されよ）．かくして柄は，手掌に斜めに当てられることになる（特徴1）．またその柄に沿って，指と手掌をしっかりまきつけるためには，小指列を最も強く曲げねばならず，環指列をそれより少し弱く曲げ，以下中指列，示指列の順に屈曲を少しずつ減らすようにしなければならない．この指列間の"屈曲傾斜"（仮称）は，MP関節において最も顕著に現れる（特徴2）．しかし，肉眼的にはわかりにくいが，小指列と環指列のCM関節もまた，この屈曲傾斜を生み出すのにあずかっている．これらCM関節の屈曲が加わることにより，MP関節が主役であるかに見える屈曲傾斜はより強くなり，"小指に力が入った"把握が，つまりは小指球が参加する強力な把握が可能になる．指々の掌側面と手掌の広域による物体拘束（特徴3）は，こうして可能になる．

上記の3つの特徴は，ある状況下では実現不能となる．このため，握力把握にいくつかのバリエーションが生まれる．次に述べる②〜⑤はいずれも，握力把握—標準型（PoS）のバリエーションである．

②握力把握—鉤型（Power Grip—Hook, PoH）

棒状物体が手掌上に，横断するように置かれる場合の型である（図 3-4②）．鞄の把手を吊り下げて持つ，大きなビール・ジョッキの把手を持つ，壁面の垂直バーを前腕水平位で掴む，などの場合がそれにあたる．

これらの場合，物体（把握部分）長軸と前腕長軸は直交関係にあり，結果として物体長軸は手掌を横断することになる．それゆえ握力把握—標準型（PoS）の特徴1を実現できない．アイスピックを氷につきたてる，団扇の柄を持って腕の回内・回外運動を使って扇ぐなどの場合のように，動作目的が手中の物体の置かれ方を決定することもある．

握力把握―鉤型（PoH）では，MP関節（とCM関節）の屈曲傾斜という握力把握―標準型（PoS）の特徴2も失われる．これは，物体がもはや斜めに置かれていないのだから当然である．しかし，指々の掌側面と手掌の広域が物体と接触するという特徴3は維持される（**図 3-4**② e）．

動作の出発点では物体長軸と前腕長軸が直交関係にあったとしても，その後にそれが斜交関係に変わることはしばしばある（例．テーブル上のビール・ジョッキを高々と掲げる）．この場合，手は，握力把握―鉤型（PoH）から握力把握―標準型（PoS）に変化する．逆に2つの長軸が斜交関係にあったのが直交関係に変化することもある（例．身体から離れる方向へ倒して釘に引っかけたバールの柄を手前に引き寄せる）．この場合，手は，握力把握―標準型（PoS）から握力把握―鉤型（PoH）に変化する．

一方，鞄やバケツを下げている場合のように，物体（＝把手）長軸と前腕長軸の位置関係が長時間変化しない場合もある．この場合は，時間経過とともに重さの負担感が増すにつれ，手は母指を解放し，他指のMP関節屈曲をやめて，PIP, DIP両関節屈曲のみを残した"非把握"[注4]の鉤型へとかたちを変えることがしばしば見られる．

すなわち握力把握―鉤型（PoH）は，特定の物理的条件がそろった場合にのみ現れるかなり限定的な型である．

### ③ 握力把握―伸展型（Power Grip―Extension, PoE）

物体が手よりも大きく，扁平である場合に生じる握力把握の型である（**図 3-4**③）．重みのある平皿を平らに持つ，雑誌や重い本を平らに持つ，ボウル（容器）を持つなどの場合に現れやすい．指々は物体にまきつくことができないので，伸ばした母指以外の指々の掌側面の橈側寄りと，母指球から母指末節に続く掌側面との間で，物体をしっかりと拘束する（**図 3-4**③ c, d, e）．

握力把握―伸展型（PoE）では，当然のこととして握力把握―標準型（PoS）の特徴1は失われるが，指列の屈曲傾斜という特徴2は維持されている．母指球接触があるという点で，特徴3も名残りをとどめる．

この握力把握―伸展型（PoE）の場合，物体が相対的に小さく（または軽く），さほどの拘束力を要しないときには，容易に側面把握（Lat）（後出）に移行する．すなわち，母指球接触はなくなり，指々の掌側橈側面の接触も少なくなる．つまり握力把握―伸展型（PoE）は，後出の中間把握系に近い握力把握の型である．

### ④ 握力把握―示指伸展型（Power Grip―Index Extension, PoI）

掴んだ物体の先端の位置を正確にコントロールしなければならないような場合に現れやすい型である（**図 3-4**④）．千枚通しを使う，編み棒を使う，フォークを使うなどがそれにあたる．おそらくは物体先端のぶれを最小にするために，示指を伸ばしてより遠い一点を押さえ，接触スパンを大きくとって手と物体の一体化をはかり，それによって物体先端の位置調整を容易にしているものと考えられる．

---

[注4]「非把握」とは，把握以外のすべての，静的な手の使用形式をさす（後出）．

握力把握—示指伸展型（PoI）では，示指の接触は示指先端のみとなり，たいていは母指球接触もなくなる．したがって握力把握—標準型（PoS）の特徴3はうすれる．しかし小指球が使われるので，基本は変わらない．特徴1，2は維持されている．

示指を伸ばすかどうかは，ある程度個人の習慣に左右される．たとえばフォークは，たいていの人が握力把握—示指伸展型（PoI）で持つが，なかには握力把握—標準型（PoS）で持つ人もいる．鋸はたいていの人が握力把握—標準型（PoS）で握るが，なかには握力把握—示指伸展型（PoI）で握る人もいる．つまり握力把握—示指伸展型（PoI）と握力把握—標準型（PoS）は入れ替え可能な関係にあるが，場面によっては握力把握—示指伸展型（PoI）を使ったほうが有利になる，ということである．

⑤ 握力把握—遠位型（Power Grip—Distal, PoD）

爪切りを使う，裁ち鋏を使う，爪楊枝を使うなどのように，物体が小さいが，ある程度の拘束力を発揮しなければならない場面で現れることがある型である（**図 3-4**⑤）．

握力把握—遠位型（PoD）では，手掌はほとんど物体に接触しないが，指々の掌側面に関しては先端以外の部分，つまり近位の部分が使われるので，この点で握力把握—標準型（PoS）の特徴3をわずかにとどめる．特徴1，2の名残りも多少ある．

例示からわかるように，握力把握—遠位型（PoD）で把握される物体は，手との接触箇所をほとんど変えないまま，手内で変形させられたり（鋏，爪切り），動かされたりすることが多く（爪楊枝），出現も一過性であることが多い．つまり，握力把握—遠位型（PoD）は精密把握に近く，それとの境界に位置する握力把握の型である．

## 3・3・2 中間把握系4種

中間把握系とは握力把握系と精密把握系の中間を意味するものであることはすでに述べた．この系には，いずれかの指の橈側面が物体拘束に加わる型が集まっている．握力把握系5種との違いは，手掌の接触や，指の掌側面近位部の接触がない点にある．MP関節の"屈曲傾斜"はそれほど目立たず，全体として，指々は中～軽度屈曲位をとる．

① 側面把握（Lateral Grip, Lat）

鍵を鍵穴にさし込む，メジャーテープを左右の手で引っ張って持つなどの場面で現れやすい型である．つまり小さな扁平物体をしっかり拘束しなくてはならない場面で現れやすい（**図 3-5**①）．従来から，lateral pinch（側面つまみ）と呼び慣らされてきた型である．

側面把握（Lat）では，示指の橈側面[注5]と母指末節の間に物が拘束される．この場合の示指橈側面は，基節，中節，末節いずれの場合もありうるが，多くはDIP関節周辺の橈側面が使われ

---

[注5] 1978年時点ではそのように表現したが，その後「示指の橈側面」というよりは，「示指または示指と中指の末節橈側面が作る"仮想平面"」と表現するほうがよいと考えるようになった．扁平物体の大きさによっては（鍵よりも大きな扁平物，たとえばハガキのようなものの場合には），そのようになることがあるからである．

参考. 握力把握－伸展型(PoE)

手掌の関与を必要としない

**特徴**：示指橈側面と母指末節で物体を拘束する

①側面把握(Lat)

②三面把握－標準型(Tpd)

**特徴**：中指橈側面，示指末端，母指末端の3面で物体を拘束する

中指DIP関節周辺の橈側面と示指基節橈側面に物体をかけわたして固定性を高める

③三面把握－亜型Ⅰ(TVⅠ)

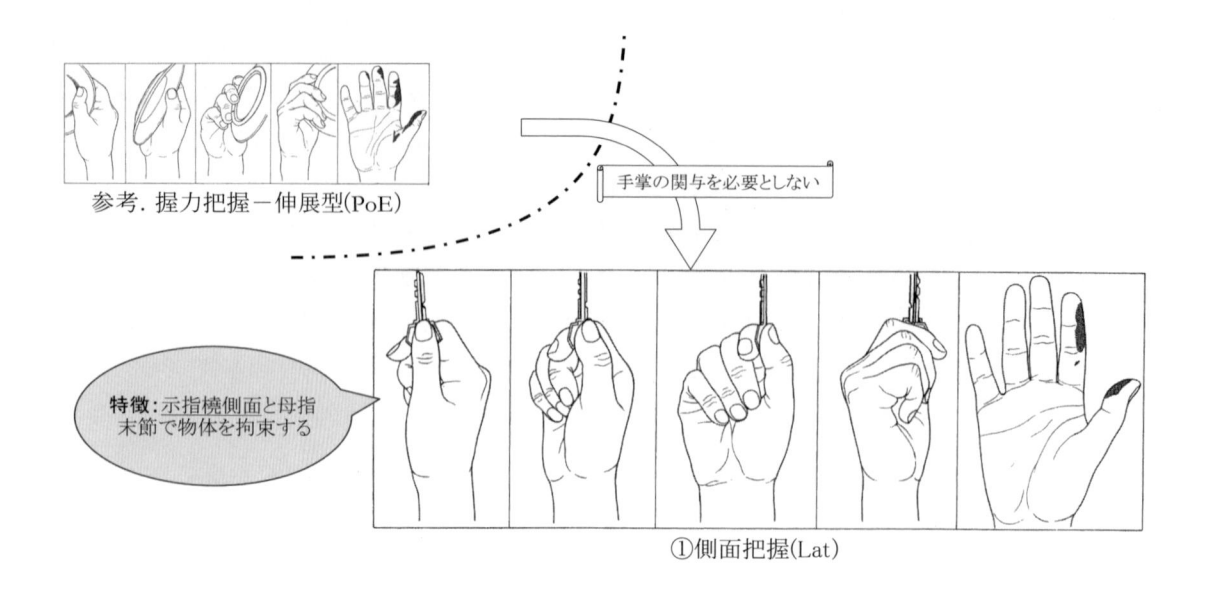

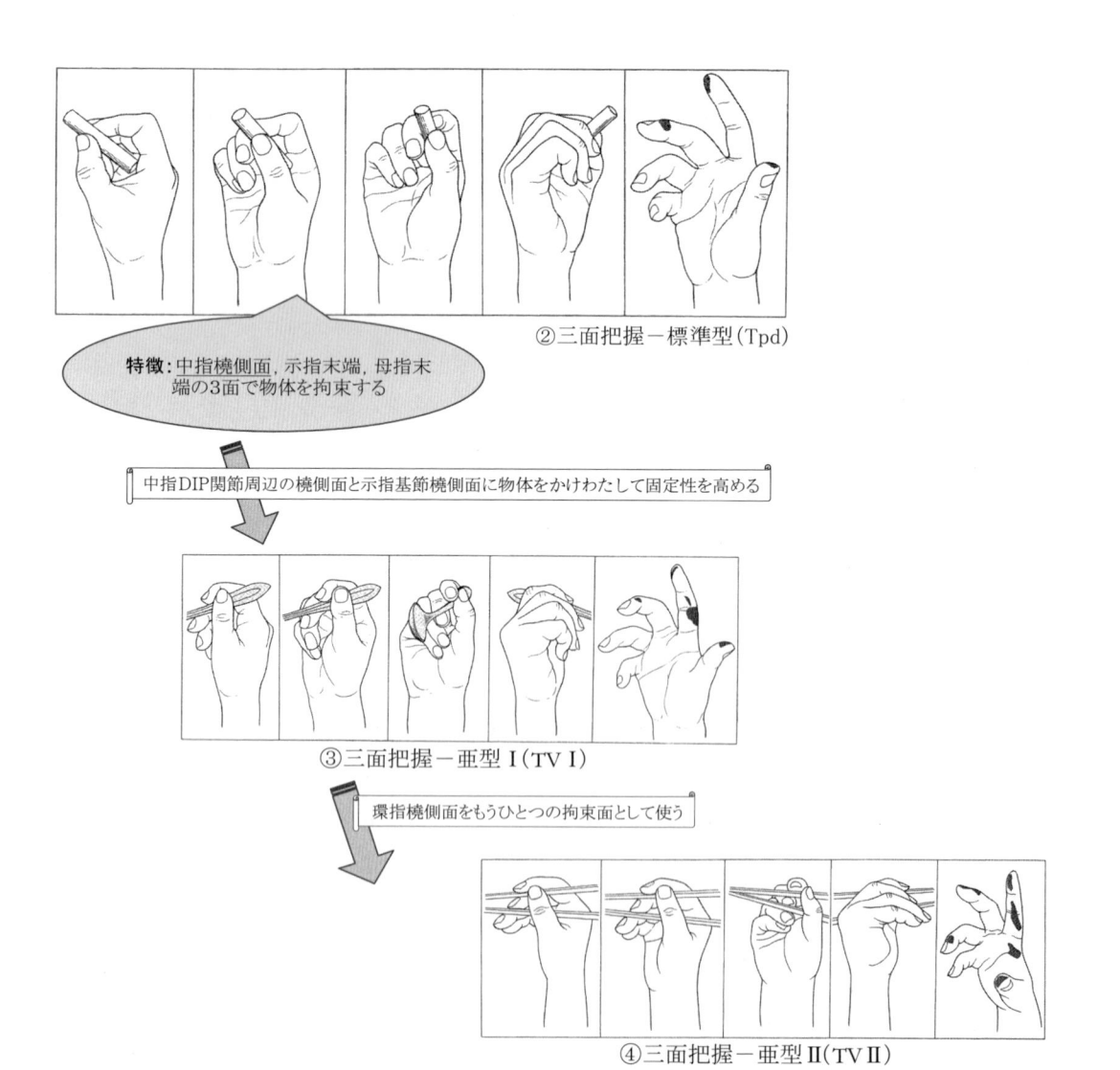

環指橈側面をもうひとつの拘束面として使う

④三面把握－亜型Ⅱ(TVⅡ)

図 3-5　中間把握系 4 種のフォームと接触痕（例）（鎌倉，1989）

32　　3　手の静的なフォームⅠ：把握

ている．

　この型は，握力把握—伸展型（PoE）の延長線上にある．どちらも扁平物体を拘束するのに使われるが，物体が小さく，手掌の関与を必要としない場合はこの側面把握（Lat）になる．

②三面把握—標準型（Tripod Grip—Standard, Tpd）

　チョーク，印鑑，リップ・スティックのような，短く細い棒状物体を作業面につきたてるようにして使う場合に現れることの多い型である（**図 3-5** ②）．

　三面把握—標準型（Tpd）では，指々は中等度屈曲位をとり，①中指の橈側面（多くはDIP関節周辺），②示指の末節掌側面先端，③母指の末節掌側面先端の三面で，物体の一か所を取り囲んで拘束する．固定性がそれほど強くないので（＝ぐらつく可能性があるので），物体の一端（いわゆる"棒尻"）を示指列の小丘（手掌の一部）に当てるか，あるいは示指のMP関節周辺の橈側面に当てるかして固定性を増すことがある．

　三面把握—標準型（Tpd）におけるこの固定性の弱さは，以下の２つのバリエーションを生み出す．

③三面把握—亜型Ⅰ（Tripod Grip—VariationⅠ, TVⅠ）

　テーブルスプーンを使うときなどに現れやすい型である（**図 3-5** ③）．何かを掬うために，スプーンをしっかりと手に固定するときに現れる．

　三面把握—亜型Ⅰ（TVⅠ）では，棒状物体（ここではスプーンの柄）が，①中指DIP関節周辺の橈側面と示指基節の橈側面にかけわたされ，その中間点を②母指末節の掌側面が押さえる．さらに③示指末端の掌側面が第３の方向から柄に接触し，固定性を補う．

　このとき母指は，中指末節と示指基節にかけわたされた柄を中間点で押さえる必要があるため，三面把握—標準型（Tpd）に比べるとより内転位をとる（示指列基部に近づく）．これが，三面把握—標準型（Tpd）と三面把握—亜型Ⅰ（TVⅠ）を分ける主な相違点である．

④三面把握—亜型Ⅱ（Tripod Grip—VariationⅡ, TVⅡ）

　箸を使う場合に典型的に現れるが，ひとによっては耳かき棒を使う，筆を使うなどの場合にも現れる型である．

　三面把握—亜型Ⅱ（TVⅡ）は，２本の長い細棒を同時に拘束するため（箸），あるいは長く細い棒状物体をぐらつかないようにしっかり固定するために（耳かき棒，筆），尺側指列の橈側面にもうひとつの接点を設ける必要がある場合に現れる（**図 3-5** ④）．箸の場合，第１の箸は三面把握—亜型Ⅰ（TVⅠ）と同じ持ちかたで拘束できるが，第２の箸を拘束するためには，環指を突き出し，その環指のDIP関節周辺の橈側面と，示指MP関節周辺の橈側面に箸をかけわたし，それを母指基節で押さえることで目的をはたさなければならない．耳かき棒の場合は，中指や環指を突き出して第２の接点を作ればよく，この場合は中指・環指の末節橈側面が接触することになる．

　すなわち，三面把握—亜型Ⅱ（TVⅡ）では，三面把握—亜型Ⅰ（TVⅠ）に比べて環指のつきだしが顕著であり，これにつられて中指，小指もつきだしの程度を増す．これが三面把握—亜型Ⅱ（TVⅡ）の特徴である．

a．チョークのつもり
　　で持つ

三面把握—標準型（Tpd）

b．テーブルスプーン
　　のつもりで持つ

三面把握—亜型Ⅰ（TVⅠ）

c．箸のつもりで持つ

三面把握—亜型Ⅱ（TVⅡ）

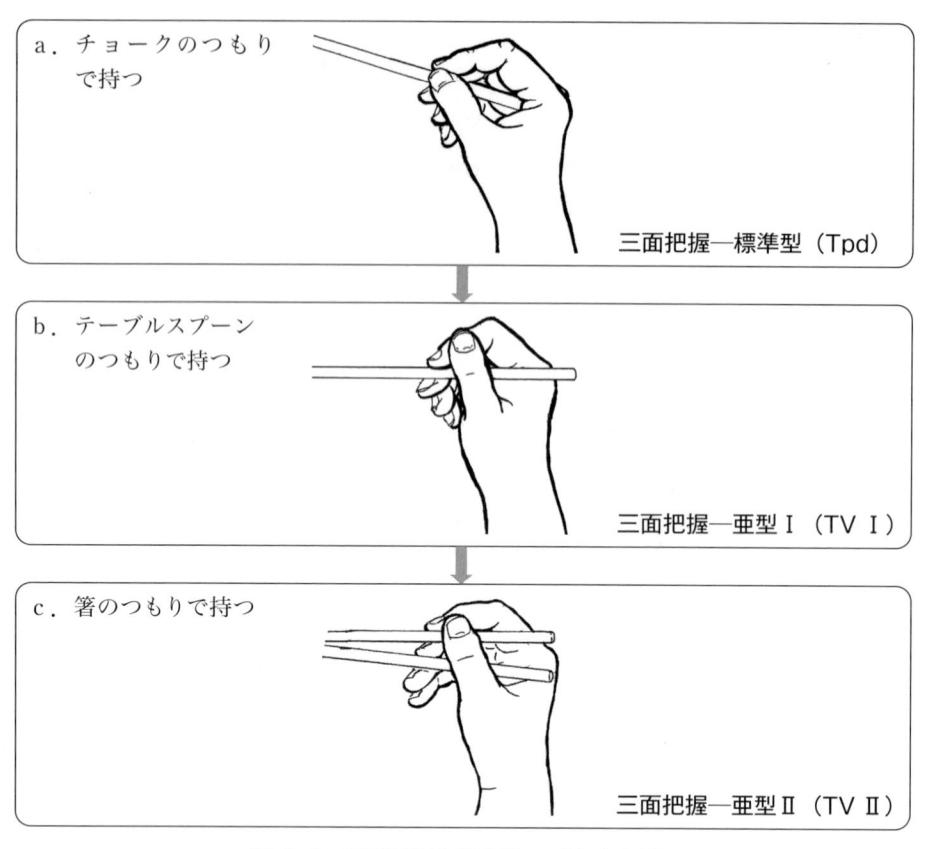

図 3-6　三面把握3種の違い（本文参照）

　三面把握3種の中で，標準型（Tpd），亜型Ⅰ（TVⅠ），亜型Ⅱ（TVⅡ）の違いはわずかである．しかしこの差がADL（日常生活動作）上はきわめて重要である．それは，スプーンを使えるか，箸を使えるか，という問題につながるからである．

　三面把握3種の違い，すなわち標準型（Tpd），亜型Ⅰ（TVⅠ），亜型Ⅱ（TVⅡ）の違いは，次の実験により簡単に試すことができる．
　握力把握と精密把握を試す実験で使った細棒（鉛筆でも箸でもよい）をふたたび使うとしよう．まずその一本の一端を，チョークのつもりで持ってみる（黒板に向かって書こうとするところを想定してほしい）．細棒（鉛筆）がチョークにしては長すぎるから，前方へ長く突き出させるように持ち，先端を別の手で軽く支えることにしよう．この時，細棒を持ったあなたの手（利き手）のかたちはおそらく，三面把握—標準型（Tpd）の型になっている（**図 3-6a**）．
　次に，その細棒がテーブルスプーンだと仮定して持ち替えてみることにする（突き出た先端は非利き手で支えたままである．以下同じ）．手全体は細棒に沿って非利き手が支える先端方向へ滑っていき，細棒の中央あたりで止まるだろう．この間に母指は，細棒の上をわずかに逆方向へ滑って示指基節に近づき（＝内転し），そこで止まる．同時に示～小指はわずかに突き出

され，結果として細棒は，中指 DIP 関節周辺の橈側と示指基節の橈側面にかけわたされている
だろう．これが三面把握—亜型 I（TV I）である（**図 3-6b**）．

スプーンのつもりで持っていた細棒を，こんどは第 1 の箸と見なすことにする．以下はあな
たが"正しい"箸の使い手だと想定しての話である．

"第 1 の箸"を持つ手を動かさないようにして，そこへもう一本の細棒を，"第 2 の箸"のつ
もりでさし込むとしよう．すると環指が前方へ突き出され，DIP 関節周辺の橈側面がそれを支
えるはずである．つられて中指と小指も突き出される．次に 2 本の"箸"の先端を閉じてみる．
中指先端がわずかに引っ込められるのが認められるであろう（この種の引っ込めを本書では"ま
きあげ"と呼ぶが，これについては後で説明する）（**図 3-6c**）．こうして，箸操作の準備がとと
のう．これが三面把握—亜型 II（TV II）である．

実は三面把握—亜型 II（TV II）にはもうひとつのフォームがある（例．耳かき棒）．これを
実験するにはもう一度，チョークのつもりで細棒の端を持つところから出発するのがよい．細
棒に沿って手全体を全長の 1/3 あたりのところまで滑らせた後，その細棒を長いスパンで支え
るつもりで，最初の拘束点から離れた箇所に向けて，中～小指を突き出す．環指末節の橈側面
と中指末節の掌側面の橈側寄りが接触してこれを支えるであろう．三面把握—亜型 I（TV I）
同様，母指が少し示指基節に近づくかもしれない．この耳かき棒式の亜型 II（TV II）を使う
かどうかは個人差が大きい．

### 3・3・3　精密把握系 4 種

Napier が述べた精密把握の性質を典型的にそなえた型がここに集まっている．握力把握系
と中間把握系が道具の使用とむすびついている場合が多いのに対し，こちらは物体を運んだり，
置き換えたりする場合に現れることが多い．したがって，どちらかと言えば一過性である．い
ずれも関与する指々の末節の掌側面が物体に接触する場合が多く，これらの中心と向き合う位
置に，母指末節の掌側面が対峙して物体を拘束する．つまり，指々と母指の両者の末節が主役
になって拘束を行う型である．

① **並列軽屈曲把握（Parallel Mild Flexion Grip, PMF）**

グラスを持つ，猪口（ちょく）を持つなどの場合に現れやすい型である（**図 3-7①**）．すなわ
ち母指以外の指々をほぼそろえて（＝内転させて）物体の側面を持つ．小さめまたは軽いグラ
スをイメージしてもらうのがよい（**図 3-7①**はある被験者の"猪口"の場合である）．

並列軽屈曲把握（PMF）では，物体が大きめであれば（例．大きめのグラス），関与する指々
の数が多くなり（例．母～環指），伸展の程度も増すが，物体が小さければ，関与する指々の数
は少なく（例．母～中指），伸展の程度も小さくなる．どの場合も母指は，関与する指々が作る
指腹列のほぼ中央と対峙する位置で向き合う．接触部位はたいてい，指々の末節の掌側面であ
るが，グラスのように大きめの円筒であれば，中節やまれに基節の掌側面に及ぶ．指と指の間
は多少開いていることもあるがそれほど目立たず，おおむね内転している．つまり母指以外の

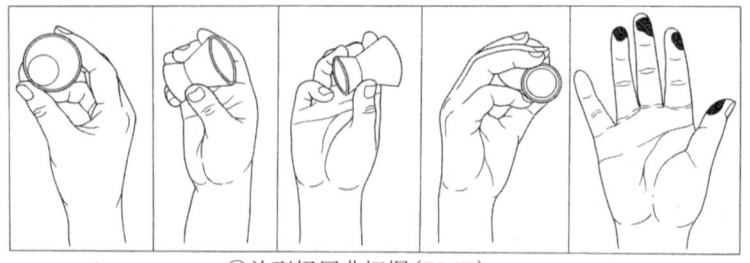

①並列軽屈曲把握(PMF)

特徴：関与する指々が並列して内転位で軽屈曲位をとり，それらの末端中央と母指末端の中心が向き合うかたちで物体を拘束する

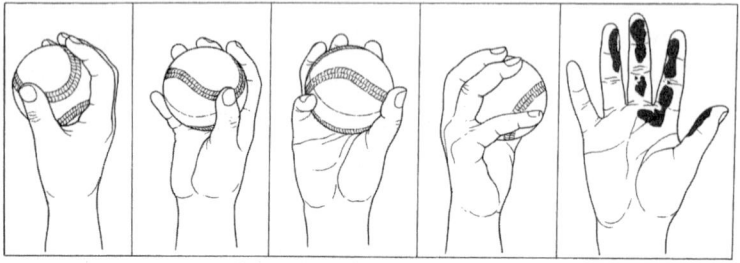

②包囲軽屈曲把握(CMF)

特徴：関与する指々と母指が外転・軽屈曲位をとり，それらの末節が円周上に，物体の中心に向かうように配置されて物体を拘束する

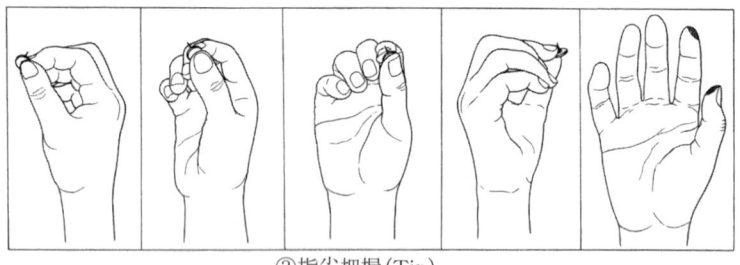

③指尖把握(Tip)

特徴：示指と母指の，末節最先端を対立させ，極小物体を拘束する

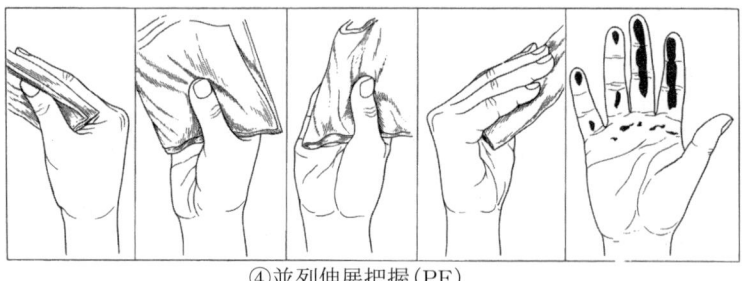

④並列伸展把握(PE)

特徴：関与する指々を伸展位で揃えて"板"を形づくり，その中央と母指末節先端との間に紙などを拘束する

図 3-7　精密把握系 4 種（例）

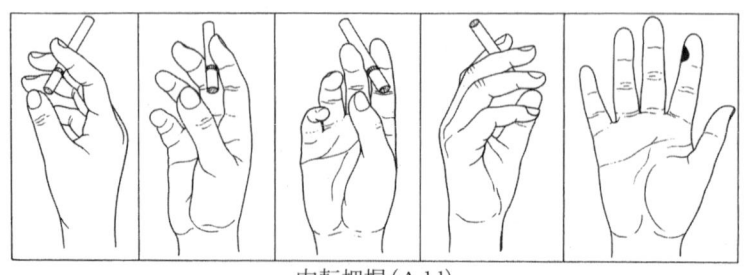

内転把握(Add)

特徴：示指，中指の間に小物体を拘束する

図 3-8　母指不関与系 1 種（例）（鎌倉，1989）

指々は並列位にあって，軽～中度に屈曲している．

従来 pulp pinch（指腹つまみ）と呼び慣らされてきた型は，本分類ではこの並列軽屈曲把握（PMF）の一部とみなされる．また three point pinch または three-jaw chuck（三指つまみ）と称されてきた型は，この並列軽屈曲把握（PMF）と，次項の包囲軽屈曲把握（CMF）に分かれる．

② 包囲軽屈曲把握（Circular Mild Flexion Grip, CMF）

茶筒の蓋を引き抜く，大口瓶の蓋を上から持つ，机上のボールを取り上げる，などの場合に現れやすい型である．

包囲軽屈曲把握（CMF）では，指々および母指の末節は，物体の中心を取り囲むように並んで物体を拘束する（図 3-7 ②）．指々は軽～中度屈曲位でかつ外転しており，母指は関与指の指腹がつくる円弧のほぼ中央と対峙する．並列軽屈曲把握（PMF）同様，物体の大きさによって関与する指の数は異なる．また大きめの球体であれば，末節以外も接触する（図 3-7 ②はある被験者の"ボール"の場合）．

並列軽屈曲把握（PMF）と包囲軽屈曲把握（CMF）の違いは，関与する指々が前者では内転位に，後者では外転位にある点にある．物体が立方体や直方体である場合も，包囲軽屈曲把握（CMF）に準じると見てよい場合がある．

③ 指尖把握（Tip Grip, Tip）

並列軽屈曲把握（PMF）と包囲軽屈曲把握（CMF）における関与指の数が最小になり，かつ示指と母指の両末節の屈曲を増して，それらの最先端で極小物体を拘束する場合の型である（図 3-7 ③）．机上に横たわる針やゼムクリップをつまみ上げる場合がそれにあたる．従来，tip pinch（指尖つまみ）と呼ばれてきた型である．

④ 並列伸展把握（Parallel Extension Grip, PE）

折りたたんだトイレットペーパーを使用にそなえて手に載せ持つ，サンドペーパーを使うために持つ，化粧パフを持つ，などの場合に見られる（図 3-7 ④）．

並列伸展把握（PE）では，示～環指（まれに小指も）が伸展位で閉じて（＝内転して）"板"を形づくり，その中心に近い箇所に母指末節の先端を押し当て，それによって物体を拘束する．把握されるのはたいてい軟性の平たい物品（紙や布）であり，これを特定の箇所に当てて動かすことが想定されている．つまり並列伸展把握（PE）は，目的が単に拘束にあるのでなく，その物体をどこかに押し当てるというもうひとつの目的にそなえており，非把握の要素を含んでいる．

### 3・3・4　母指不関与系 1 種

文字どおり母指が関与しない把握である．多くは示指・中指間で起こる．属する把握類型は一種である．

① 内転把握（Adduction Grip, Add）

タバコを指に挟んで燻らせる，差し出された切符やカードを受け取る，などの場合に現れる

ことがある型である（**図 3-8**）．

内転把握（Add）の接触部位は，厳密には示指尺側面と中指橈側面ではなく，前者はそのやや掌側寄り，後者はそのやや背側寄りになるのが通常である．元来，指の内転・外転力は弱いので，屈曲を加えることで拘束力を補っているのが理由であろう．図 3-8 において，タバコが斜めに挟まれ，中指のやや背面に位置している点に注意されたい．

## 3・4　把握の 14 類型と物品の関係

同じ物品，同じ動作課題を与えた場合に，7 名の被験者が同一の把握類型を示す場合とそうでない場合があることはすでに述べた．非常に大まかな言い方をすれば，道具の場合には一致度が比較的高く，そうでない場合は低い．

たとえば，**7 名の被験者が把握に際して同一の型を示した道具類**は次のとおりであった（鎌倉他，1978 より抜粋）．

握力把握—標準型（PoS）で持つ；「和鋏」「片手鍋の柄」「包丁」「棒型缶切り」「傘」「金槌」「スパナ」「棒やすり」
握力把握—鉤型（PoH）で持つ；「ポリバケツ」
握力把握—示指伸展型（PoI）で持つ；「フォーク（大型）」「編み棒」
握力把握—伸展型（PoE）で持つ；「コーヒーカップの受け皿（カップが載っているなどある程度の重さがある場合）」
三面把握—標準型（Tpd）で持つ；「チョーク」
三面把握—亜型Ⅱ（TVⅡ）で持つ；「箸」
並列軽屈曲把握（PMF）で持つ；「盃」「マッチ棒（箱の中からつまみ上げた直後）」「双眼鏡」
包囲軽屈曲把握（CMF）で持つ；「小ボール（野球ボールの大きさ）」
指尖把握（Tip）で持つ；「針」
並列伸展把握（PE）で持つ；「トイレットペーパー」（欠損データあり，6 名）

同一物品に対して，**同じ"系"に属する複数の型**が使われることもあった．

たとえば，多くの被験者が握力把握—標準型（PoS）で持つが，中には握力把握—示指伸展型（PoI）で持つ被験者がいるというものに，「ヘアブラシ」「受話器」「はたき」「鋸」があった．「はたき」を PoI で持つ被験者と鋸を PoI で持つ被験者が同一人とは限らない．「千枚通し」は，たいていの被験者が PoI で持つが，中には PoS で持つ被験者がいた．

同様に，多くの被験者が三面把握—標準型（Tpd）で持つが，中には三面把握—亜型Ⅰ（TVⅠ）で持つ被験者がいるというものに，「鉛筆」「印鑑」があった．鉛筆を三面把握—亜型Ⅰ（TV

Ⅰ）で持つ被験者と，印鑑をTVⅠで持つ被験者が同一人であるとは限らない．「鉤針」については，三面把握—標準型（Tpd）で持つ被験者，三面把握—亜型Ⅰ（TVⅠ）で持つ被験者，三面把握—亜型Ⅱ（TVⅡ）で持つ被験者が混在した．

　これらのことは，ある種の物品に関して，同じ系の複数の型が適用可能であることを示している．どちらが使われるかは個人の習慣にもよるが，偶然にも左右される．なぜなら，同じ個人が，あるときには一方の型を使い，別のときには他方の型を使うのが見られるからである．

　そして最後に，同一物体に対して，**異なる系の複数の型**が使われるケースがあった．

　たとえば「丼」を持つように求められた時，それを"握力把握系"の握力把握—伸展型（PoE）で持つ被験者もいれば，"精密把握系"の並列軽屈曲把握（PMF）で持つ被験者，包囲軽屈曲把握（CMF）で持つ被験者，あるいは並列伸展把握（PE）で持つ被験者もいた．丼のどの箇所へどの方向から手を当てるかにより，把握の型が異なるのである．物品の部分的形状と手の開口部の形状が合いさえすれば，そこで拘束が成立するからである．

　「消しゴム」を使う時にも，それを"中間把握系"の三面把握—標準型（Tpd）で持つ被験者もいれば，"精密把握系"の並列軽屈曲把握（PMF）で持つ被験者もいた．これは消しゴムがどの方向からのアプローチも許容する形状になっているからであろう．強い力で消そうとすれば握力把握—遠位型（PoD）になることもありうるし，もしも消しゴムがとても大きければ握力把握—伸展型（PoE）で持つ人もいるだろう．ここでは，物品と手のフォームの間に比較的ゆるやかな関係が成立している．

　つまり，物が手に向かって発する要請は，あるときには限定的であり，あるときにはゆるやかである．手はいくつかのフォームの類型をたずさえ，その折々の要請に応えているのである．

## 3・5　臨床への応用

　ここでは，鎌倉ら（1978）が定義した14の把握の類型が，臨床面でどのように役立つか，ということを考えてみる．

### 3・5・1　表記法としての活用

　臨床的応用の第1のかたちは，表記記号としての活用である．通常の運動学の表記法に従えば，身体部分の肢位の表記は，約束された基準肢位を出発肢位として，そこからの各関節の屈伸，内外転，内外旋の程度を角度で表わすことによってなされる．5本の指列をもつ手の場合は，指列ごとに3または4つの関節があるので，ひとつの手のフォームの表記は，おびただしい数の関節運動の連記によってなされることになる．

　しかし鎌倉らの把握の14類型を使えば，ひとつの手の表記はひとつの記号で足りる．たとえば，「患者は物品Aを握力把握—鉤型（PoH）で掴んだ」あるいは「道具Bを握力把握—標準

型（PoS）に近いフォームで掴んだが，尺側指列の屈曲が不十分なため，有効な把握にならなかった」というような表現で済ませることができる．あるいは，「患者は本来握力把握—標準型（PoS）で掴むべき道具Cを，並列軽屈曲把握（PMF）で掴んだ」というような記述をすることもありうる．把握の14類型のこうした適用は，運動性麻痺（特に中枢性の）が認められる場合にも，また失行症が疑われる場合にも，非常に便利である．

　もちろん，14類型では足りない場合がある．限られた観察から生まれた類型ですべての現象を記述しつくせないのは，分類というものの宿命である．まして病的所見にそれを適用するとなれば，類型からはみ出す所見はいくらでもありうる．

　こうした問題は，変種記号，中間記号，複合記号の利用によりかなりの程度まで解決できる．

　変種記号としては，「'」や「"」を用いることができる．PoS'もPoS"も「PoSもどき」の意味である．すなわちPoSに近いが不完全であることを表し，PoS"はPoS'よりもいっそう不完全であることを表す．どこがどのように不完全かは言葉で付記すればよい．

　中間記号としては「／」を用いることができる．「Tpd/Tip」は「三面把握—標準型（Tpd）と指尖把握（Tip）の中間」の意味である．爪楊枝を持つ手が基本的には三面把握—標準型（Tpd）だが，しかし3本の指の最先端部分を使っているので指尖把握（Tip）に近い，というような場合である．

　複合記号としては「＋」を用いることができる．「PE+Add」は，「並列伸展把握（PE）と内転把握（Add）の複合」の意味である．化粧用パフを持つ手が基本的には並列伸展把握（PE）だが，パフは中指と環指の掌側面のみに載っており，示指と小指がパフの両端をはねあげて挟んでいる，というような場合がそれにあたる．

　患手の場合は，健常手に見られる類型からの隔たりが著しい場合があるかもしれない．そのような場合は，「PoS'」，「PoS"」のような記号でまず表記し，さらにその隔たりの内容を具体的に付記することが必要である．

## 3・5・2　動作機能評価への応用

　手の運動性障害がある場合，あるいは失行症の疑いがある場合，患手が14種の把握の類型をそなえているかどうかをしらべることは，その手がどれだけのフォーム形成能力をそなえているかを明らかにするのに役立つ．別な言い方をすれば，どの型を形成できるか，どの型を形成できないか，あるいはどの型が未熟であるかを明らかにすることができる．さらには，患手が示すフォームと正常フォームとを比較することにより，患手の機能不全の原因がどこにあるかを考えるヒントが得られる．

　たとえば箸を使えない患者がいた場合，箸を持たせた場合のフォームを子細に観察すれば，操作不能の原因が母指の位置を決められないことにあるのか，中指をわずかに引っ込めて保つことの困難にあるのか，環指を突き出して第2の箸の固定に参加させることの不能にあるのか，あるいはそのすべてにあるのかが明らかになる．

このような診かたは，手のかたちと動きの正常化が治療的訓練の目標である場合（そうすることによって機能改善が得られると期待できる場合），きわめて重要なものである．歪んだフォームのどこをどのように変えるべきかを患者に伝え，それを正常化する方法を考案して実行することが，異常なフォームを正常化するための正攻法だからである．

　いわゆるハンド・セラピー，すなわち手の外科手術を受けた後の手を扱う領域においても，把握類型は有用な視点として役立つと考えられる．機能再建術の前と後のフォーム形成能力を比較することや，スプリントを装用した場合としない場合のフォーム形成能力を比較することは，手術やスプリントの効果を判定するための有用な手段となるはずだからである．

（鎌倉矩子）

◆3章文献◆

Jacobson-Sollerman C, Sperling L (1976). Classification of the hand-grip. A preliminary study. J Occup Med 18, 395-398

Jacobson-Sollerman C, Sperling L (1977). Grip function of the healthy hand in a standardized hand function test. A study of the Rancho Los Amigos Test. Scand J Rehab Med 9, 123-129

鎌倉矩子，大村道子，石井晴美，三星文子，三浦頼子（1978）．健常手の把握様式—分類の試み．リハ医学，15，65-82

Kamakura N, Matsuo M, Ishii H, Mitsuboshi F, Miura Y (1980). Patterns of static prehension in normal hands. Am J Occup Ther, 34 (7), 437-445

鎌倉矩子（1989）．手のかたち 手のうごき．医歯薬出版

鎌倉矩子（1994）．手の動作．鎌倉矩子・田中 繁・編，PT・OT学生のための運動学実習—生体力学から動作学まで．三輪書店，pp 133-144

鎌倉矩子，中田眞由美，山崎せつ子（1998）．手の運動の基本パターン．神経研究の進歩，42，7-17

中村隆一，斎藤 宏（1987）．基礎運動学，第3版．医歯薬出版

Napier JR (1956). The prehensile movements of the human hand. J Bone Joint Surg Br 38-B, 902-913

Napier JR (1980). Hands. Princeton University Press

Rasch PJ, Burke RK (1978). Kinesiology and applied anatomy. The Science of Human Movement, 6$^{th}$ Ed. Lea & Febiger, Philadelphia

Rosenbloom L, Horton ME (1971). The matulation of fine prehension in young children. Develop Med Child Neurol, 13, 1-8

Sollerman C (1980a). The use of eight main hand-grips in activities of daily living. In：Handens greppfunktion. Thesis. Göteborg

Sollerman C (1980b). Assessment of grip function. Evaluation of a new test method. In：Handens greppfunktion. Thesis, Göteborg

Sollerman C, Ejeskär A (1995). Sollerman Hand Function Test. A Standardised method and its use in tetraplegic patients. Scand J Plast Reconstr Hand Surg 29, 167-176

Sperling L, Jacobson-Sollerman C (1977). The grip pattern of the healthy hand during eating. Scand J Rehab Med, 9, 115-121

Taylor CL, Schwarz RJ (1955). The anatomy and mechanics of the human hand. Artificial Limbs, 2, 49-62

橘 覚勝（1976）．手—その知恵と性格．誠信書房

# 基礎編

# 4 手の静的なフォームⅡ：非把握

| | | |
|---|---|---|
| 4・1 | 非把握とはなにか | 44 |
| 4・2 | 研究史 | 44 |
| 4・3 | 非把握の類型 | 47 |
| 4・4 | 非把握の類型と物品の関係 | 56 |
| 4・5 | 臨床への応用 | 59 |

# 4 手の静的なフォームⅡ：非把握

前章の把握に続き，本章では非把握をあつかう．手は把握以外にも，さまざまなかたちで対象に触れ，あるいは対峙する．あたかもクレイ・アニメの主人公であるかのように，手は自在の変化を遂げることができる．

## 4・1 非把握とはなにか

非把握とはここでは，把握以外の，手のすべての静的なかたちを指す．それは対象に触れる場合も触れない場合もある．

非把握の対象物体は，地面，床面または作業面上に，重力または何らかの連結手段によって位置づけられている．それゆえ，手がこれに接触すれば，手に反力を及ぼし，手のかたちに影響を与えることがある．本章に登場するイラストでしばしば，板や箱が手とともに描かれているのは，作業面等の代替物が必要だったためである．

## 4・2 研究史

そもそもひとの手のかたちや動きに関する先行研究が少ないことはすでに述べた．しかし少なくはあっても，手の動作や作業の論考を試みた研究の中には必ず，把握以外の動作への言及がある．

Herigは，第二次世界大戦よりも前の時代に，「握りの研究作業所」なるものを作り，手と道具の関連について研究を行った人である（Herig, 1934/勝見訳, 1944）．

彼が示した手の動作の分類は3つの階層から成っているが，最上層にあるのは，①掴む手，②保つ手，③形づくる手，④探る手の4つである．このそれぞれに下位分類があり，さらにまたその下位分類がある．Herigの場合，①「掴む手」は把握の動的な相を指している．把握の静的な相は，②「保つ手」の下位分類である"把持する"に位置づけられている．本章における関心事すなわち非把握を連想させるのは，同じ②「保つ手」の下位分類である"抑える"と"軸受する"，および③「形づくる手」の下位分類である"加圧する"と"分割する"である．これらのさらなる下位項目には，'圧しつける''打つ''掻く''切る''穿く'などがある．

これらは，手の動作をめぐるHerigの考えを言語化したものと見ることができるが，それらはすべて，動作の目的という視点から表現されている．また彼は，動作における手のかたちと，その動作と同じ性能をもつ道具／機械の構造的類似性に大きな関心をもち，いくつかの例を紹

介したりもした.

　おそらくHerigは,手をよく知ることがよい機械の考案につながると考え,手の動作について論考をめぐらしたのである.

　**Yamashita and Mori**（1963）は機械工学の分野の人である.彼らは人工の手に与えるべき機能を検討するために,基礎研究として,手の作業の分類を行った.

　彼らの分類の目安は,手の物理的条件,すなわち,指が屈曲しているか,隣接する指が閉じているか,指先が手掌に接しているか,指と手掌は輪を形成しているかである.これらを順次つないで得られるフローチャートから導かれた手の作業は,A〜Fの6種になった.このうちのD,Eはそれぞれ,精密把握,握力把握に相当すると見なされた.したがって,これ以外の4種すなわちA,B,CおよびFが,非把握に相当するものである.Aは,手掌と指が一体化して1枚の板を形成する場合であり,物体の保持または体重支持の作業がこれにあたる.BはAの指が開いたかたちであり,体重支持の作業が該当するとされた.Cは指が屈曲しているが指先が手掌に接触しない場合であり,これにより二次元的な力の伝達が可能となる.したがって物体の押しずらしや物質保持の作業がこれにあたるとされた.Fは指の個別性が消失したかたち,すなわちこぶしである.

　つまり,山下・森の手の作業の分類は,あらかじめ考ええた物理的条件を組み合わせることによって得た論理分類である.

　これら2つの研究は,工学的視点から行われているためであろう.日常における手の使用の問題をあつかう作業療法臨床にとっては,機械的過ぎるように思われる.

　**松尾・鎌倉他**（1979）および**鎌倉・松尾他**（1979）の研究は,上記2つとは異なる目的と方法によって行われた.彼らの研究は前章で述べた把握の研究（鎌倉他,1978）の延長線上にある.彼らは広範囲の実験的観察を行い,そこで得た画像を基に,非把握のフォームの分類を行うことを目指した.

　この研究における被験者は健常成人7名,動作課題は片手課題105題,両手課題101題である.前年の把握の研究と同様に,中型国語辞典に収載された名詞を手がかりに動作課題を決め,数枚の鏡を配置した空間で手の多方向からの撮影を行った.対象物体を離すと手のかたちが変わってしまうため,撮影に際しては,透明アクリル板や同類の箱を作業面や大型物品の代替物として用いた.そして被験者・課題ごとの組写真を作り,すべての組写真のフォームを見比べ,似たもの同士を集めて小さな群を作り,さらに比較を行って大きな群とし,これを繰り返してそれ以上同じ群とは見なせないところまで進めた.当初は片手課題と両手課題のフォームを別個に分類する予定であったが,作業を始めてまもなく,両者を分ける必要がないことが判明した.

　分類の最終時点における群数は21となった.しかしこれでは群数が大きすぎるので,大分類を加えることにした.全体を眺めていると,手が変幻自在に姿を変えるイメージが,つまりは,平面になったり曲面になったり,面を閉じたり開いたり,あるいは塊りになったり突起を出したりといった,自在に変化を遂げるイメージが浮かび上がった.そこで「平面系」「凸面系」

表 4-1 非把握のフォーム（鎌倉，1994 を改変）

| 大分類 | 指列の断面図 | 小分類 MP関節（母指列以外）が内転優位 | | | |
|---|---|---|---|---|---|
| らっぱ系[注6] | | ①朝顔型 (Bel-1) | ②すずらん型 (Bel-2) | | |
| 凸面系 | | ①へらⅠ型 (Sla-1) | | | |
| 平面系 | | ①へらⅡ型 (Sla-2) | | | |
| 凹面系 | | ①スプーン型 (Spn) | ②やね型 (Rf) | ③段違い型 (Trh) | |
| 鈎系 | | ①鈎—M型 (Hk-M) | ②鈎—P型 (Hk-P) | ③鈎—D型 (Hk-D) | ④鈎—PD型 (Hk-PD) |
| 深屈曲系 | | ①握りゆるみ型 (LsF) | | | |
| 塊り系 | | ①こぶし型 (Fst) | ②円錐型 (Con) | | |
| 突起形成系 | | ①指さし型 (Idx) | ②ハサミ型 (Sci) | ③母指突き出し型 (Tmb) | |

「凹面系」「鈎系」「深屈曲系」「塊り系」「特殊指伸展系（のちに突起形成系に改名）」という言葉を考え出し，これらを大分類名とした．

だがこの7系21種の分類にも不十分さがあった．そこで1989年に2つの修正を行うことになった（鎌倉，1989）．ひとつは単指分離型の追加であり（補足扱いとした），もうひとつは，大分類レベルでの"ろうと系"（本書では"らっぱ系"に変更）の追加である．これは凸面系の一部を分離させたものである．これにより，非把握のフォームは8系23種となった．**表4-1**はその全容である（鎌倉，1994を改変）．

次項ではそれについて詳しく述べることにしたい．

---

[注6] 鎌倉（1989，1994）では「ろうと系」，鎌倉他（1998）では「つり鐘系」となっている．

| MP関節（母指列以外）が外転優位 |

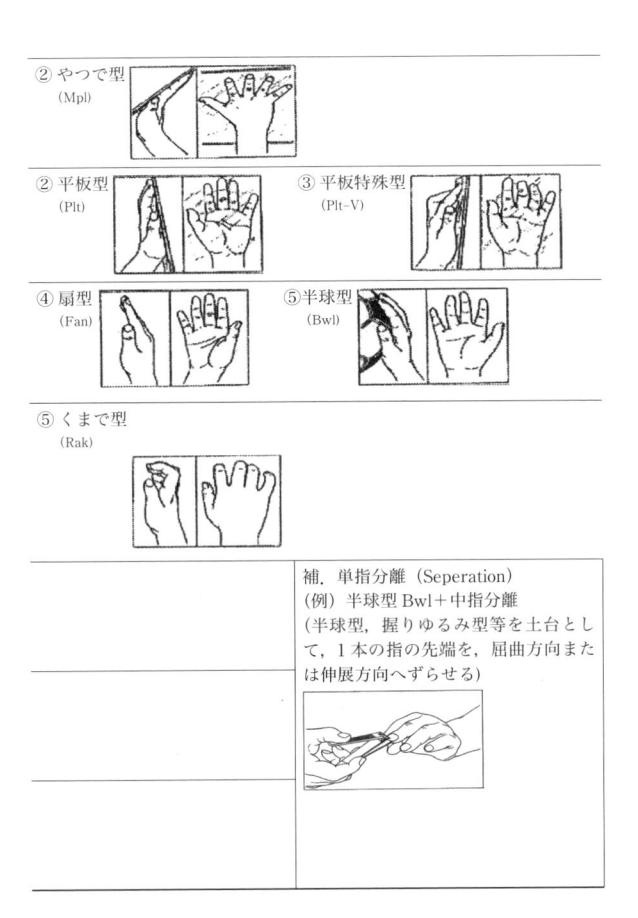

② やつで型 (Mpl)

② 平板型 (Plt)　　③ 平板特殊型 (Plt-V)

④ 扇型 (Fan)　　⑤ 半球型 (Bwl)

⑤ くまで型 (Rak)

補．単指分離（Seperation）
（例）半球型 Bwl＋中指分離
（半球型，握りゆるみ型等を土台として，1本の指の先端を，屈曲方向または伸展方向へずらせる）

## 4・3　非把握の類型

　鎌倉らが見いだした非把握の類型（松尾・鎌倉他，1979；鎌倉・松尾他，1979；鎌倉，1989）は多数に及ぶ．それゆえこれをお読みになる方には，まず全体を俯瞰するつもりで読み進むことをお勧めする．そうすればやがて，たくさんの等高線で描かれた地形図の中から山々の峰が立ち上がってくるように，いくつかの手のフォームが立ち上がってくるのが感じられるであろう．

　次の記述の中で型名に続く括弧内に付記されている英文字は，記録時の便宜のためにと作った英語表記とその略記号である．

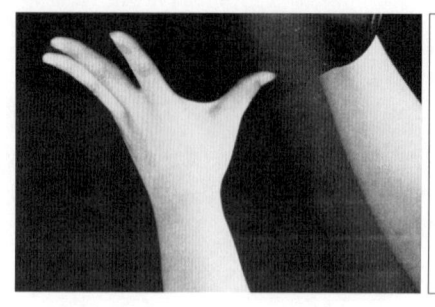

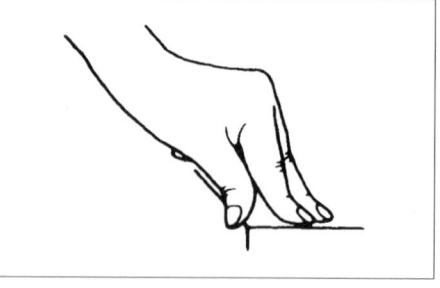

①朝顔型（Bel-1）　　　　　　　②すずらん型（Bel-2）
図 4-1　非把握・らっぱ系2種（鎌倉，1989，1994）

## 4・3・1　らっぱ系2種

　要するに，手全体が"らっぱ"の先端に似る系である．母指と他指の指腹（末節掌側面のふくらんだ部分）は同一平面上にほぼ輪状に並び，指々の指腹は，対象からの反力を受けて反り返る．母指指腹は，他指指腹が描き出す円弧のほぼ中央と対峙する．MP関節の過伸展の有無により2種に分かれる．

・朝顔型（Bell-Ⅰ，Bel-1）　図 4-1①

　MP関節を過伸展させて作る大"らっぱ"．棚からスーツケースを降ろそうとしてその底面を受ける，床から立ち上がるために床に手をつく（＝床を手で押す）など，前腕長軸が対象面に直交し，かつその面を力を込めて押さなければならないときに現れることがある．
　すべての指列は対象からの反力を受けつつ，最大伸展位，かつ外転位をとり（母指列は対向位），反らされた指々の指腹は同一平面上に輪状（またはそれに近いかたち）に並ぶ．このため典型例では，手全体が朝顔の花のようなかたちになる．
　対象または自己身体に対する強力な支えのポーズである．後出の凸面系や平面系の各種によっても同じ目的が達せられることがある．

・すずらん型（Bell-Ⅱ，Bel-2）　図 4-1②

　MP関節を屈曲かつ内転させた状態で作る小"らっぱ"．指々のPIP，DIP関節は最大伸展位またはこれに近い肢位をとり，かつ母指は対向位をとる．このため，指々の指腹と母指の指腹は集まって小円を作るが，対象からの反力を受けて反りかえるとすずらんの花弁に似る．対象への接触スパンは「朝顔型」よりはるかに小さい．机上の布を押さえて押しやる，ワゴンの天板に手を載せて押しやる，などの場合に現れることがある．
　個人の癖によるところが大きく，見かけることは少ない．

## 4・3・2　凸面系2種

　手全体が凸面を形づくる系である（掌側が凸）．指列全体が最大伸展位をとり，MP関節では

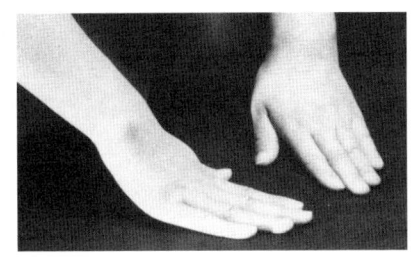

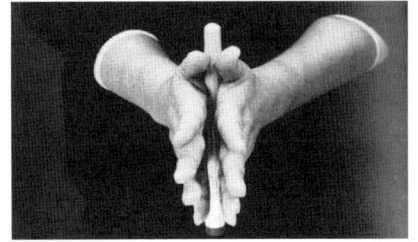

① へら I 型（Sla-1）　　　　② やつで型（Mpl）

**図 4-2　非把握・凸面系 2 種**（鎌倉，1989）

過伸展位になるのが特徴である．作業中の主役は母指以外の指であることが多い．指列の外転の有無により，2 種に分かれる．

・**へら I 型**（Spatula-I，Sla-1）　**図 4-2**①

手全体が"反ったへら"になる型．対象をなでる・はたく・圧す・押さえる，あるいは棒状または球状の物体を転がすといった作業を行う際に見られる．

指々はすべての関節で伸展し，MP 関節は過伸展位にあるが，隣り合う指と指の間は閉じている．こうして作られる凸面（掌側）の，凸面部分または平面部分を接触させることにより，上記の作業が行われる．母指は使われないか，あるいは補完的な役割にまわることが多く，内外転の程度はさまざまである．

・**やつで型**（Maple，Mpl）　**図 4-2**②

へら I 型（Sla-1）から，指列を外転させた型であり，手全体が"やつで"のかたちに似る．指が開いているぶん，対象への接触スパンが大きい．このため朝顔型（Bel-1）と同じように使われるが，へら I 型（Sla-1）と同じようにも使われる．

指を閉じて使うか／開いて使うか，すなわちへら I 型（Sla-1）を使うか／やつで型（Mpl）を使うかは，対象の材質にもよるが，個人の癖によるところも大きい．

## 4・3・3　平面系 3 種

文字どおり，手が平面を作る系である（掌側が平面）．指列の開閉の有無，および指列末端の配列具合により，3 種に分かれる．

・**へら II 型**（Spatula-II，Sla-2）　**図 4-3**①

上記のへら I 型（Sla-1）から MP 関節の過伸展を減じた型．つまり"平らなへら"である．母指は伸展して手掌と同一面上にくるが，閉じの程度はさまざまである．

へら II 型（Sla-2）の用法は，次の平板型（Plt）に似る場合と，既出のへら I 型（Sla-1）に似る場合があり，平面を押さえたり，圧したり，なでたり，あるいは棒や球を転がしたりするのに使われる．3 つの型の共通特徴は"平面部分"である（おおざっぱにいうと，凸面の"一部分"は平面である）．

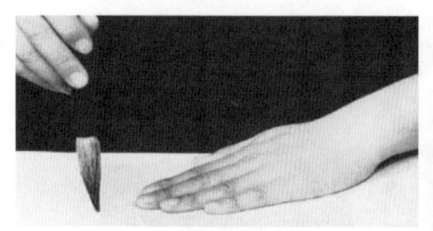

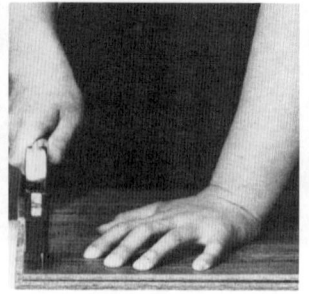

① へらⅡ型（Sla-2）　　② 平板型（Plt）　　③ 平板特殊型（Plt-V）

図 4-3　非把握・平面系 3 種（鎌倉，1989）

・**平板型**（Plate，Plt）　図 4-3 ②

　右手が鋸を使っている間左手で板を押さえる，右手が消しゴムを使っている間左手で紙を押さえる，などの場合の左手のように，対象平面を力を込めて押さえる時に現れる．反力を受けて指列にたわみと軽い外転が生じるが，接触部位は手掌の広域にわたり，かつ同一平面上に並ぶ．このため腕や体幹からの力を，強く対象に及ぼすことができる．

・**平板特殊型**（Plate—Variation，Plt-V）　図 4-3 ③

　上述の平板型（Plt）に似ているが，指列末節の位置調整をしなければならない場合，すなわち横線を引くために物差しを横長に置いて左手で押さえるような場合に現れることがある．このとき指々の末端は物差しからはみ出てはならず，かつ物差しの端に沿ってほぼ一直線に並ばなければならない．このため中・環指の末端が強く"引きよせ"られ，2～3 の指列はいわばジグザグ状になる．これが平板特殊型（Plt-V）を平板型（Plt）から分ける特徴である．

　中には指先の位置調整にそれほど神経を使わず，平板型（Plt）のまま物差しを押さえる人もいる（この場合は押さえる指の数が少ない）．

## 4・3・4　凹面系 5 種

　手全体が凹面を形づくる系である（掌側が凹）．MP 関節のみ，または MP，PIP，DIP 関節を屈曲位に保つことにより実現する．5 種がある．

・**スプーン型**（Spoon，Spn）　図 4-4 ①

　手が"スプーン"に似たかたちをとる．小さな物体（硬貨や錠剤），少量の液体（乳液など），粉などを手に受けたり，光を遮ったりするのに使われる．両手をともにスプーン型（Spn）にして尺側縁を接触させ，ボウル状にして水や穀類を掬ったり，あるいは丸みのある大きめの物体を抱えたりするのに使われることもある．

　指々は，MP 関節から DIP 関節にかけて弧を描くように屈曲し，隣接しあう指は閉じてすき間のないくぼみを作る．母指も CM 関節で内転し，末端を示指の側面につけてくぼみを補完する．手幅が比較的小さくなるため，後出の円錐型（Con）のように，くぐり抜けに使われること

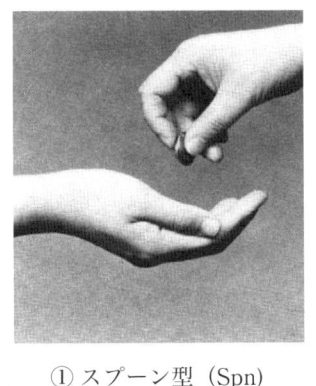

① スプーン型（Spn） 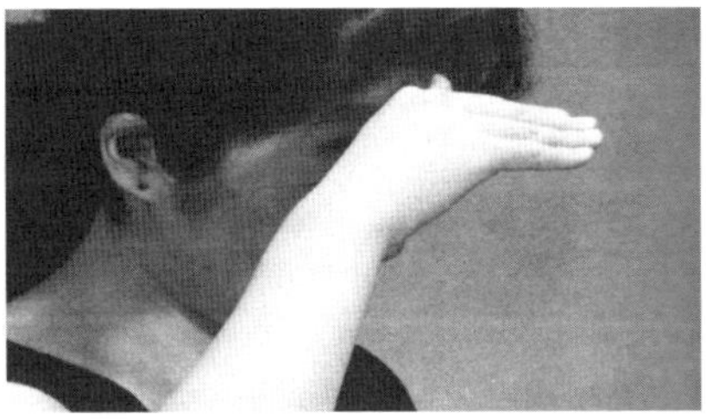　　② やね型（Rf） 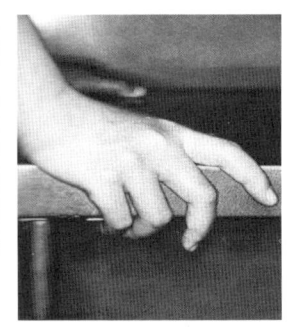　　③ 段違い型（Trh）

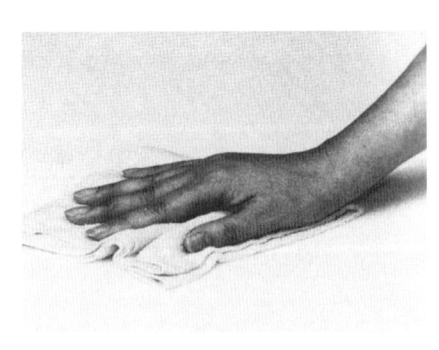

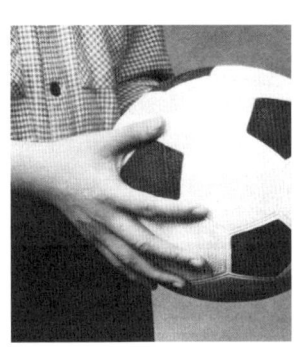

④ 扇型（Fan）　　⑤ 半球型（Bwl）

図 4-4　非把握・凹面系 5 種（鎌倉，1989）

もある．

　母指の内転が不完全になると，くぼみの効果がうすれ，後出の握りゆるみ型（LsF）に近い使われかたになる．

・やね型（Roof, Rf）　図 4-4 ②

　手全体が"屋根"のようなかたちになる．額に手をかざして光を遮る，釣り銭を受けるなどに際して現れることがある型で，指々は閉じて伸ばされているが，MP 関節で屈曲位をとる．母指は CM 関節で伸展するか，または伸展・内転して"屋根"を補完する．

　用法はスプーン型（Spn）と共通するところがある．個人の癖によるところが多く，やね型（Rf）のほうが少ないと見受けられる．

・段違い型（Trough, Trh）　図 4-4 ③

　やね型（Rf）またはスプーン型（Spn）を土台とし，これに MP 関節の"屈曲傾斜"（握力把握における"屈曲傾斜"を思い出されよ．3・3・1・①参照）が加わった型をここにまとめた．"手の上に斜めに走る樋"を想像するとよいかもしれない．両手で箱を抱える，両手で大花瓶を抱えるなどのように，物体の稜線に対して前腕が斜めに位置づけられる場合に現れる型である．

　指々の関節は物体表面に沿うように屈曲しているが，尺側寄りの指ほど屈曲が強く，この"傾

斜"は MP 関節において最も顕著である.

・**扇型**（Fan） 図 4-4 ④

やね型（Rf）を土台とし，そこから指々を開いた（＝外転させた）型である．しかし機能的には，次の半球型（Bwl）を土台とし，そこから指々の PIP, DIP 関節を伸ばすとともに MP 関節の屈曲を増して末節の接触面を増した型，といったほうがよい．人によるが，雑巾がけのために雑巾を押さえる時などに現れる．やね型（Rf）同様，個人の癖によるところが大きく，見かけることは少ない．

・**半球型**（Bowl, Bwl） 図 4-4 ⑤

前出のスプーン型（Spn）から MP 関節および母指の CM 関節を外転させ，手全体を"半球"に似せた型である．大きなボールを片手に載せる，大きなボールや花瓶を両手で持つ時のように，曲面を支えるのに使われることが多いが，平面に載っている紙，布などの押さえに使われることもある．どの指も弧を描いて弯曲しており，かつどの指も外転位にある．

平面上の紙や布の押さえに使われることがあるわけは，お椀を伏せれば重しの代わりになるのと同じ理屈である．同様に指先部分のみを使えば，小域をなでることもできる．

## 4・3・5　鉤系 5 種

手が作る板が折れ曲がり，"鉤"の形状に近づく系である．どの関節で折れ曲がるか，隣接する指が閉じているかどうかにより次の 5 つに分かれる．

・**鉤─M 型**（Hook─M, Hk-M） 図 4-5 ①

"折れ曲がり"が MP 関節で生じることにより，鉤が形成される型．両手で太い角材を運ぶ，あるいは大きな箱を運ぶ時，物体の稜線に MP 関節列が重なるとこの型になる．

すなわち指々は，物体の重みを支えつつ，MP 関節で強い屈曲位を保ち，PIP, DIP 関節では比較的伸展位を保つ．母指は手掌面が広くなるように伸展位をとる．人によっては，この型はめったに現れない．

・**鉤─P 型**（Hook─P, Hk-P） 図 4-5 ②，および **鉤─D 型**（Hook─D, Hk-D） 図 4-5 ③

2 型をここにまとめる．"折れ曲がり"が PIP 関節または DIP 関節で生じることにより，鉤が形成される型である．紙束やマチつきの紙袋を手（と前腕）で支えて持つ，引き戸のくぼみに手をかけて引く，引出しに手をかけて引く，などの際に見られる．鉤─P 型（Hk-P），鉤─D 型（Hk-D）のいずれになるかは，対象物の形状や個人の癖に左右される．鉤─P 型（Hk-P）の用法は，鉤─M 型（Hk-M）の用法と，一部重なるところがある．

鉤─P 型（Hk-P）における関与指の肢位は，MP 関節伸展，PIP 関節屈曲，DIP 関節伸展が基本であるが，鉤─D 型（Hk-D）では，MP, PIP, DIP 関節ともに軽屈曲位になり，そのように曲げられた指の先端に対象物を引っかけるのが用法の基本である．いずれの場合も，母指は"邪魔をしない位置"にとどまる．

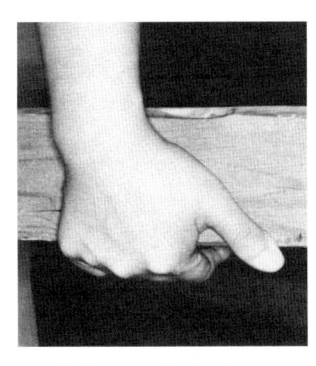

① 鉤—M 型（Hk-M） 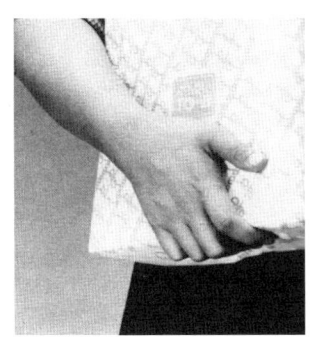　② 鉤—P 型（Hk-P） 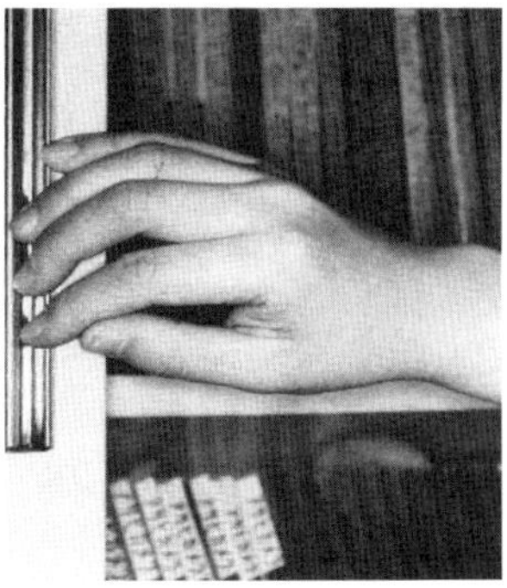　③ 鉤—D 型（Hk-D）

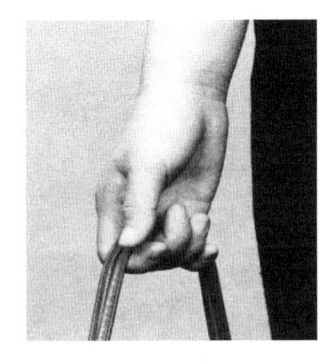

④ 鉤—PD 型（Hk-PD） 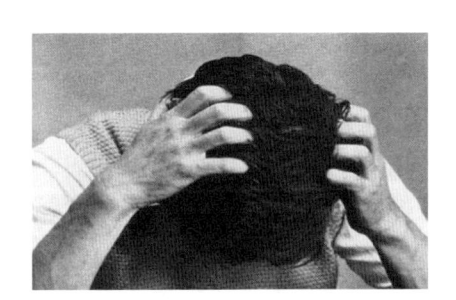　⑤ くまで型（Rak）

**図 4-5　非把握・鉤系 5 種**（鎌倉，1989）

・**鉤—PD 型**（Hook—PD，Hk-PD）　**図 4-5** ④

　MP 関節を伸展させたまま，PIP 関節と DIP 関節の 2 箇所で指々を折り曲げて"鉤"を作る型である．レジ袋を吊り下げて持つ場合がその典型で，紐，輪，把手のような細い物に指を引っかけるのに使われる．

　2 箇所で折れ曲がるため，手全体のかたちは"箱"に近づく．このため，指節の背側面が物体の押さえに使われることがある（例．右手が包丁を使う間，左手の末節背面を大根に当てて押さえる）．ここでも母指は"邪魔をしない位置"にとどまる．

・**くまで型**（Rake，Rak）　**図 4-5** ⑤

　要するに手全体が"熊手"に似る．鉤—D 型（Hk-D）または鉤—PD 型（Hk-PD）を土台とし，ここから指々を強く外転させた型である．他の鉤型と同様に使われたり，髪をかきむしったり，かき上げたりするのに使われるが，個人差があり，見かけることはそう多くはない．

### 4・3・6　深屈曲系 1 種

・**握りゆるみ型**（Loose Fist，LsF）　**図 4-6**

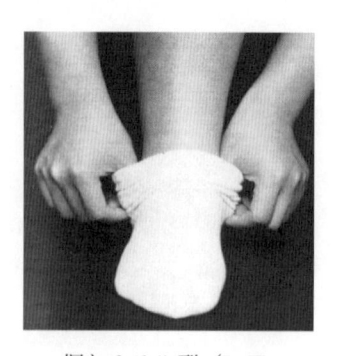

握りゆるみ型（LsF）

図 4-6　非把握・深屈曲系1種（鎌倉，1989）

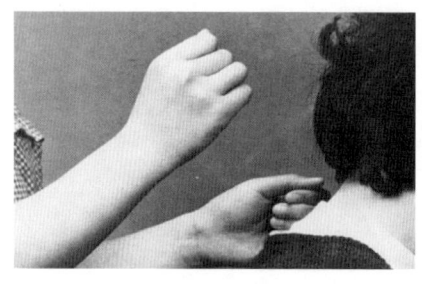

①こぶし型（Fst） 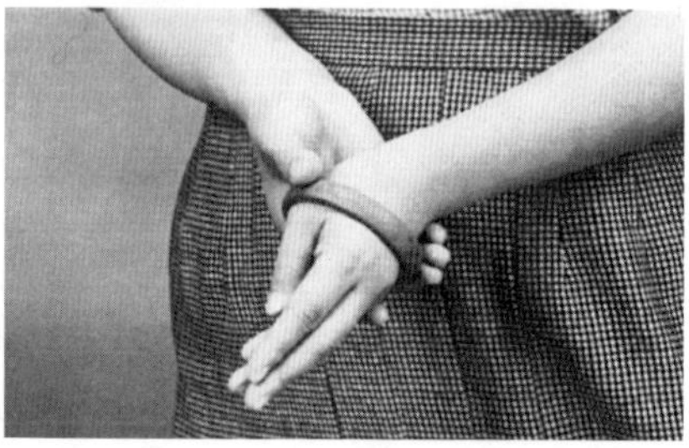　　　　　　②円錐型（Con）

図 4-7　非把握・塊り系2種（鎌倉，1989）

　こぶしを弛めてできる型である．母指が中間位にあって示指列との間にすき間を作るため，その部分を三叉のように使ったり（例．パンツやソックスを押し下げる），手根部を何かに押し当ててこれを押し下げるのに使ったり（例．孔開けパンチを押す），並んだ指々の末節背面を物を押さえるために使ったりする．手掌中央にくぼみができるので，これが小さな凹面として使われることもある

　原始的ともいえるフォームだが，多面体としての手の用途を気づかせてくれる型である．

## 4・3・7　塊り系2種

　指全体を集め，ひとつの塊りにする系である．手幅の大小により2型に分かれる．

・こぶし型（Fist，Fst）　図 4-7①

　いわゆる"拳"のかたちである．肩をトントン叩いたり，机をドンと叩いたり，あるいはドアをドンドン叩いたりする時に使われる．

　このとき指々は，先端が手掌に接するかまたはそれに近い状態になるまで屈曲し，手の中の"空洞"は最小になる．母指はCM関節で屈曲・外転している（＝対向位になる）か，あるいは

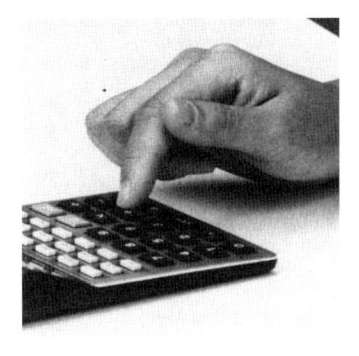

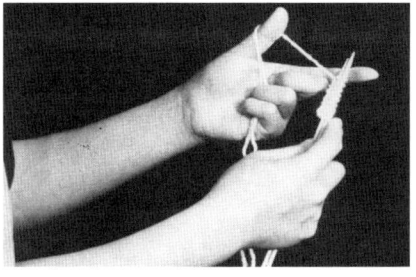

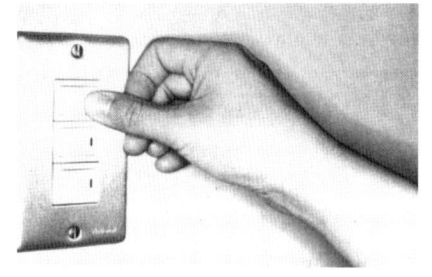

① 指さし型 (Idx)　　　　　② ハサミ型 (Sci)　　　　　③ 母指突き出し型 (Tmb)

図 4-8　非把握・突起形成系 3 種（鎌倉, 1989）

不完全な伸展・内転位をとるが，いずれの場合も MP, IP 関節では屈曲して，他指に密着する．

・**円錐型**（Cone, Con）　**図 4-7** ②

手幅を最小にするため，母指を CM 関節で強く曲げ，手全体を"円錐"の形に近づけた型である．手袋に手を差し入れる，腕輪に手をくぐらせるなどの際に現れる．

母指は CM 関節では屈曲するが，MP, IP 関節では伸展し，その他の指々も MP 関節で屈曲するが，それより遠位では伸展する．すべての指の先端が寄り添うように集まる．指々を伸ばしてすぼめることについては個人差があり，必ずしもきれいな円錐形にならない人もいる．この点は，やね型（Rf）と扇型（Fan）の出現について個人差が目立つのと同じである．

## 4・3・8　突起形成系 3 種

多くは握りゆるみ型（LsF）を土台にして，そこから特定の指を突き出す系である．どの指を突き出すかにより，種類が分かれる．

・**指さし型**（Index, Idx）　**図 4-8** ①

"示指"を突き出す型．電卓などのキーボードのスイッチを押す，将棋の駒をさすなど，小さな物体または狭い箇所を押したり押しずらしたりする場合に現れる．数字の"1"を表すサインとして使われることもある．

・**ハサミ型**（Scissors, Sci）　**図 4-8** ②

"指 2 本"を突き出す型．母指と示指，または示指と中指が突き出される．V サイン，ジャンケン遊びなどに記号として使われるほか，特殊なところでは，編みものの際に，毛糸を張りわたす支柱として使われる．

・**母指突き出し型**（Thumb, Tmb）　**図 4-8** ③

文字どおり，"母指"が突き出される．拇印を押す場合が典型であるが，指々の中節背面と母指の先端が同一平面にくれば，床から立ち上がる時に手で床を押す，などの使われかたをすることもある．

4・3　非把握の類型

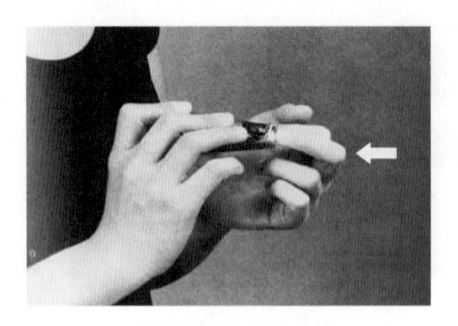

単指分離（Seperation）

図 4-9　非把握・補足（鎌倉，1989）

### 4・3・9　補．単指分離　図 4-9

　突起形成というほどには突出しないが，1本の指の先端を，他の指々の並びから引き離すように，屈曲方向または伸展方向へ遊離させるかたちがしばしば見られる．何かの動作を受ける（例．爪を切られる）ための受け身のフォームである場合と，キーボードを叩くといった能動的フォームである場合がある．

　スプーン型（Spn），半球型（Bwl），握りゆるみ型（LsF）など，種々の型を土台にして起こるほか，どの指も"分離"を起こしうるため，補足の扱いにすることにした．

## 4・4　非把握の類型と物品の関係

　非把握の類型と物品の関係は，把握の類型と物品の関係よりもゆるやかである．これは，把握が対象物体の完全拘束を意味するのに対して，非把握はゆるやかな拘束か非拘束を意味するのだから当然である．

　鎌倉・松尾他（1979）の，健常成人7名を対象とした実験的観察の結果によれば，非把握206課題のうち，7名のフォームが下位分類（4・3における「型」）で一致したのは20項，上位分類（同じく「系」）で一致したのは54項であった（「型」で一致した20項をのぞく）．それ以外の動作課題では，複数の系に及ぶ数種の型が使われていた．彼らの研究はもともとフォームの種類を知るために行われたのであり，フォームの頻度を調べるための研究ではない．したがってこれらの数値に大きな意味はないが，おおよその感じをつかむのには役立つ．

　上記の観察において，7名の「型」が一致したのは，たとえば次のような場合であった．

　　"机上の粉をかきよせる"　　　　　　　―スプーン型（Spn）
　　"ドッジボールの球を受け止めて持つ"　―半球型（Bwl）
　　"手袋を脱ぐ（受け身の手）"　　　　　―半球型（Bwl）

"トイレの水洗レバーを押す"　　　　　―握りゆるみ型（LsF）
"吊り革に手をかける"　　　　　　　　―握りゆるみ型（LsF）
"電話のダイヤルをまわす"　　　　　　―指さし型（Idx）
"拇印を押す"　　　　　　　　　　　　―母指突き出し型（Tmb）

7名の「系」が一致したのは，たとえば次のような場合である．不等記号＞の左はより多く採用された型を表す．

"錐を使う"　　　　　　　　　　　　　―凸面系：やつで型（Mpl）＞へらⅠ型（Sla-1）
"乳液を瓶から受ける"　　　　　　　　―凹面系：スプーン型（Spn）＞やね型（Rf）
"釣り銭を受ける"　　　　　　　　　　―凹面系：スプーン型（Spn）＞やね型（Rf）
"水の入った花瓶を両手で運ぶ"　　　　―凹面系：半球型（Bwl）＞スプーン型（Spn）
"書庫下段の引き戸を開ける"　　　　　―鉤系：鉤―P型（Hk-P），鉤―D型（Hk-D），鉤―P型（Hk-P）＋鉤―D型（Hk-D）
"重い箱（27×26×38 cm, 10 kg）を両手で抱えて運ぶ"
　　　　　　　　　　　　　　　　　　―鉤系：鉤―P型（Hk-P）＞鉤―P型（Hk-P）＋鉤―D型（Hk-D）
"溝つきのタンスの引き出し（85×12 cm）を開ける"
　　　　　　　　　　　　　　　　　　―鉤系：鉤―P型（Hk-P）＞鉤―P型（Hk-P）＋鉤―M型（Hk-M），くまで型（Rak）
"テープレコーダーのスイッチを押す"　―突起形成系：指さし型（Idx）＞母指突き出し型（Tmb）

しかし多くの課題では，7名の示すフォームは，複数の系，複数の型に及んだ．それはたとえば次のごとくである（括弧内は系）．

"紙を押さえる（鉛筆で横書き中）"　　―平面系：平板型（Plt），凹面系：扇型（Fan），凹面系：半球型（Bwl）（**図 4-10**）
"板を押さえる（釘抜き使用中）"　　　―平面系：平板型（Plt），平面系：へらⅡ型（Sla-2），鉤系：鉤―M型（Hk-M）（**図 4-11**）
"両手で頬杖をつく"　　　　　　　　　―凸面系：やつで型（Mpl），凹面系：スプーン型（Spn），鉤系：くまで型（Rak），深屈曲系：握りゆるみ型（LsF），塊り系：こぶし型（Fst）（**図 4-12**，ただし4型のみ提示）

このようなばらつきは，まったく無秩序に起こっているわけではない．
"紙を押さえる（鉛筆で横書き中）"では7名が示した型が3型に及んでいるが，これは，2箇所以上の接触部位が同一平面上にありさえすれば，それで平面を押さえることができるからで

4・4　非把握の類型と物品の関係

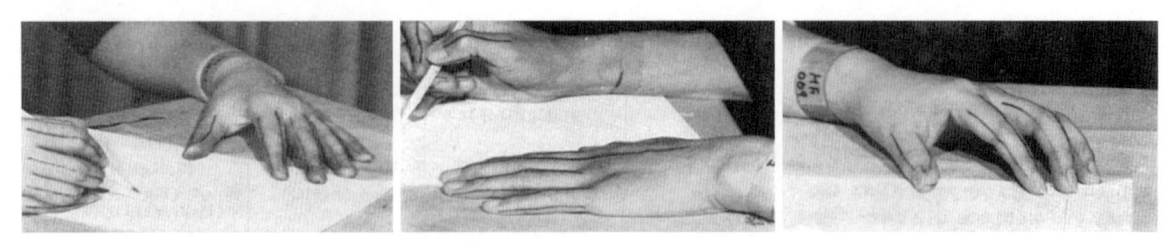

図 4-10　鉛筆で横書き中，紙を押さえる手の例（左手）（鎌倉，1989）
左から凹面系：扇型，平面系：平板型，凹面系：半球型

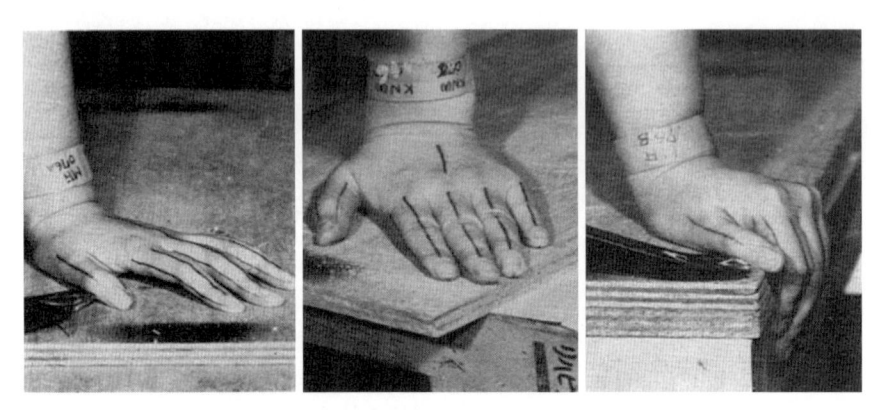

図 4-11　釘抜きを使用中，板を押さえる手の例（鎌倉他，1979）
左から平面系：平板型，平面系：へらⅡ型，鉤系：鉤-M型

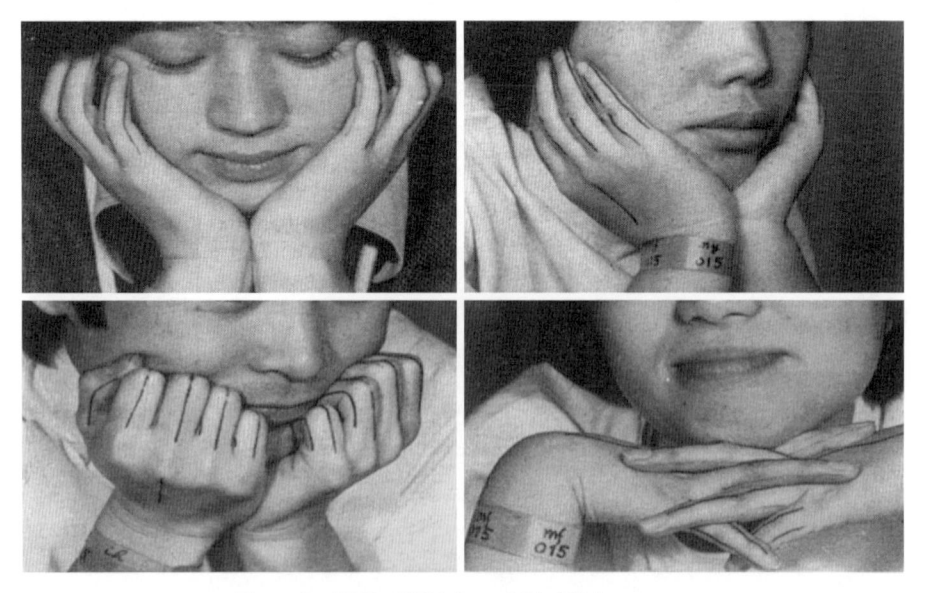

図 4-12　両手で頬杖をつく例（鎌倉，1989）
上段左から鉤系：くまで型，凹面系：スプーン型，下段左から塊り系：こぶし型，凸面系：やつで型

ある（**図 4-10**）．この場合はたまたま，平面系：平板型（Plt），凹面系：半球型（Bwl），凹面系：扇型（Fan）の3つがその条件を満たしたことになる．

"板を押さえる（釘抜き使用中）"では，板の押さえどころを被験者の自由判断に任せたという事情もあり，7名で3型となった（**図 4-11**）．この場合は紙押さえの場合より強い固定力が必要になるので，手の広域を接触させる必要が生じる．平面系：平板型（Plt），平面系：へらⅡ型（Sla-2），鉤系：鉤—M型（Hk-M）の，それぞれがもつ平面または平面部分がそのために使われたのである．

"両手で頬杖をつく"は7名で5型となったが（**図 4-12**，4型のみ提示），事情は同じである．この場合は，ゆるやかな，ある程度の大きさのくぼみがありさえすれば，顎をその上に載せることができる．凸面系：やつで型（Mpl）は，両手を組み合わせれば背面にくぼみを作ることができる．凹面系：スプーン型（Spn）は手全体がくぼみを作っている．鉤系：くまで型（Rak），深屈曲系：握りゆるみ型（LsF），塊り系：こぶし型（Fst）は，たしかに手掌側にくぼみ部分をもつ．つまり，"くぼみ"という共通項のために，ここではこの5型が適用可能であったのである．

把握と違い，非把握の手は9割方が"当てがい"である．この"当てがい"は，手の全部を使っても，一部を使っても可能であるし，掌側面を使っても，背側面を使っても，あるいはまた水かきを使っても可能である．

しかしこの"当てがい"が適切であるためには，その時，その場が要求する条件を手が満たすことが必要である．外部からの要求は，きわめて特定的な場合もあれば，ゆるやかな場合もあり，多くはその中間である．

上に述べてきた非把握の型と物品の関係は，かなり多くの場面において手のフォームが，ある範囲内で入れ替え可能であることを教える．これは，手がかなりの予備力を，すなわち冗長性をそなえていることを意味する．手はここに挙げた8系23種のフォーム（およびいくつかの単指分離型）をたずさえ，日常場面がもたらすさまざまな非把握課題に対峙している．

このすべてを使わなくても日常場面での必要は満たすことができるかもしれない．断定はできないが，おそらく，やね型（Rf），扇型（Fan），円錐型（Con）などは，使わなくても切り抜けることのできる型である．しかし，実現可能な型が多いほど，手と外界のやりとりは，美しく，かつ簡潔であるだろうと予想できる．

手がたずさえる型の種類が少なくなるほど，その手は不自由になる．これは明らかである．

## 4・5　臨床への応用

非把握のフォームの類型の臨床への応用のしかたは，把握の場合と同じである．すなわち，ひとつは表記の手段としての活用であり，もうひとつは臨床評価への応用である．詳しくは3・5を参照されたい．

（鎌倉矩子）

◆4章文献◆

Herig F 著（1934）/勝見　勝訳（1944）．手と機械．科学振興社

鎌倉矩子，大村道子，石井晴美，三星文子，三浦頼子（1978）．健常手の把握様式―分類の試み．リハ医学，15，65-82

鎌倉矩子，松尾道子，三星文子，三浦頼子（1979）．把握以外の静的な手の使用様式―（その2）動作課題と手のフォーム．総合リハ，7，859-871

鎌倉矩子（1989）．手のかたち 手のうごき．医歯薬出版

鎌倉矩子（1994）．手の動作．鎌倉矩子，田中　繁・編，PT・OT学生のための運動学実習―生体力学から動作学まで．三輪書店，pp 133-144

鎌倉矩子，中田眞由美，山崎せつ子（1998）．手の運動の基本パターン．神経研究の進歩，42，7-17

Kapandji IA（1982）. The Physiology of the Joints. Vol.1, Upper Limb. Churchill Livingstone, New York（荻島秀男監訳．カパンディ関節の生理学Ⅰ―上肢．医歯薬出版，1986）

松尾道子，鎌倉矩子，三星文子，三浦頼子（1979）．把握以外の静的な手の使用様式―（その1）フォームの分類の試み．総合リハ，7，773-784

Napier JR（1956）. The prehensile movements of the human hand. J Bone Joint Surg Br, 38（B），902-913

橘　覚勝（1976）．手―その知恵と性格．誠信書房

Yamashita T, Mori M（1963）. Engineering Approaches to Function of Fingers. 東京大学生産技術研究所報告，13，1-51

# 基礎編

# 5 手の動きのパターン

| | | |
|---|---|---|
| 5・1 | 動きのパターンとはなにか | 62 |
| 5・2 | 研究史 | 62 |
| 5・3 | 表記についての約束ごと（前提） | 64 |
| 5・4 | 手の動きの代表的なパターン | 70 |
| 5・5 | 動きのパターンの臨床的意義 | 80 |
| 5・6 | 臨床への応用 | 83 |

# 5 手の動きのパターン

　3章と4章で述べたのは，健常な手の静的なフォームについてである．しかしこれらのフォームに到るのに，手は動的な過程を通る．いったんあるフォームにとどまったとしても，次にはまた動的過程へと移る．むしろ手は，絶え間なく動くものだと言ってよい．

　ではどこを起点と見なせばよいだろうか．それはたぶん，何もしていない時のフォームである．何もしていない時，手は，脱力して腕の先にぶら下がっている．あるいは，脱力して何かの上に置かれている．脱力した手指はおおかた軽い屈曲位にあり，母指列は軽い対向位にある．このさきいちいち指摘することはないが，手のゼロ地点とはこの弛緩肢位（＝休息肢位）だという意識は，手の動きのパターンを考えるうえで大切である．

　手の動きのパターンの分析には，とりわけ目視による動きの分析には困難が伴う．ひとつの理由は多数の関節が同時に動くからであるが，もうひとつの理由は，個々の関節の動きが小さいからである．手のひとつの動作によってもたらされる物体の位置変化は，cmあるいはmm単位である．しかもこの変化は，いくつもの関節の動きの累積なのである．一方，ひとの眼はひとつの瞬間にひとつのことしか見ることができない．何度も眼を凝らして見てはじめてわかる，ということが決して少なくない．

　第3の理由は，5本の指が，ある種ばらばらに動きの種類を変え，それが次々と変化していく，という点にある．簡単な動作課題であっても，それが完結するまでの変化はきわめて多様である．

　にもかかわらず本書では，目視（肉眼観察）によってとらえることのできる動きのパターンを取り上げる．なぜなら肉眼観察は，臨床現場で，誰もがいつも使っている手段であり，そのつもりになれば，多くの情報を汲み取ることができるからである．

## 5・1　動きのパターンとはなにか

　本書において「動きのパターン」とは，5本の指列の，動きまたは動きと静止の組合せの型を指す．それは不特定の時間経過を伴うが，その間にそれぞれの指が示す動きの種類は1種類である．

## 5・2　研究史

　1986年に鎌倉らは，それまでに行っていた研究の結果を，「物体の操作における健常手の動

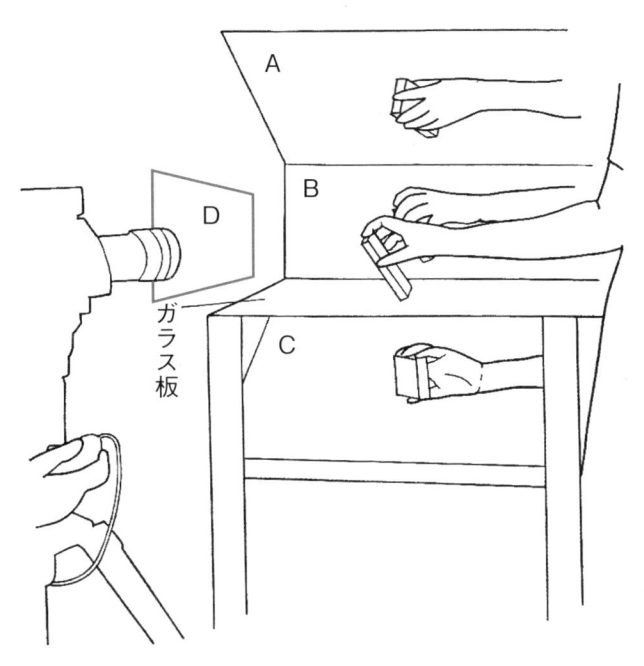

図 5-1　動画撮影における被験者，カメラ，鏡 4 枚の配置 (鎌倉他，1986)
A, B, C, D は鏡

きのパターン」として発表した．それは，1978 年の「健常手の把握様式」，1979 年の「把握以外の静的な手の使用様式」の続編として公開されたものである．ただし，それまでの研究がスチール写真を材料としていたのに対し，16 mm フィルムの動画を材料とした点が異なっていた．

　分析すべきフィルムのコマ数が膨大になることを予想し，被験者数は 5 名に縮小された．それまで同様，国語辞典の単語をよりどころとして物品を選び出し，それらを I 類：棒状物体（例．鉛筆），II 類：微小・扁平物体（例．トランプカード），III 類：その他の単一固体（例．ゼムクリップの箱），IV 類：組合せ物体（例．中型洋鋏，クッキー缶），V 類：軟性物体（例．ハンカチ）に分割した．そして各物品について，日常的な操作課題を設定した．設定された課題の総数は 92 である．研究自体も分割し，1 回にひとつの物品群を扱う 5 回シリーズとした．

　動画撮影にあたっては，多方向からの映像を得るため，作業台はガラス板とし，この台の後方，上方，下方，および操作を行う被験者の正面に鏡を置いた（**図 5-1**）．これにより，実像，鏡像を合わせ，最大 5 つの映像をフィルムのひとつのコマに収めることが可能になった．使用フィルムは 16 mm，撮影コマ数は毎秒 32 コマである．

　こうしてできた映像を，毎秒 1〜2 コマの低速で映写し，肉眼で見て，最少 1 本の指列の動きが変化する時点で映像を区切り，各断片を"区間"と命名した．そのうえで区間ごとの，5 本の"指列の動き"をしらべた．またこの間に，対象物品に対しどのような操作，対応（例．起こす，よける，圧縮する，ひねる）が行われているかをしらべた．分析の対象となった"区間"数は総計 7,781 である．

5・2　研究史

区間ごとに読み取られた所見はコード化し，電算機に入れ，5本の指列の動きの組合せ（＝後出のXYZ連記）を第一要因として分類を行い，種類別の出現頻度をしらべた．結果として組合せの種類数は147であったが，出現度数はそのうちの少数種類に集中していることがわかった．出現率が全区間の3%を超えるものは9種であったが，この9種の出現率だけで全体の約半分（55.4%）を占めることがわかった．次に，出現率が最初に述べた5つの物品群のいずれかで3%以上を示すものを加えると全部で16種となり，この16種だけを集めると全体の68.0%（80頁，注9を参照）を占めることがわかった．したがってこの9種または16種を手の動きの代表的パターンと見なすことはかなり妥当なことだと思われた．

　もちろん，この研究は動きのパターンの分析を目指したものであって，パターン別の出現頻度をしらべることを目的としたものではない．データはそのように作られている．そのうえ，反復動作は2回分までしか分析の対象としないことをルールにしてもあった[注7]．これらの制約は常に意識していなければならないが，現時点では，彼らの見いだした類型が唯一，臨床で使える類型である．

　以下に，それらを具体的に紹介するとともに，その意味について考えていこうと思う．

## 5・3　表記についての約束ごと（前提）

　何かをするのにはしばしば，準備が必要である．手（5本の指）の動きのパターンを分析したり，述べたりしようとする時には特にそうだ．1本の指列の動きをどのように表現するか．5本の指列の動きの組合せをどのように表現するか．これらに対する答えを準備しなければ，本題に入ることはできない．

### 5・3・1　1本の指列の動きを表記する方法

　手の動きのパターンをしらべるとは，5本の指列の動きの，組合せの形式をしらべるということである．しかしそのためには，指列1本ずつの動きを表現する方法が定まっていなければならない．

　長い間臨床でとられてきた方法は，関節ごとの運動の種類を連記する方法である．関節運動は，関節可動域検査法で採用されている用語すなわち，屈曲，伸展，外転，内転，外旋または内旋の語をもって表される．

　手には全部で15の関節がある（環指列，小指列のCM関節は，実際には小さな可動性を有するので，それを加えると17になる）．したがって伝統的方法に従って手全体の動きを表現する

---

[注7] この制約により，日常生活上重要であるにもかかわらず，"代表"からもれるパターンが生じた．わかっている限りでは，箸の操作に関わるパターンがそれである（後出）．

とすれば，15の関節のすべてについて，その運動の種類を連記しなければならない．しかも指，および指々の動きは，数秒を待たずして個々ばらばらに次々と変わる．5本の指の動きを追いかけながら，最少1本の指の動きが変わるごとに，そのつど15関節の運動の種類を書きとめることになろうが，それは実際には，ほとんど不可能なことである．

　さいわい指は，関節の構造と腱や靭帯の配列特性により，1指列内の3つの関節が完全にばらばらな動きをすることはないようになっている．このことに注目して実際の動きをしらべると，指列1本の動きは，12種類に整理できることがわかる．**表 5-1**は，鎌倉他（1986）が，彼らの研究のためにあらかじめ自分たちで定めた，"指列の動き"の呼称と関節運動の関係である．

　この呼称法（表記法）において，基本はたったの4種，すなわち「曲げ」「伸ばし」「まきあげ」「つきだし」の4種であることに注目されたい．いや，「外転」と「内転」を加えると6種である．それ以外の6種すなわち「押しつけ」「弛緩と伸ばし」「引きよせ」「押し出し」「締め」「弛緩」はすべて，指の関節が反力の影響を受けるか／解除されるかによって生じる基本種のバリエーションである．このことを知っていれば，指列1本の動きの表記に，ここに掲げた12種を適用することはそれほど面倒ではない．

　「指列の動き」12種の，各特性は次のとおりである．表 5-1の参考図を見ると特定の開始肢位があるかのように受け取られるかもしれないが，そうではない．動作の流れの中から切り出した1区間の，最初の瞬間の肢位が開始肢位である．

　①**曲げ**（表5-1①）：3つの関節のすべてが同時に屈曲運動を起こすのが基本．ただし一部の関節のみが屈曲し，他は静止している場合もありうる．通常指列（＝母指列以外の指列，以下略）であればMP，PIP，DIPの3関節が，母指列であればCM，MP，IPの3関節が同時に屈曲運動を起こす．ただし通常指列にあってはMP関節の屈曲のみ，あるいはPIP，DIP両関節の同時屈曲のみの場合がある．母指列にあってはCM関節の屈曲のみ，MP，IP両関節の同時屈曲のみ，あるいはIP関節の屈曲のみの場合がある．

　②**伸ばし**（同表②）：①の逆．3つの関節のすべてが同時に伸展運動を起こすのが基本．ただし一部の関節のみが伸展し，他は静止している場合もありうる．通常指列であればMP，PIP，DIPの3関節が，母指列であればCM，MP，IPの3関節が同時に伸展運動を起こす．ただし通常指列にあってはMP関節の伸展のみ，あるいはPIP，DIP両関節の同時伸展のみの場合がある．母指列にあってはCM関節の伸展のみ，MP，IP両関節の同時伸展のみ，あるいはIP関節の伸展のみの場合がある．

　③**まきあげ**（同表③）：近位1関節の伸展と遠位2関節の屈曲を同時に起こすのが基本．通常指列であればMP関節の伸展とPIP，DIP両関節の同時屈曲を，母指列であればCM関節の伸展と，MP，IP両関節の同時屈曲を起こす．ただし母指列にあっては，CM関節，MP関節のいずれかまたは両者の伸展（過伸展を含む）とIP関節の屈曲が，さまざまな組み合わせで起こる場合がある．

　④**つきだし**（同表④）：③の逆．近位1関節の屈曲と遠位2関節の伸展を同時に起こすのが基

表 5-1 指列の動きと関節運動（鎌倉他，1986 を改変）

| 指列の動き | 関節運動 通常指列（母指列以外）の場合 | | | 関節運動 母指列の場合 | | | 例 |
|---|---|---|---|---|---|---|---|
| | MP関節 | PIP関節 | DIP関節 | CM関節 | MP関節 | IP関節 | |
| ①曲げ | 屈曲<br>屈曲<br>— | 屈曲<br>—<br>屈曲 | 屈曲<br>—<br>屈曲 | 屈曲<br>屈曲<br>— | 屈曲<br>—<br>屈曲 | 屈曲<br>屈曲<br>屈曲 | |
| ②伸ばし | 伸展<br>伸展<br>— | 伸展<br>—<br>伸展 | 伸展<br>—<br>伸展 | 伸展<br>伸展<br>— | 伸展<br>—<br>伸展 | 伸展<br>伸展<br>伸展 | |
| ③まきあげ | 伸展 | 屈曲 | 屈曲 | 伸展<br>伸展<br>伸展 | 屈曲<br>—<br>過伸展<br>伸展<br>過伸展 | 屈曲<br>屈曲<br>屈曲<br>屈曲<br>屈曲 | |
| ④つきだし | 屈曲 | 伸展 | 伸展 | 屈曲<br>屈曲<br>屈曲 | 伸展<br>屈曲<br>過伸展解除<br>屈曲<br>過伸展解除 | 伸展<br>伸展<br>伸展<br>伸展<br>伸展 | |
| ⑤押しつけ | 屈曲 | 屈曲 | 過伸展* | 屈曲 | 屈曲 | 過伸展* | |
| ⑥弛緩と伸ばし | 伸展 | 伸展 | 過伸展解除* | 伸展 | 伸展 | 過伸展解除* | |
| ⑦引きよせ | 伸展 | 屈曲 | 過伸展* | 伸展 | 屈曲 | 過伸展* | |
| ⑧押し出し | 屈曲 | 伸展 | 過伸展解除* | 屈曲 | 伸展 | 過伸展解除* | |
| ⑨締め | — | 屈曲 | 過伸展* | — | 屈曲 | 過伸展* | |
| ⑩弛緩 | — | 伸展 | 過伸展解除* | — | 伸展 | 過伸展解除* | |
| ⑪外転 | 外転 | | | 外転† | | | |
| ⑫内転 | 内転 | | | 内転† | | | |

MP関節：中手指節関節，PIP関節：近位指節間関節，DIP関節：遠位指節間関節，CM関節：手根中手関節，＊：物体からの反力または反力解除あり，†：母指に関しては休息肢位を基本位置とし，ここから第Ⅰ中手骨が第Ⅱ中手骨に近づく際のような動きを内転，遠ざかる際のような動きを外転と呼ぶことにする．⑪，⑫は，単独で，もしくは①〜⑩いずれかに併記する形で用いられる．

本．通常指列であればMP関節の屈曲とPIP, DIP両関節の同時伸展を，母指列であればCM関節の屈曲と，MP, IP両関節の同時伸展を起こす．ただし母指列にあっては，CM関節，MP関節のいずれかまたは両者の屈曲（過伸展解除を含む）とIP関節の伸展が，さまざまな組み合わせで起こる場合がある．

⑤**押しつけ**（同表⑤）：「曲げ」の変種．開始時点で指列末端が空中にあっても，「曲げ」と同じ動きを起こして作業面または物体にそれ（＝指列末端）を近づけた場合，接触時に作業面または物体面からの反力を受けて，遠位1関節が過伸展位をとる結果になる場合がある．すなわち，通常指列であればMP, PIP両関節の屈曲とDIP関節の過伸展が，母指列であればCM, MP両関節の屈曲とIP関節の過伸展が同時に起こる．

⑥**弛緩と伸ばし**（同表⑥）：⑤の逆．「伸ばし」の変種．開始時点で指列末端が作業面または物体面からの反力を受け，すでに遠位1関節が過伸展位をとっている場合，その接触を解こうとする動きは遠位1関節における過伸展の解除をもたらす．すなわち，通常指列であればMP, PIP両関節の伸展とDIP関節の過伸展解除が，母指列であればCM, MP両関節の伸展とIP関節の過伸展解除が同時に起こる．

⑦**引きよせ**（同表⑦）：「まきあげ」の変種．指列末端が作業面上または物体面上にある場合，その接触を保ったまま指列末端を近位へ引き寄せようとする（指先を指の付け根に近づけようとする）と，近位1関節の伸展，中間1関節の屈曲，遠位1関節の過伸展が同時に生じる場合がある．すなわち，通常指列であればMP関節の伸展，PIP関節の屈曲，DIP関節の過伸展が起こり，母指列であればCM関節の伸展，MP両関節の屈曲，IP関節の過伸展が同時に起こる．

⑧**押し出し**（同表⑧）：⑦の逆．「つきだし」の変種．開始時点で指列末端が作業面または物体面からの反力を受け，すでに遠位1関節が過伸展位をとっている場合，その接触を保ったまま指列末端を遠位へ押し出そうとする（指先を指の付け根から遠ざけようとする）と，近位1関節の屈曲，中間1関節の伸展，遠位1関節の過伸展解除が同時に生じる．すなわち，通常指列であればMP関節の屈曲，PIP関節の伸展，DIP関節の過伸展解除が起こり，母指列であればCM関節の屈曲，MP関節の伸展，IP関節の過伸展解除が起こる．

⑨**締め**（同表⑨）：指列末端が作業面または物体面上にあるとき，接触位置を変えないまま，接触を強めようとすると，遠位2関節がつくるアーチが反転し，最も遠位にある関節の過伸展と隣接関節の屈曲増が同時に生じる場合がある．すなわち通常指列にあってはDIP関節の過伸展とPIP関節の屈曲が，母指列にあってはIP関節の過伸展とMP関節の屈曲が同時に起こる．

⑩**弛緩**（同表⑩）：⑨の逆．指列が上記⑨の"締め"を行った後，その締めを解除しようとすると，遠位2関節がつくっていたアーチが逆転し，最も遠位にある関節の過伸展解除と隣接関節の伸展が同時に起こる．すなわち通常指列にあってはDIP関節の過伸展解除とPIP関節の伸展が，母指列にあってはIP関節の過伸展解除とMP関節の伸展が同時に起こる．

⑪**外転**（同表⑪）：通常指列にあってはMP関節における外転運動によって，母指列にあってはCM関節における外転運動によって，指列を手の中心線から遠ざかるように開く動き．

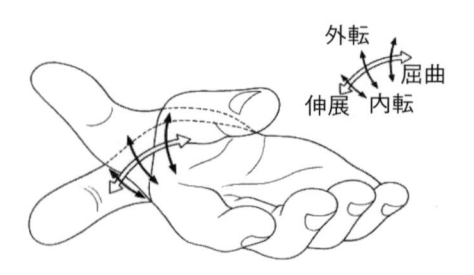

**図 5-2 母指列における CM 関節の運動**
(通常の用語定義と異なるので注意．注 8 参照)

⑫**内転**（同表⑫）：⑪の逆．通常指列にあっては MP 関節における内転運動によって，母指列にあっては CM 関節における内転運動によって，指列を手の中心線に近づけるように閉じる動き．

## 5・3・2　母指列についての特記

母指列の動きの観察と表記はやや面倒である．

理由は，通常の「指」には含まれない部分，すなわち手掌部に埋もれている第 1 中手骨の動きが，母指列の動きを決定づけるからである．したがって観察者は，母指列の"ほんとうのつけ根"，すなわち手根部での中手骨の動きを注意深く見なければならない．

母指列の CM 関節は鞍関節である．このため関節運動は 2 軸性となり，屈曲／伸展と内転／外転の両方を同時に起こすことが可能になる[注8]（**図 5-2**）．そしてこのそれぞれが，指列の動きとしての「曲げ／伸ばし」，または「内転／外転」の要素となる．

以上の点を頭に入れたうえで，次に自分の手を使い，母指列の動きを観察してみることにしよう．

手の力を自然に抜いて，前腕を中間位にして机の上に置く（手関節は軽い背屈位になり，手掌面は垂直になり，母指は軽い外転位になるだろう）．そうしてから母指を単純に，めいっぱい曲げる，めいっぱい伸ばすことをゆっくりと繰り返してみる．その時の動きを目に焼きつけてほしい．これが純粋な"曲げ"と"伸ばし"である（表 5-1 参照）．

もう一度力を抜いて，開始の休息肢位に戻る．母指が載っているであろう仮想平面から外れないようにしつつ，母指列を示指列に近づける，次に遠ざけてみる．これが"内転"と"外転"であるが，少し不自然な動きだと感じるであろう．内転にも外転にも，かすかな回旋（軸旋）が伴うのがわかる（鞍関節だから，回転と回旋が同時に起こる）．

---

[注8] この時の内転／外転の定義は，第 1 中手骨が第 2 中手骨に近づく運動が内転，遠ざかる運動が外転である．関節可動域検査法が定める定義とは異なるので注意されたい．

ふたたび開始肢位に戻る．こんどは母指の先端を中指の先端に近づけてみよう．母指は外転しつつ"つきだし"を行うのが認められるであろう．最初は"外転＋曲げ"だと思うかもしれないが，そうではない．もし"曲げ"なら，母指末端は中指末端に達することができない．このことは，最初に試みた"曲げ"と比べてみるとわかる．

ことほどさように，母指の動きは，とりわけCM関節の動きはとらえにくい．しかしその機能的意味はきわめて大きいので，できるだけ正確にとらえる必要がある．わかりにくい動きも，目を慣らせば，次第に見えてくるものである．

### 5・3・3　5本の指列の動きをまとめて表記する方法

次に考えなければならないのは，5本の指列の動きの組合せを一語で表す方法である．ここでは，筆者が1986年の論文で公開し，1989年の著作の中で「**XYZ連記法**」と命名した方法を紹介する．それは，5本の指列の動きの異同に着目し，母指，示指，中指，環指，小指の順にひとつずつのアルファベット記号を与え，5つの記号の連記によって手全体の動きを表記する方法である．

まず例示から入るとしよう．

いまここに，"**XOOOO**"と表記された動的パターンがあるとする．その心は，「母指がある動きをしている，示～小指は静止している」という意味である．もしその表記が"XOOOO（X＝曲げ）"となっていたら，その心は，「母指のみが動いた．その動きは"曲げ"であった」という意味である．

次の例は"**OXOOO**"としよう．その心は「母指は静止している，示指は動いている，中～小指は静止している」というものである．もし"OXOOO（X＝伸ばし）"となっていたら，その心は，「示指のみが動いた．その動きは"伸ばし"であった」である．

では"**XYYYY**"はどうか．その心は，「母指がある動きをしている，示～小指は別の種類の動きをしている」というものである．もし"XYYYY（X＝伸ばし＋内転，Y＝曲げ）"となっていたら，心は，「母指とその他の指々が互いに異なる動きをした．母指の動きは"伸ばし＋内転"，他指の動きは"曲げ"であった」である．瓶の蓋をねじる時などによく見られるパターンである．

では"**XYYZZ**"はどうだろう．その心は，「母指がある動きをしている，示・中指は別種の動きをしている，環・小指はさらに別種の動きをしている」というものである．もし"XYYZZ（X＝押し出し，Y＝伸ばし，Z＝曲げ）"となっていたら，心は，「指は全部で3種の動きをした．母指は"押し出し"を，示・中指は"伸ばし"を，環・小指は"曲げ"を行った」である．手に持った2本の箸を開くときにしばしば見られるパターンである．

では"**XXXXX（X＝曲げ）**"はどうだろう．その心は，「母～小指のすべてが同種の動きをした．その動きは"曲げ"であった」である．スポンジを握りつぶす時などにしばしば見られるパターンである．

これでもう，おわかりいただけたのではなかろうか．XYZ連記法のルールは，あらためて述べると次のようになる：

「5本の指列を母指列から小指列へと順次見ていき，その動きをアルファベット記号に置き換え，5つのアルファベット記号の連記をもって手全体の動きの表記とする．この時，はじめに現れる動き（の種類）にはXを，次に現れる動き（の種類）にはYを，さらに次に現れる動き（の種類）にはZを与える．静止している指には常に"O"を与える．必要であればX，Y，Zの種類内容を括弧内に付記する」

ここで生じる疑問は，はたしてO，X，Y，Zだけで足りるのか，という問題である．筆者らの観察実験では実はV，Wも用意していた．しかし観察したフィルムの7,781区間においてVやWが使われることはごくまれであり，それも映像が不鮮明で判断に迷う場面においてであった（16 mmフィルムの1コマに鏡像を含む数個の手の像が取り込まれていたので，不鮮明な像が混じる場合があった）．

実像を直視できる場面では，O，X，Y，Zの4記号で足りるのではないか，手は3種類を超える動きを同時に起こすことはないのではないか，というのが筆者の現在の見解である（万が一のときには，VやWを使ってください）．

## 5・4　手の動きの代表的なパターン

では，本題に入る．

鎌倉他（1986）は，彼らの実験的観察において見られた高頻度パターン16種をひとの手の動きの代表的なパターンと見なすことにしたが，それは次のようなものであった．ここでは便宜上，16種を4つのランクに分けて述べる．

### 5・4・1　第1級頻度を示した4つのパターン

第1級頻度とは，筆者が仮に名づけた言葉である．鎌倉他（1986）が分析対象とした全7,781"区間"において，出現率が全体の7～9%に達していたパターンをここに集める．パターンの種類数が全部で147に及んでいたことを考えると，これは最高位の頻度と言ってよい．実際には，次の4つのパターンはいずれも約9%の出現率を示した．

① XXXXX型（＝オールX型）

すべての指が同種の動きを起こすパターンである．図5-3にその例を挙げる．

同図aは，課題「ゼムクリップを取り上げる」において，降下させた手の母・示指先端を机上に接触させた後，手全体の位置を下げると同時にすべての指を同時に"まきあげ"て，クリップの下に爪を滑り込ませたところである．すなわちXは"まきあげ"である．図において下に描かれている手は実像，上に描かれている手は鏡像であることに注意されたい．

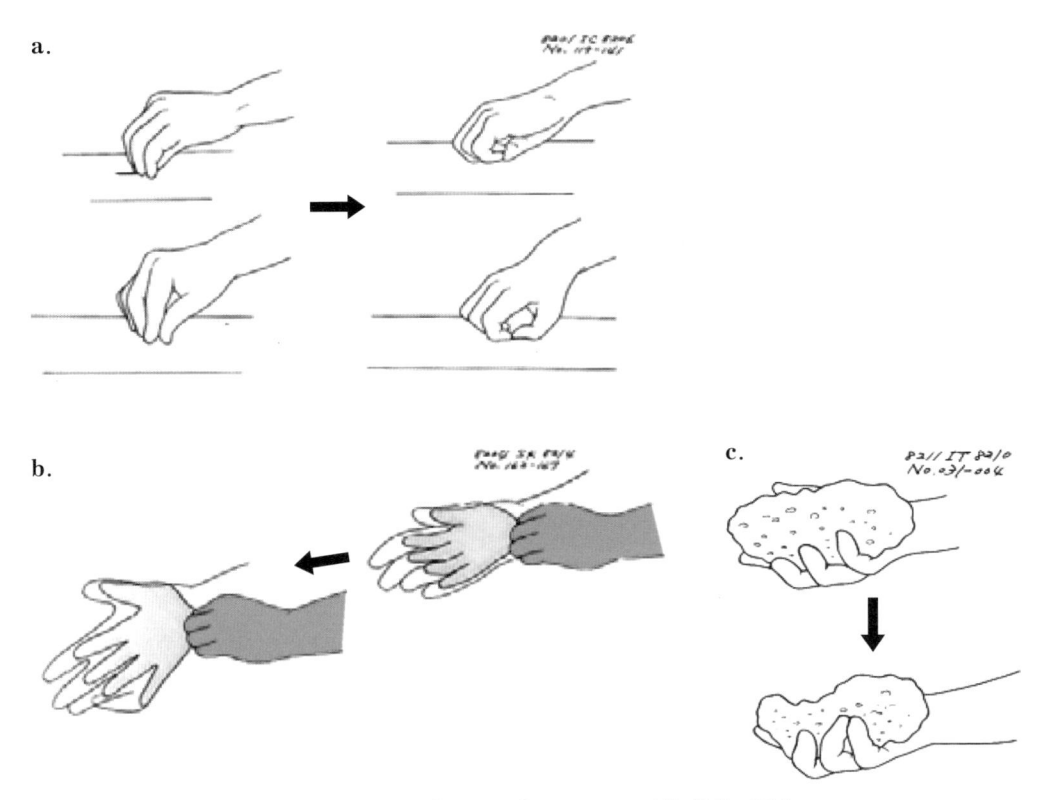

図 5-3　第1級頻度のパターン ①：XXXXX 型（例）(鎌倉, 1989)
　　a：ゼムクリップを取り上げる（X＝まきあげ）
　　b：手袋をはめる（X＝伸ばし）
　　c：海綿スポンジの水を絞る（X＝曲げ）

　同図 b は，課題「手袋をはめる（受け身の手）」において，手を手袋の中に差し入れた後，すべての指を最大限に伸ばして，個々の指を手袋の指に押し込んだところである．X は"伸ばし"である．

　同図 c は，課題「海綿スポンジの水を絞る」において，手中の海綿をぎゅっと握ったところである（X は"曲げ"）．

　このほかにも XXXXX 型は，日常生活のいろいろな場面で見られる．茶筒の蓋を取るべく，蓋の上空へ向けて手を接近させながら手を開く場面（X は"伸ばし"），そして降下しつつ蓋を掴む場面（X は"曲げ"），手掌に載せているテニスボールを天空に向かって放り上げ（X は"伸ばし"），そしてキャッチする場面（X は"曲げ"）などがそれである．

　XXXXX 型は，掴む準備をする（＝受け口開大），掴む，拘束を解くなどの過程で現れることが多い．しかしこれらの操作だけを行うわけではなく，またこれらの操作のすべてが XXXXX 型のみで行われるわけではない．

5・4　手の動きの代表的なパターン

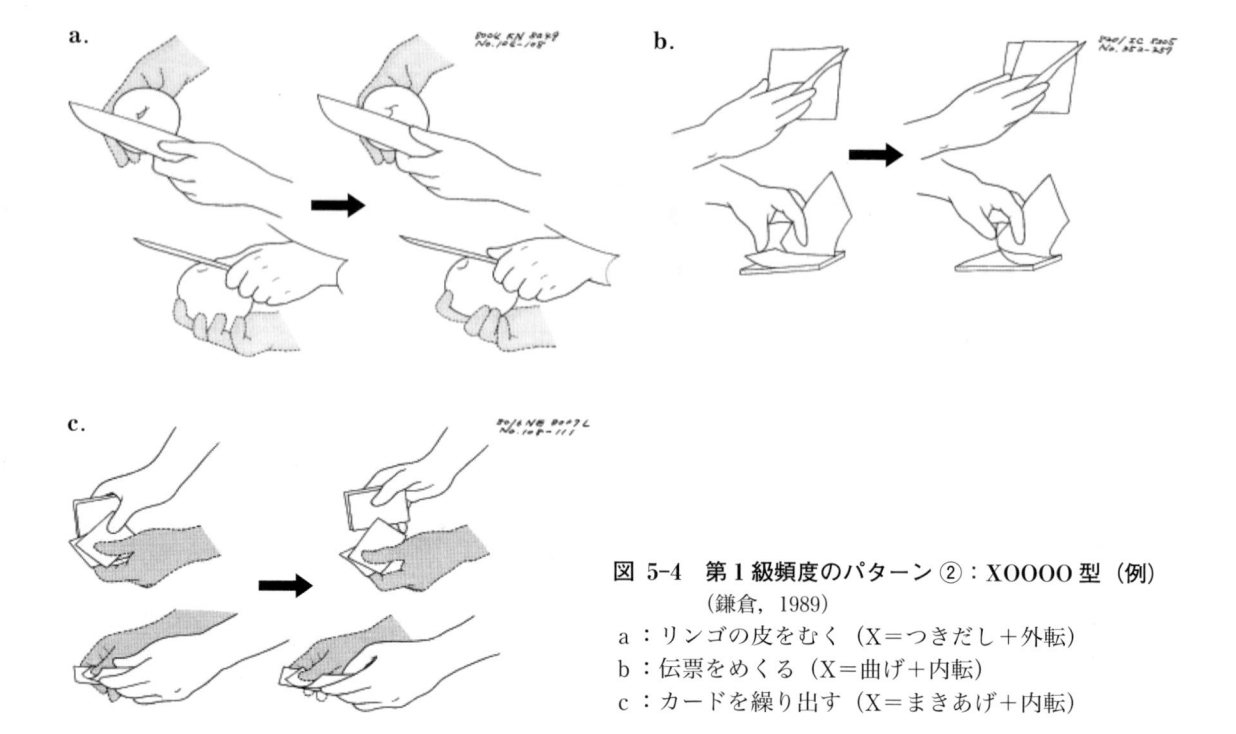

図 5-4 第1級頻度のパターン ②：XOOOO型（例）
(鎌倉, 1989)
a：リンゴの皮をむく（X＝つきだし＋外転）
b：伝票をめくる（X＝曲げ＋内転）
c：カードを繰り出す（X＝まきあげ＋内転）

## ② XOOOO型

母指のみが動き，他は静止しているパターンである．図 5-4にその例を挙げる．

同図aは，課題「リンゴの皮をむく」において，包丁を拘束しつつ，母指を次の押さえの位置に移すべく，刃に載っている母指をつと動かしたところである．この場合のXは"つきだし＋外転"である．図の上は壁面の鏡像を，下は下面の鏡像を描き出しているので注意されたい．

同図bは，課題「伝票をめくる」において，すでにめくった1枚目を拘束したまま，すでに2枚目の伝票へ伸ばしてあった母指を使って，その2枚目をめくりつつあるところである（下段が実像）．この場合のXは"曲げ＋内転"である．

同図cは，課題「カードを繰り出す」において，繰り出した1枚を左手にわたした後，次の1枚へ向けて母指を移動させたところである（上段が実像）．Xは"まきあげ＋内転"である．

このようにXOOOO型は，指々で物体の拘束を続けつつ，母指だけを動かし，母指による操作の接点を変えていく場合に見られる（携帯電話のキー操作もその典型例である）．あるいは，机上の硬貨を起こす，机上のカードを反らせて起こすなどのように，母指の接触位置を変えないまま，物品を回転させたり，たわませたりするのに使われることがある．また，XXXXX型と同様，掴む準備をする（＝受け口開大），掴む，拘束を解くなどに使われることもある．これは，他指と物品が固定されている状況下なら，母指1本を動かせばXXXXXと同じ効果が得られるからである．

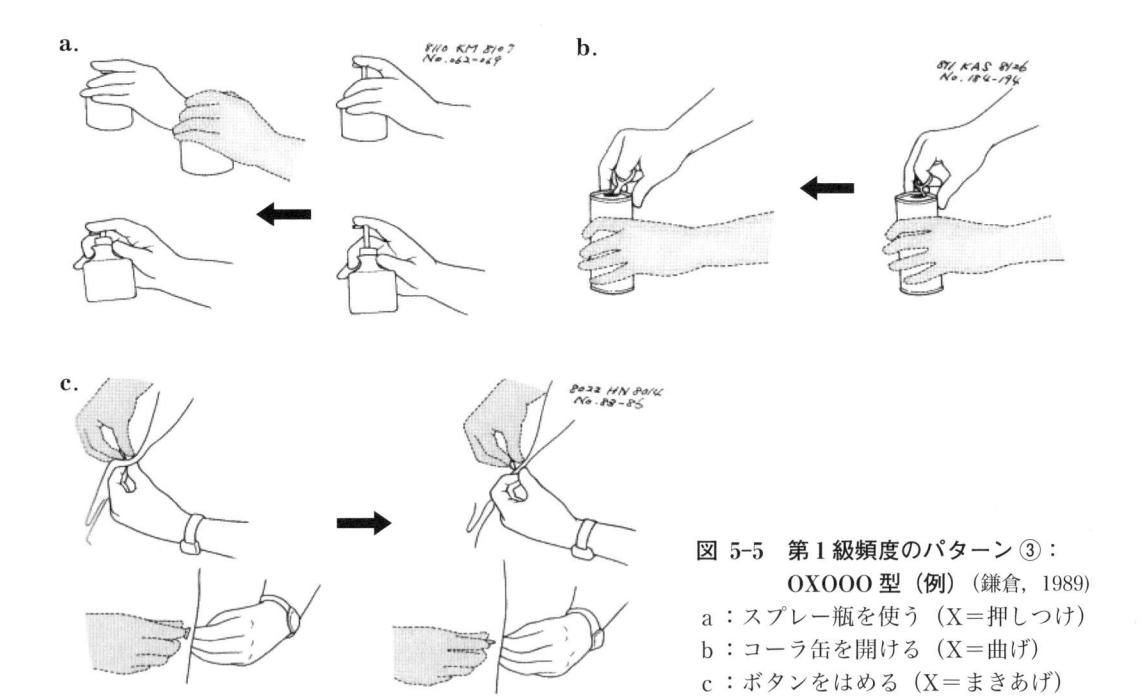

**図 5-5 　第 1 級頻度のパターン ③:**
　　　　**OXOOO 型（例）**（鎌倉，1989）
a：スプレー瓶を使う（X＝押しつけ）
b：コーラ缶を開ける（X＝曲げ）
c：ボタンをはめる（X＝まきあげ）

### ③ OXOOO 型

示指のみが動き，他は静止しているパターンである．**図 5-5** にその例を挙げる．

同図 a は，課題「スプレー瓶を使う」において，瓶本体を拘束しつつ，ポンプ上端を押したところである．この場合の X は"押しつけ"である．

同図 b は，課題「コーラ缶を開ける」において，缶本体を押さえたまま，プルトップを引き剝がしつつあるところである．この場合の X は"曲げ"である．

同図 c は，課題「ボタンをはめる」において，孔の外から押し込まれたボタンを受けて拘束した後，身頃を引き寄せるべく，示指を身頃の下から引き抜いたところである．この場合の X は"まきあげ"である．

このほか，机上の硬貨を押さえつつそれを起こす，編みものをするのに，非把握のフォームの指さし型（Idx）を作ってその示指に毛糸をかけた後，その示指を動かして毛糸の張りを調節する，ハンカチを扱う時に，示指を中に入れて二つ折りにした後，その示指を抜く，タバコの灰を示指で叩いて落とすなどのような使われかたもある．

すなわち OXOOO 型は，物品を拘束したまま，その一部を示指で操作する場合に現れるパターンである．母指—中指間に物を挟んだまま（側面把握の変種），拘束箇所から離れた位置を示指で押し引きすれば水車のような回転を起こすことができるので，拘束している物体の向きを変えるのに使われることもある（例．消しゴムの向きを変える）．あるいは拘束を補強したり，過渡的な肢位調整のためにも使われる．

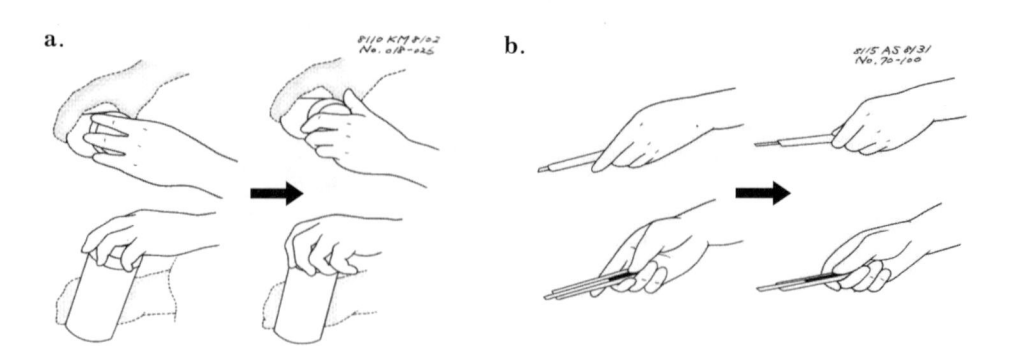

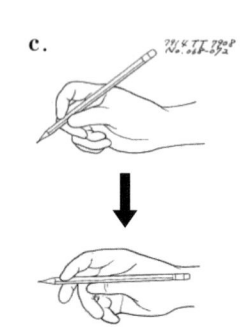

図 5-6　第 1 級頻度のパターン ④：XYYYY 型（例）(鎌倉, 1989)
a：瓶の蓋を開ける（X＝伸ばし＋内転，Y＝曲げ）
b：NT カッターの刃を押し出す（X＝つきだし，Y＝曲げ）
c：鉛筆を机の上に置く（X＝つきだし，Y＝伸ばし）

### ④ XYYYY 型

　母指と他の 4 本の指が，互いに異なる動きをするパターンである．図 5-6 にその例を挙げる．

　同図 a は，課題「瓶の蓋を開ける」において，別の手が瓶本体を拘束している時に，その蓋を強くひねって回転させたところである（図はいずれも鏡像）．この場合の X は "伸ばし＋内転"，Y は "曲げ" である．

　同図 b は，課題「NT カッターの刃を押し出す」において，ナイフ本体を拘束したまま，中に仕込まれている刃を母指先端で押し出したところである．X は "つきだし"，Y は "曲げ" である．

　同図 c は，課題「鉛筆を机の上に置く」において，鉛筆の持ち替えを開始したところである．はじめは三面把握—標準型（Tpd）で鉛筆を拘束していたが，拘束を示指・中指のみによる拘束に変えるとともに，母指を鉛筆の下をくぐらせて反対側へ移動させている．X は "つきだし"，Y は "伸ばし" である．

　XYYYY 型は，手中の物体のひねりやずらしを行う際に頻繁に現れる．ひねりやずらしは，状況次第では他のパターンでも実行できるが，効率がよいパターンはこれである．このほかにも，把握，把握の準備（受け口開大），あるいは把握解除に，また動作のつなぎとしての肢位調整に，頻繁に用いられる．XYYYY 型はきわめて用途の多いパターンである．

　ここでは，掴みに先立つ "受け口開大"（＝物品を取り込む直前に，物品よりも大きく手を開くこと）と "掴み" に関して，XXXXX 型も XYYYY 型も両方が起こりうることに注意を喚起しておきたい．

ふたつの場合を試してみよう．

いまここに，缶詰の缶がある．直径は 6.5 cm，高さは 7.5 cm である．

はじめはこの缶を上から掴むことにする．あなたは前腕を回内位に保ち，缶の上空へと腕を伸ばしつつ手を開き，次に手を降下させてその缶を上から掴む．この時のパターンはXXXXX型（X＝伸ばし），次いでXXXXX型（X＝曲げ）になるだろう．

こんどは缶の側面を掴むことにする（グラスを持つ時のように持つ）．あなたは前腕を中間位に保ち，缶の側面に向かって腕を伸ばしつつ手を開く（前腕は回内外中間位）．この時の"受け口開大"における母指の動きは，上の場合と異なっている．さきの場合は他指と同じ"伸ばし"であったのが，たぶんこんどは，他指と異なる「外転」になっているだろう．つまり，手全体としてはXYYYY型（X＝外転〈または外転＋伸ばし〉，Y＝伸ばし）である．次に缶を掴んでみる．たぶん，その時の動きも XYYYY 型になっているだろう．Xは内転（または内転＋曲げ），Yは曲げになっている．

掴み／放しは，曲げと伸ばしだけで行われるわけではない．臨床家は，このことをはっきり意識しているべきである．

## 5・4・2　第2級頻度を示した3つのパターン

次に挙げる3つのパターンは，全分析区間における出現率は7〜9％に達しないが，さきに示した対象物品Ⅰ〜Ⅴ類のいずれかの観察区間で，出現率が7〜9％に達していたものである．これらを仮に，第2級頻度を示したパターンと見なすことにする．

① XXOOO 型

橈側の2指すなわち母・示指が同種の動きを示し，尺側の3指すなわち中・環・小指が静止しているパターンである．図 5-7 にその例を示す．

同図は，課題「太針に通してある手芸用の糸をネットに通す」において，針を尺側3指で拘束したまま，下から上へと刺した糸を，橈側2指で引っ張り上げたところである．この場合の

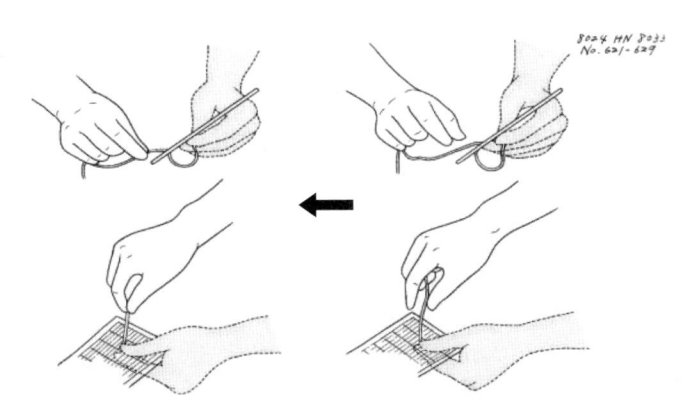

図 5-7　第2級頻度のパターン①：XXOOO 型（例）（鎌倉，1989）
手芸用の糸をネットに通す（X＝曲げ）

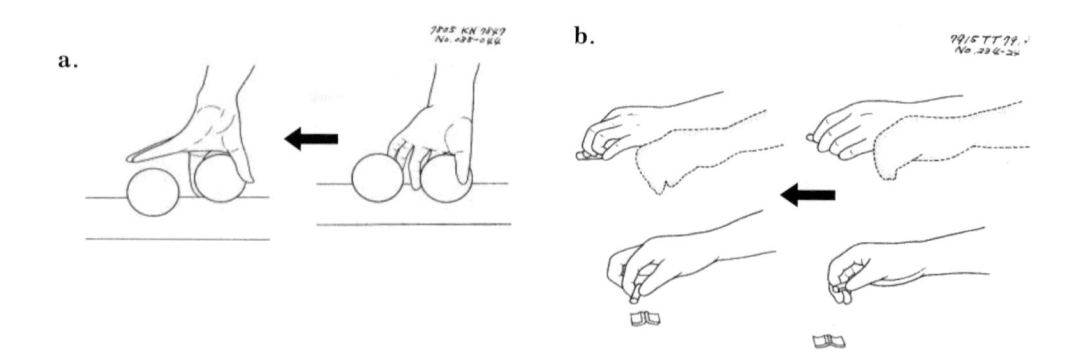

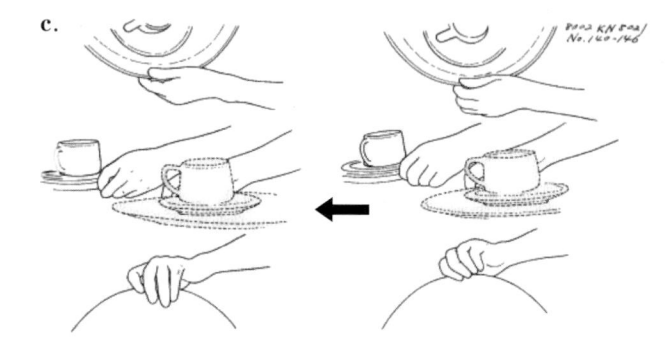

図 5-8　第2級頻度のパターン②：
　　　　OOXXX 型（例）(鎌倉，1989)
a：テニス・ボール2個を持つ
　（X＝伸ばし）
b：印鑑を印鑑ケースに入れる
　（X＝まきあげ）
c：丸盆をテーブルから取り上げる
　（X＝つきだし）

Xは"曲げ"である．おそらくこの区間の最初のかたちに到るためには，XXOOO型（X＝伸ばし）が行われたことであろう．

XXOOO型は，橈側2指と尺側3指を分離し，それぞれに別個の役割を担わせようとするときに現れるパターンのひとつである．静止している尺側の3指はたいてい，物体拘束を持続する役割を負う．同時に残りの橈側2指が種々の動きを起こして，新たな拘束や操作，あるいはそれらからの解除を行うのである．あるいは小物体の把握や把握解除に使われることもある（環～小指は不関与指になるので，動きを示さない）．

### ② OOXXX 型

橈側2指と尺側3指が分離し，それぞれが別個の役割を担うもうひとつのパターンである．図 5-8 にその例を示す．

同図aは，課題「テニス・ボール2個を持つ」において，ある被験者が第1のボールを取り上げた後，第2のボールを取り込もうと，それに向かって尺側3指を伸ばしたところである．Xは"伸ばし"である．

同図bは，課題「印鑑を印鑑ケースに入れる」において，並列軽屈曲把握（PMF）で印鑑を拘束している手を印鑑ケースの上空へ接近させた後，降下させ，同時に尺側3指を引っ込めたところである．この3指を引っ込めなければ，印鑑を狭いケースの中に差し入れることができないからである．Xは"まきあげ"である．

同図cは，課題「丸盆をテーブルから取り上げる」において，一度丸盆の縁を側面把握（Lat）でつまんだ後に，手を持ち上げつつ，丸盆の下のすき間へ尺側3指を滑り込ませたところであ

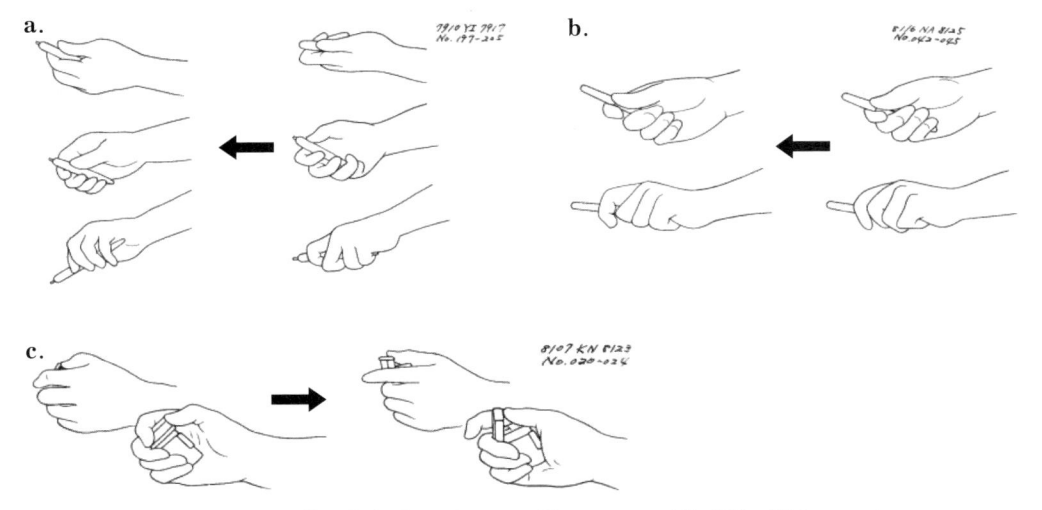

**図 5-9 第2級頻度のパターン ③：XYZZZ型（例）**（鎌倉, 1989）
a：ノック式ボールペンの芯を出し，文字を書く（X＝つきだし＋外転，Y＝つきだし，Z＝伸ばし）
b：サインペンのキャップを抜く（X＝つきだし，Y＝まきあげ，Z＝曲げ）
c：ライターを点火する（X＝つきだし，Y＝伸ばし，Z＝曲げ）

る．Xは"つきだし"である．

OOXXX型は，XXOOO型同様，橈側2指と尺側3指とで役割を分ける必要がある時に現れやすい．橈側2指が物体拘束を継続し，その間に尺側3指が第2の役割をはたす．複数固体の拘束や拘束解除，あるいは長いもの，平たいもの，柔らかいものの持ち替えをする過程などで現れることのあるパターンである．あるいは，XOOOO型やOXXXX型が把握や把握解除に使われるのと同様の理由で，把握や把握解除に使われたり，その他の肢位調整に使われたりすることがある．

### ③ XYZZZ型

母指，示指，中〜小指の3群がそれぞれ異なる動きを示すパターンである．図 5-9 にその例を示す．

同図aは，課題「ノック式ボールペンの芯を出し，文字を書く」において，側面突起の引き寄せをした後，書く体勢に入るべく，ペン胴体の持ち替えを開始したところである．Xは"つきだし＋外転"，Yは"つきだし"，Zは"伸ばし"である．

同図bは，課題「サインペンのキャップを抜く」において，尺側3指による本体拘束を強化しつつ，母・示指が拘束していたキャップを引き離したところである．Xは"つきだし"，Yは"まきあげ"，Zは"曲げ"である．

同図cは，課題「ライターを点火する」において，ライターの蓋の縁に母指先端をかけた後，これをはねあげると同時に尺側3指による本体拘束を強化したところである．Xは"つきだし"，Yは"伸ばし"，Zは"曲げ"である．

XYZZZ型はこのように，手中の物品を拘束したまま持ち替えたり，可動部分を動かしたりする時に現れることの多いパターンである．肢位調整のためのつなぎの動きとして現れること

5・4 手の動きの代表的なパターン

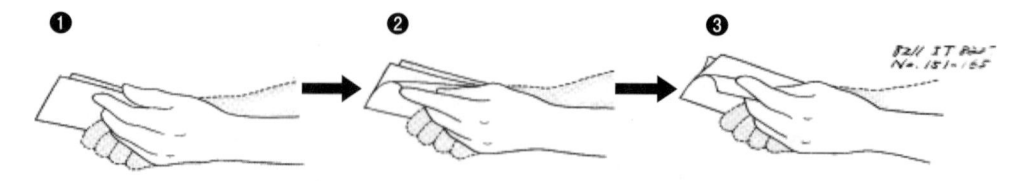

図 5-10　第3級頻度のパターン②：XYOOO 型（例）（鎌倉, 1989）
（①の提示はなし）

もある．また X と Y が入っているため，ひねりの機能を発揮することもある（非関与指がつられて動くことから Z が加わることになる）．

## 5・4・3　第3級頻度を示した2つのパターン

ここに集めるのは，全分析区間において，3%以上，7%未満の出現率を示したパターンである．ただし，"第2級頻度"に属すると見なしたものをのぞく．2種がある．

### ① OXXXX 型

母指は静止し，他の4指が同種の動きを起こすパターンである．

この OXXXX 型は，すでに述べた XXXXX 型あるいは XOOOO 型とよく似た使われかたをする．

用法が XXXXX 型に似る場合があるのは，もしも母指と物品がすでに接触していれば，他4指を動かすことによって，XXXXX 型と同じ効果が得られるからである．用法が XOOOO 型に似る場合があるのも同じ理由による（机上のカードをたわませて起こすのは，母指の爪を使ってでもできるし，示指や中指を使ってでもできる）．

### ② XYOOO 型

母指と示指が異なる動きを示し，中〜小指は静止しているパターンである．図 5-10 にその例を示す．

同図は，課題「（別の手が持っている）紙束の枚数を数える」において，母指が最初の1枚をたわませて押さえるのを示指がよけて受け入れ（同図の❶→❷），次いで押さえにかかったところである（同図の❷→❸）．X は ❶→❷，❷→❸ ともに "曲げ"，Y は ❶→❷ において "伸ばし"，❷→❸ において "曲げ＋外転" である．

XYOOO 型は，しなやかな複数物品（紙束，本など）に対し，押さえの位置を次々と入れ替えていくことが必要な時に現れやすいパターンである．あるいは，XOOOO 型と類似した用法をとることもできる（Y に相当する示指は，非関与の遊離指となる）．

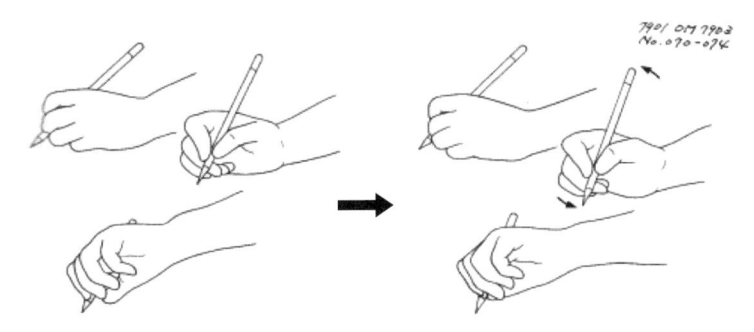

図 5-11　第4級頻度のパターン⑤：XYYYO型（例）
（①〜④, ⑥⑦の提示はなし）（鎌倉, 1989）

## 5・4・4　第4級頻度に属するパターン

　ここには対象物品Ⅰ〜Ⅴ類のいずれかで，出現率が3％以上，7％未満の範囲にあったものを集めた．7種がこれに該当した．しかしそのパターンに固有の用法を見いだすことは困難であり，ほとんどが既出のパターンのいずれかに似た用法を示した．
　① OOXOO型：手全体がフォーム変更やフォーム修正を行う際に，中指を拘束から離脱させる，単独移動させる，拘束に参加させる，などのために使われることが多い．
　② OOOXX型：既出のOOXXX型と似た使われかたをするが，それよりはるかに頻度が少ない．静／動の分離点が示指／中指間でなく，中指／環指間へ移った型である．
　③ OOXXO型：拘束を維持しつつ一部の指を移動させる時に現れる．
　④ XYYOO型：拘束を維持しつつ一部の指を移動させる時に現れる．
　⑤ XYYYO型：橈側3指が拘束した棒状物体の'振り入れ'において出現したパターンである（**図 5-11**）．実は似たような'振り入れ'はXYYYY型，XXYYY型，XYZZZ型によっても行われるが，例示した図の場合は机上への小指の押しつけが強く，このため小指の動きがOになったケースである（その他の多くの場合，小指はつられて環指と同じ動きを示す）．
　⑥ XXYYY型：XXOOO型またはXYYYY型に似た用法で使われるが，それよりはるかに頻度が少ない．
　⑦ OXYYY型：OXOOO型またはXYZZZ型に似た用法で使われるが，それよりはるかに頻度が少ない．

　というわけで，これら7種は，どちらかと言えば無個性である．
　このように用法が似ているのに少しずつ異なるパターンが存在する理由は，実際の動作においてはすべての指が空中にあるわけではなく，一部または全部の指がすでに物体に触れていたり，載っていたり，あるいはそこから離脱していたりする場合があるためだと思われる．こうした状況下では，5本の指の静と動，あるいは異種運動の分離が，受動的に促されるからである．

### 5・4・5 その他のパターン

　もちろん，上記16種以外のパターンは存在する．しかしそれらは，第4級頻度に属するとしてまとめた7種のパターンの性格をさらに拡散させたものである可能性が大きい．

　繰り返しになるが，実験的観察が被験者5名，79物品，92課題に限られていたということ，また反復操作の分析は反復2回分までと制限してあったことは当然考慮しなければならない．

　このため最終代表パターンからもれたものとして箸操作に関するパターンがある．"正しい"箸の操作はXYYZZ型またはXYYOO型で行われるが，これについては10章を参照されたい．

## 5・5　動きのパターンの臨床的意義

### 5・5・1　高頻度パターンの意義

　3章，4章で述べた把握の類型と非把握の類型は，観察しえたデータのすべてを分類することによって得られた．最終的な類型の数は，把握に関して14種，非把握に関して23種（補・分離を入れて24種）であったが，これは，写真の肉眼観察と類似性判断という手続きを経て，データをグループ化（＝分類）することによって得た結果である．

　しかし動きのパターンの研究においては，5本の指を有する手の，同時に多方向から撮影された映像の変化について，類似性判断を行うことは事実上不可能であった．代わりに採用したのが，XYZ連記法による表記の機械的分類とその頻度調べという方法である．これにはコンピューターソフトが使われた．また，どの頻度までを代表類型と見なすかは研究者自身が決めた．

　結果として，第1級頻度パターン4種，第2級頻度パターン3種，第3級頻度パターン2種を合わせた計9種が，これだけで全観察区間の55.4%を占めることがわかった．これに第4級頻度パターン7種を加えると，16種で全体の68.0%[注9]を占めることもわかった．残りは131種のパターンによってシェアされていた（鎌倉他，1986より算出）．

　したがって，上位頻度パターンとしての16類型を，あるいはその中でも特に上位の9類型を重要視することは，臨床的視点からすれば，かなり意味のあることだと言ってよいと思う．さきにも指摘したように，ところどころに"O"が挿入されることによって生まれるたくさんの亜種は，5本の指と物体との不均一な接触が，動きの流れの中で絶えず変化することによって生じている可能性があり，これが131パターンの中味であろうと考えられるからである．

　おそらく，動きの流れの要所々々は，高頻度パターンによって占められている．しかしそれらの合間は，高頻度パターンからわずかに変化したそれらの亜種によって占められている．そ

---

[注9] 原論文には68.4%とあるが，68.0%が正しい．

う考えて，大きな間違いはないと思われる．

## 5・5・2　ひとつの手の動きに含まれる指列の動きの種類数

　手が一瞬の動きをする時，その手に何種類の指列の動きが含まれるかという問題は，臨床家にとっては興味ある問題である．XYZ連記法はこの点を明らかにするのに役立つ．さきほどから紹介している研究（鎌倉他，1986）において，分析対象となった全7,781区間についてこのことを調べたところ，結果は次のとおりであった．

　　1種構成（XまたはX,Oのみによって構成される区間）　　　53.0%
　　2種構成（X,YまたはX,Y,Oのみ　〃　）　　　　　　　　35.5%
　　3種構成（X,Y,ZまたはX,Y,Z,Oのみ　〃　）　　　　　　8.1%
　　4種構成（X,Y,Z,VまたはX,Y,Z,V,Oのみ　〃　）　　　　0.3%
　　不明　　　　　　　　　　　　　　　　　　　　　　　　3.1%

　ここから見る限りにおいて，観察された手の動きは，約半分が1種類の指の動きで構成されていたことがわかる．1種構成と2種構成を合わせれば88.5%である．つまり，日常的な手の動きの大部分は，負担の少ない1種構成または2種構成のパターンによって営まれている可能性が大きい．
　3種構成のパターンは観察区間の1割弱を占めていた．これは多いとはいえないが，無視できない割合である．
　4種構成は0.3%であった．これは誤差の範囲に入るもの，と筆者は考えている．

## 5・5・3　手指の"分離"

　同じ1種構成のパターンであっても，XXXXXとXOOOOとOXOOOとでは，手全体の動きの様相がかなり異なる．2種構成の場合も，XYYYYとXYYOOとではやはり異なる．
　この違いは，動と静（XとO）の境界が，あるいは2種の動き（XとY）の境界がどこにあるかによってもたらされる．従来臨床では，このことを"指の分離"と呼び，重視してきた．指の分離は，中枢性運動麻痺からの回復が始まったことを告げる重要なサインだからである．
　この"指の分離"と動きのパターンとの関係を見てみよう．さきの16種のパターンについて言えば，次のようになる．なお指の名称は頭文字のみを示してある．また＿＿＿＿は第一級頻度パターンを，＿＿＿＿は第二級頻度パターンを，‥‥‥‥は第三級頻度パターンを表す．

　　分離なし：　　　　　　XXXXX
　　1か所分離：母／示指間　XOOOO，OXXXX，XYYYY

|  | 母示／中環小指間 | XXOOO, OOXXX, XXYYY |
|---|---|---|
|  | 母示中／環小指間 | XXXOO |
| 2か所分離： | 母／示／中環小指間 | OXOOO, XYZZZ, XYOOO, OXYYY |
|  | 母／示中／環小指間 | XYYOO |
|  | 母示／中／環小指間 | OOXOO |
|  | その他 | OOXXO, XYYYO |

では，さきの7,781区間における出現率はどのようなものであったか．上位を占めたのは次の<u>4つの分離形式</u>である．

| 分離なし | 8.5% |
|---|---|
| 母／示指間 | 21.4% |
| 母／示／中環小指間 | 24.1% |
| 母示／中環小指間 | 10.2% |
| 母／示中／環小指間 | 6.7% |

このことは，日常物品を扱う手の動作において，指の分離ができていない手は，必要の1割弱程度しか満たしえない可能性を示している．これに母／示指間分離が加われば全体の3割程度を満たす可能性がある．さらに示／中指間分離が加われば必要の6割強が満たされるかもしれない．このうえ中／環指間分離，環／小指間分離が加われば，手の巧緻性がいっそう高まることになると推測される．

## 5・5・4 動きのパターンと手の機能との関係

鎌倉他（1986）の研究では，16 mmフィルムに記録された映像の各"区間"の動きを分析した際，その動きが手全体としてその物体にどのような作用を及ぼしているかも調べていた．具体的には，支える，押し上げる，触る，押す，引っかける，引き寄せる，押し出す，割り込む，起こす，受け口を開大する，囲う，掴む，はさむ，把握の型を変更する，肢位の小修正をはかる，よける等々である．これらは「手の機能コード」としてあらかじめ定義してあったが，そのコード数は全部で70あった．5・4項で紹介した各類型の使用例は，この記録を再現したものである．

手の動きのパターンの意味は，具体的な用例がわかってこそよりよく理解できる．しかし，特定のパターンが特定の機能だけに結びついていると見なすのは危険である．

手の動きのパターンと手の機能の関係は，把握や非把握のフォームと物品との関係に似ている．健常な手は，多種類の動きのパターンをそなえ，余力をもって外界の要請に対峙している．直前の静的なフォームや動きのパターン，個人の身体条件（手の大きさや力の大小など）や習慣などの影響を受けつつ，手は瞬時に，その次の動きのパターンを選び取っている．相対的に

見て，出現頻度のより高い動きのパターンがあり，それらと機能との間に比較的特異の関係が認められる場合があることはすでに述べた．

## 5・6　臨床への応用

ここで述べることは，すでに把握と非把握の章で述べたことと同じである．

健常手の動きの代表的なパターンを知っていることは，障害手の機能評価や機能訓練目標を設定するうえで重要なよりどころとなりうる．また，XYZ連記法は，患者の手の動きを表記するための有用なツールとなりうる．このことは特に，中枢性の運動麻痺や，失行症がある患者や，手の外科領域の患者の場合によくあてはまるはずである．

（鎌倉矩子）

◆5章文献◆

鎌倉矩子,三星文子,浅海奈津美,中田眞由美(1986).物体の操作における健常手の動きのパターン.リハ医学,23,59-67

鎌倉矩子(1989).手のかたち 手のうごき.医歯薬出版(2009年以降,オンデマンド万能書店より復刻)

NOMAハンド・ラボ『NOMA手・上肢機能診断』ホームページ.
http://www.noma-handlab.com/,2008以降

**基礎編**

# 6 腕と手関節の役割

6・1　腕の動きとその表記 …………………………… 86
6・2　腕の役割Ⅰ：手の位置の決定 ………………… 88
6・3　腕の役割Ⅱ：対象への作用 …………………… 91
6・4　腕の役割Ⅲ：意志・感情の表現 ……………… 96
6・5　臨床的な意味 …………………………………… 96

# 6 腕と手関節の役割

　手は手関節を介して，"腕"という名の，きわめて性能のよいクレーンに繋がっている．このため，身体をとりまく三次元空間をほぼ自在に移動することができる．のみならず，手の面が作業面に対して最適の位置を占めるように調整を受ける．手は腕というクレーンに運ばれることなしには，その性能をほとんど発揮することができない．

　腕の役割は，1) 手の空間内での位置を決めること，2) 手を介して，または単独に，対象に作用を及ぼすこと，そして 3) 手と協働して象徴的表現を生み出すことである．

　この役割を可能にしているのはいうまでもなく腕と手関節の動きであるが，しかしここでもまた，動きの表記には厄介な問題が伴う．

　本章では，まずこの表記の問題に触れ，その後で腕と手関節の役割について述べることにしたい．

## 6・1　腕の動きとその表記

　腕の動きは，肩関節と肘関節，および橈尺関節の運動によってもたらされる．このうち肘関節と橈尺関節については，それぞれ屈曲／伸展，回内／回外という単一種の運動があるだけなので，表記についてさしたる問題は生じない．しかし肩関節については，球関節というきわめて自由度の高い構造を有していることから，かなり面倒な問題が生じる．

　従来，関節運動の表記は，『関節可動域表示ならびに測定法』（日本整形外科学会・日本リハビリテーション医学会，1974）が定める用語定義に従うのがならわしとなっている．また基準肢位すなわち測定の出発点は，"解剖学的肢位"と呼ばれる特定の肢位におくことが定められている．そのうえで，肩関節運動の場合は，同関節を通過する矢状面上での動きを屈曲／伸展と呼び，前額面上での動きを外転／内転と呼ぶことになっている．また上腕骨長軸を回転軸とする軸旋運動は外旋／内旋と呼ぶ．しかしこうした約束は，関節の可動性をしらべるという特化した目的のためであるから，自由な動きの表記に適しているとは言い難い．腕の動きは，矢状面や前額面上でのみ起こっているわけではない．

　日常動作の中の動きを理解するという視点に立てば，上腕の動きは，むしろコンパスの遊脚の動きとしてとらえるのが自然である．この場合，コンパスの基軸は体幹（より正確には肩関節を通過する仮想垂直線）である．コンパスの遊脚は任意の方向へ，任意の角度で開脚することができる．またその位置から，任意の方向へ円弧を描くように回転することができる．このコンパスの遊脚の，開脚／閉脚に相当する上腕の動きは「外転*／内転*」，またその回転に相当する動きは「外分回し*／内分回し*」と呼ぶことができるだろう[注10]．

コンパスの遊脚にはない上腕独自の運動としては，外旋／内旋がある．この上腕の外旋／内旋は，もし肘関節がどの程度であれ屈曲位にあり，かつ上腕末端が定位置にとどまるなら，前腕に"ワイパー運動"をもたらす．これにより，空間内の手部の位置は変わる．逆に，手部が定位置にあって肘部すなわち上腕末端が動く場合は，上腕は外転*（または内転*）のほかに，受動的とも言うべき内旋（または外旋）を起こすことになるだろう．

　しかし，上腕の動きをこのように理解したとしても，表記の複雑さという問題は依然として残る．この場合外転*は前額面のみで起こるとは見なされないが，ではどの面で生じたのかという新たな問題が生じ，逐一それを付記する必要が生じてしまう．また，本当はひとつの動きであるのに，そのつど，外転*／内転*，外分回し*／内分回し*，外旋／内旋の要素に還元して述べなければならないという問題も残る．

　そこで本書では思いきって考えかたを変え，まったく別の表記法を用いることにする．それは，上肢に目印ポイントを設け，その目印ポイントの位置変化をもって動きの表記に代える方法である．ここでいう目印ポイントとは，① 上腕末端，② 前腕末端，③ 手部（≒手掌）の向きの3つである．

　**上腕末端**の位置は，肘頭の位置にほぼ等しい．したがって，肘頭がどの方向へ変位したかを述べれば，上腕の動きを表すことができる．たとえば，「上腕を，肘頭が前・外方へ向かうように動かした」というような言いかたである．この時の肘頭の位置変化は，言うまでもなく，肩関節運動の産物である（体幹の位置変化による部分をのぞく）．

　同様に**前腕末端**の位置は，手根部の位置にほぼ等しい．したがって手根部が空間内で前後，左右，上下のどの方向へ変位したかを述べれば前腕の動きを表すことができる．もし肘関節の肢位が変わらず，かつ上腕の軸旋運動も起こらなければ，前腕末端（≒手根部）の位置変化は，上腕末端（≒肘頭）の位置変化に平行する．しかし，もし肘関節運動が加わったり，上腕の軸旋運動が加わったりすれば，前腕末端（≒手根部）は，上記の場合とは異なる位置へと変位する．上腕末端（≒肘頭）の位置変化に依存しない，前腕末端（≒手根部）独自の位置変化は，肩関節の外旋／内旋と肘関節の屈曲／伸展運動の複合産物である．

　**手部（≒手掌）の向き**の変化はどのように表すことができるであろうか．「水平位に達した」「垂直位に達した」などの言い方が可能であるが，しかし実際の手部（≒手掌）は，その中間のさまざまな傾きをとり，かつ動く．ここはむしろ，動きが始まる直前の位置を正確にとらえたうえで，その後の手掌面の変化をもたらす3つの要素運動すなわち，a) 手関節の掌屈／背屈，b) 手関節の橈屈／尺屈，c) 前腕の回内／回外の程度，または到達位置に還元して述べるのがわかりやすいと思う．たとえば，「床面と平行位にあった手掌は，前腕回外運動により垂直位に到った」と言うようなぐあいである．

---

注10) この考え方と用語を，筆者は故津山直一先生から教えられた．ただし，「外転」と「内転」は，『関節可動域表示ならびに測定法』でも用いられているため，同じ言葉を異なる意味で使うことになってしまう．そこで本書では，この津山方式による用語を「外転*／内転*」，「外分回し*／内分回し*」で表すことにする．

以上が，これ以降に腕の役割を述べるにあたっての，腕の動きの表記に関する前置きである．

## 6・2　腕の役割Ⅰ：手の位置の決定

冒頭で述べたように，腕の第1の役割は，「手の空間内での位置を決めること」にある．結局のところ，腕は手をどこへ運ぶのか．

ある時期，中田と筆者は，開発中であった『NOMA 手・上肢機能診断』の「手・上肢使用状況」調査表の考案にかなりの時間を費やした．患者が実生活でどのような困難に遭遇しているか，その実態を調べることを手・上肢機能評価の出発点にしたいと考えていたからである．

点検すべき動作項目は多数に上ったが，最後に，それらをどう区分けすべきかが問題になった．そして結局，次のような大項目を設けるのがよいだろうということになった．

　　Ⅰ　口への動作
　　Ⅱ　口腔ケア
　　Ⅲ　顔面・頭部への動作
　　Ⅳ　身体面への動作（Ⅰ～Ⅲ以外）
　　Ⅴ　物品・道具の操作
　　Ⅵ　設備・備品・家具への動作
　　Ⅶ　天井・壁面への動作
　　Ⅷ　床面での動作
　　Ⅸ　運搬動作
　　Ⅹ　戸外での動作
　　Ⅺ　育児
　　Ⅻ　表現
　　ⅩⅢ　その他

この結論ははからずも，私たちが日常生活において，手を"どこで"使っているかを示すものとなった．つまり私たちは身体面（上記Ⅰ～Ⅳ），通常作業面（同Ⅴ），特定作業面箇所（同Ⅵ），天井・壁面・床面（同Ⅶ～Ⅷ）等を手の使用場所としているのである（このほかに身体移動を前提とする動作（同Ⅸ～Ⅹ），動きまわる客体に対する動作（同Ⅺ）がある）．

そしてこのような場所での手の使用を可能にしているのが，腕と手関節なのである．動的過程と静的過程を含むこの機能を，ここでは「手の位置を決定する機能」と呼ぶ．

この機能をさらに検討すると，次の3つの機能，すなわち1）手の運搬，2）手掌の向きの調整，3）肢位の保持から成っていることがわかる．

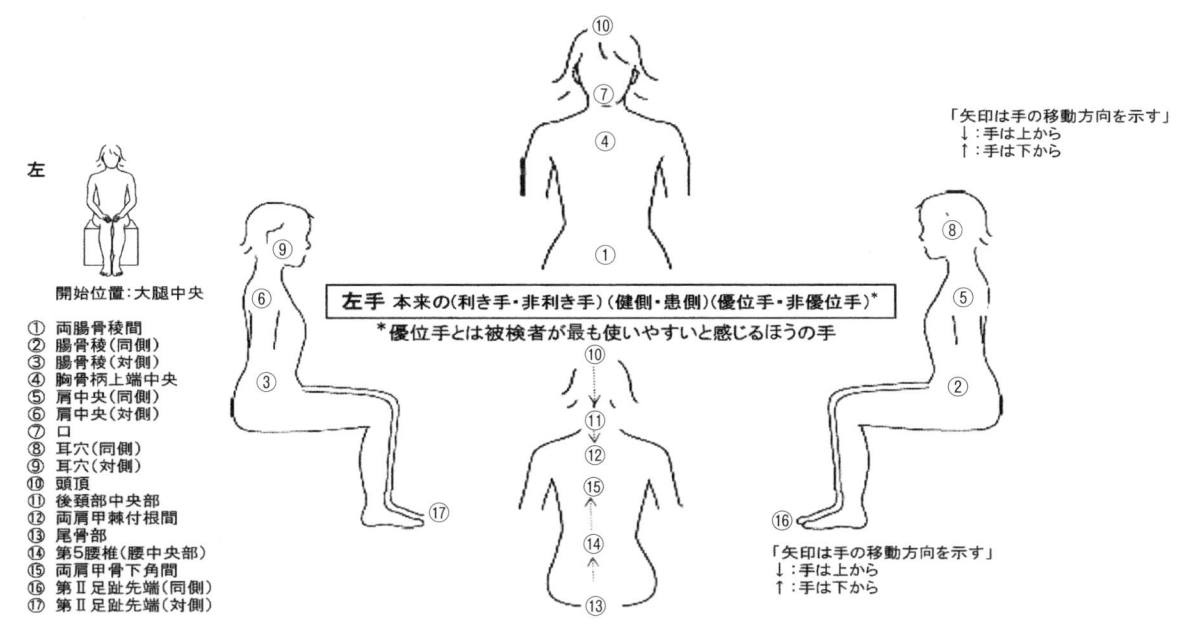

図 6-1 「『NOMA 診断』A. 手の位置決め：A-1 身体面への到達と保持」の検査記録紙の一部

## 6・2・1 手の運搬

　腕が行う手の運搬はふつう，"手を伸ばす"，"手を届かせる"などの言葉で表現される．これに対応する名詞としてすわりのよい言葉を見つけるのは難しいが，しばしば使われるのは"到達（動作）"，"リーチ（動作）"などである．

　腕が手を運ぶ先は，生活場面についてはすでに述べたとおりである．しかし臨床的評価の見地からは，身体表面と，身体周辺空間に分けて考えるのが便利である．またさらに，身体周辺空間への手の到達は，結局は水平面上各箇所への到達と，垂直面上各箇所への到達のことだとわりきるのが便利である．この前提に立ち，『NOMA 手・上肢機能診断』（以下『NOMA 診断』，付録参照）（NOMA ハンド・ラボ，2008〜）では，これら到達にかかわる検査を"身体面"，"机上面"（＝水平面），"机上空間"（＝垂直面）の 3 つに分けて実施することにしている．

　『NOMA 診断』では，"身体面"への到達をしらべる検査は，図 6-1 のような 17 の定点について行われる．これら定点は検査を効率よく行うためのものであり，セルフケアができるかどうかの判断に役立つようにと設けられている．同様に同診断では，"机上面"への到達を"机上に広げた新聞紙上の定点"への到達に置き換え（図 6-2），"机上空間"での到達を，"机上に積み上げた缶コーヒー"への到達に置き換えて（図 6-3）検査を実施するようになっている．

　言うまでもなく健常な腕は，もっと多くの箇所へ手を運ぶことができる．また到達可能な空間の広さ・高さは個人の身体特性によっても異なる（背が高い人は腕も長く，手を届かせることのできる範囲も広い）．しかし日常臨床の見地からすれば，患手の到達範囲の検査は，無限の詳しさをもってするよりも，要所を押さえるやりかたでまかなうのがよいと思われる．

6・2　腕の役割 I：手の位置の決定

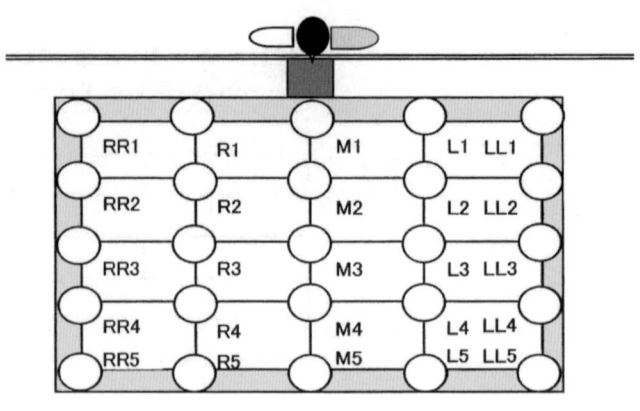

図 6-2 「『NOMA 診断』A．手の位置決め：A-2　机上面での到達と保持」の検査記録紙の一部

図 6-3 「『NOMA 診断』A．手の位置決め：A-3　机上空間への到達と保持」の検査記録紙の一部

## 6・2・2　手掌の向きの調整

　手は，必要な場所へ運ばれただけではその機能を発揮できない．物体や作業面に対して，手という固体の"（仮想）面"が適切に位置づけられたときにはじめて，その機能を発揮することができる．水を掬って顔を洗う時，手は手掌を顔面に向けている．文字を書く時，鉛筆を持つ手は，手掌を机面に向けて半回転させ，手関節は軽度の背屈位を維持している．

　机上での作業，壁面での作業，天井に向かっての作業のように，腕と作業面との位置関係がほぼ決まってしまうような場面では，"手掌の向き"に対する要求はきわめて限定的である．たとえ手を机上に置くことができたとしても，また鉛筆を持つことができたとしても，もしも前腕を半回内位に，そして手関節を軽度背屈位に保つことができなければ，手は書字動作を始めることができない．

　"身体面"上での作業もまた，"手掌の向きの調整"を強く求める．たとえ腕が手をさまざまな箇所へ運ぶことができたとしても，そこで手掌を体表に添うように位置づけることができなければ，到達の目的をはたすことはできない．肩を洗う，尻を拭くなどの動作が，ある種の患者にとって実行困難となるのはこのためである．

　手掌の向きは，肩関節や肘関節の動きによっても影響を受けるが，決定的な，最終調整の役割を担うのは，肩関節の内旋／外旋，前腕（橈尺関節）の回内／回外，手関節の背屈／掌屈と

橈屈／尺屈である．たとえ掴み・放しができかかっている手であっても，手掌の向きの調整が伴わないかぎり，その手は"使えない手"にとどまる．『NOMA 診断』の 2013 年 6 月改訂ではこのことを考慮し，「A．手の位置決め」，「B．手のフォーム」，「C．手の動きのパターン」の各検査において，手関節，前腕肢位の点検ができるようにした．

### 6・2・3 肢位の保持

腕が手を特定の箇所へ運び，手掌の向きを整えるのは，そこで手が何かをするためである．したがって，必要な時間だけ，手をその位置に保持することが必要になる．

手を運搬する能力と，手をその位置に保持する能力は必ずしも同一でない．このことは脳卒中片麻痺からの回復途上にある患者を見ているとわかる．彼らの中には，手をある高さにまでもっていくことができても（手をボタン孔までもっていくことができても），それを維持できないがために，必要な作業を行うことができない（ボタンかけを行うことができない）ということがある．つまり，クレーンとしての腕の機能は，肢位保持の力が加わってはじめて完成するのである．

このため，『NOMA 診断』の「A．手の位置決め：A-1．身体面への到達と保持」では，単に手を定点へ到達させられるかだけでなく，そこで 5 秒間とどまることができるかをしらべるようになっている．「A．手の位置決め：A-3．机上空間への到達と保持」で缶コーヒーのタワーの最上段の缶を取らせるように課題を設定してあるのも，同じ理由による．いずれも，定位置での手の保持だけでなく，手掌の向きの調整が適切であるかも点検できるように，課題を仕組んである（手掌の向きが正しくなければ，タワー最上段の缶だけをそっと取りのぞくことはできない）．

## 6・3　腕の役割 II：対象への作用

腕・手関節は 2 つの方法によって対象に作用を及ぼす．ひとつは，手が物体を拘束しているとき，その手を移動させることによって対象に間接的作用を及ぼす方法である．もうひとつは，腕と手が調和的に動いて，対象に直接的作用を及ぼす方法である．

### 6・3・1 間接的作用

**A）手が把握によって物体を拘束している場合**

この場合，手の位置変化と物体の位置変化は一体化する．金槌は手とともに振り下ろされ，スプーンは手とともに空中を移動しかつ回転して，食物を口に運ぶ．このように，物体と手の合一体の移動や回転をもたらすことにより，腕と手関節は，物体に間接的作用を及ぼす．

物体（および手）の空間内移動は，並進（回転を伴わない位置変化）のかたちを取ることもあるが，並進と回転が同時に起こることもある．金槌を握って振り下ろすとき，手の中の金槌は，下方への並進とともに回転を起こしている．

　しかし物体（および手）単独の回転は，すなわち回転の軸心が物体内もしくはその近くにあるような回転は，前腕の回内／回外，手関節の背屈／掌屈，同関節の橈屈／尺屈によってもたらされる．

　以上のことは，次のような小実験において容易に観察できる．

◎小実験：スプーン使用時におけるスプーンの位置変化と腕・手関節の動きの変化

　ここでは被験者Aがデザートスプーンを使ってヨーグルトを食べる時の，スプーンの位置変化と腕・手関節の動きの変化を観察することにしよう（図6-4）．動きの表記は，上記6・1の後半に述べた方法に従うことに留意されたい．また目視のため，概略記述になることを承知されたい．

**1）待機**（図6-4①）

　Aはテーブルに向かって座り，スプーンを把持して待機している〔把握の型は三面把握—亜型Ⅰ（TVⅠ）〕．これからヨーグルトひと掬いを食べようとするところである．

　スプーンは柄の外半分をAの右手に拘束されている．柄はカップの前縁より右の上空にあって水平位，球部はカップ前縁中央の上空に（above）位置している．

　Aの上腕は，肘頭が腋下線の前・外方にくるように軽く外転*し，肘関節は半屈曲位．前腕はテーブルの上空で（above）テーブル面にほぼ平行になっており，回内外中間位．手部は腋下線前方に位置し，手掌は垂直位よりわずか上向いている．手関節は強めの背屈位．

**2）スプーンを"縦"にする**（同図①→②）

　スプーンは，球部先端がヨーグルト面に近づくよう下向きに**回転**し，柄がほぼ垂直位になる．

　上腕は，肘関節半屈曲位のまま，肘頭が前・外・上へ変位するように小さく動く．それとともに手部もやや上昇．同時に前腕の**回内運動**が起こり，手掌は半下向きの位置まで回転する（この回内運動とともにスプーンが"縦"になる）．手関節肢位は不変．

**3）スプーンの差し入れ**（同図②→③）

　スプーンは下方へ移動して先端をヨーグルトに潜り込ませつつ，球部がやや上向くように小さく**回転**する．

　上腕は，肘関節半屈曲位のまま，肘頭を下・内・後方（下方が主）へ変位させる．これとともに手部も下がり，前腕は水平位に近づくが，同時に回内を減じて回内位から半回内位になる（この**回外運動**とともにスプーンは上向き回転を開始）．手掌は半下向きの位置からやや下向きの位置まで回転．手関節肢位は不変．

**4）掬い上げ**（同図③→④）

　スプーンは，上空へ上昇しつつ，球部を上げる**回転**を起こして柄が水平位になる．

上腕は，肘関節半屈曲位のまま，肘頭がわずかに上・外方へ変位するように動き，これとともに手部も上昇する．前相で生じた前腕の**回外運動**はそのまま続き，手掌は垂直よりやや上向きの位置に到る（これによりスプーンの柄は"斜め縦位置"から水平位に変わる＝回転）．手関節肢位は不変．

5）**口への接近**（同図④→⑤）

スプーンは，上昇を続け，同時に**水平回転**を起こして球部が口に近づく．この結果スプーン球部は，うつむいているAの顔面の前方下に達し，球部先端が口に向けられた状態になる（このとき，体幹・顔面も前に出る）．

上腕は，肘頭が上・外・前方へ変位するように動き，これとともに手部も上昇する（これによりスプーンの上昇が起こる）．肘関節の**屈曲**が増し，手部が口に接近する．前腕回内外は不変．手関節は**背屈を減じ**て軽背屈位となり（肘関節屈曲増と手関節背屈減により，スプーンの水平回転が起こる），手部が顔面にほぼ対峙する．

6）**口への差し入れ**（同図⑤→⑥）

スプーンは，さらに上・後方へ移動しつつ，球部がわずかに下向くような**小回転**を起こす．結果として球部の先端側半分が口の中に入る．

上腕は，肘頭が上・外方へ変位する動きを続け，肘関節屈曲も続行する．これとともに手部も上昇し，鼻腔前の位置に到る（これによりスプーンが口腔内に達する）．前腕は最終段階で**やや回内**し，手掌がやや下向く状態になる（回内運動により，スプーンの下向き回転が起きる）．

7）**抜き取り**（同図⑥→⑦）

スプーンは，前方へ移動しつつ口腔から離れる．

上腕，前腕の動きはほとんどなく，肘関節伸展のみが起きる（これによりスプーンが口腔から出る）．

B）**手が非把握のかたちで対象を拘束している場合**

この場合も多かれ少なかれ，物体・手の合一体の動きは把握による拘束の場合に似る．しかしもし対象が壁面・作業面・床面のように固定されたものであれば，腕が発した力は反力となり，体幹を動かす方向へと作用する（例．机上面を押し下げようとする力は身体を持ち上げ，立ち上がりを助ける）．

C）**両手動作の場合**

この場合も，腕・手関節のはたらきに依存する部分が大きい．空中にある物体を"廻す（例．車のハンドル）""合わせる／引き離す""擦り合わせる"，"たわませる""ひねる""引き伸ばす／圧縮する""丸める""引きちぎる""たたむ／拡げる""結ぶ／ほどく"などはいずれも，腕・手関節の動的対応なしには実現困難なものばかりである．

なお，2つの非把握が同時に作用すると，把握と同じはたらきをすることがある．リスが両前肢でクルミを抱える，ひとが両手で大ボールを支え持つのがその例である．

## 1) 待期

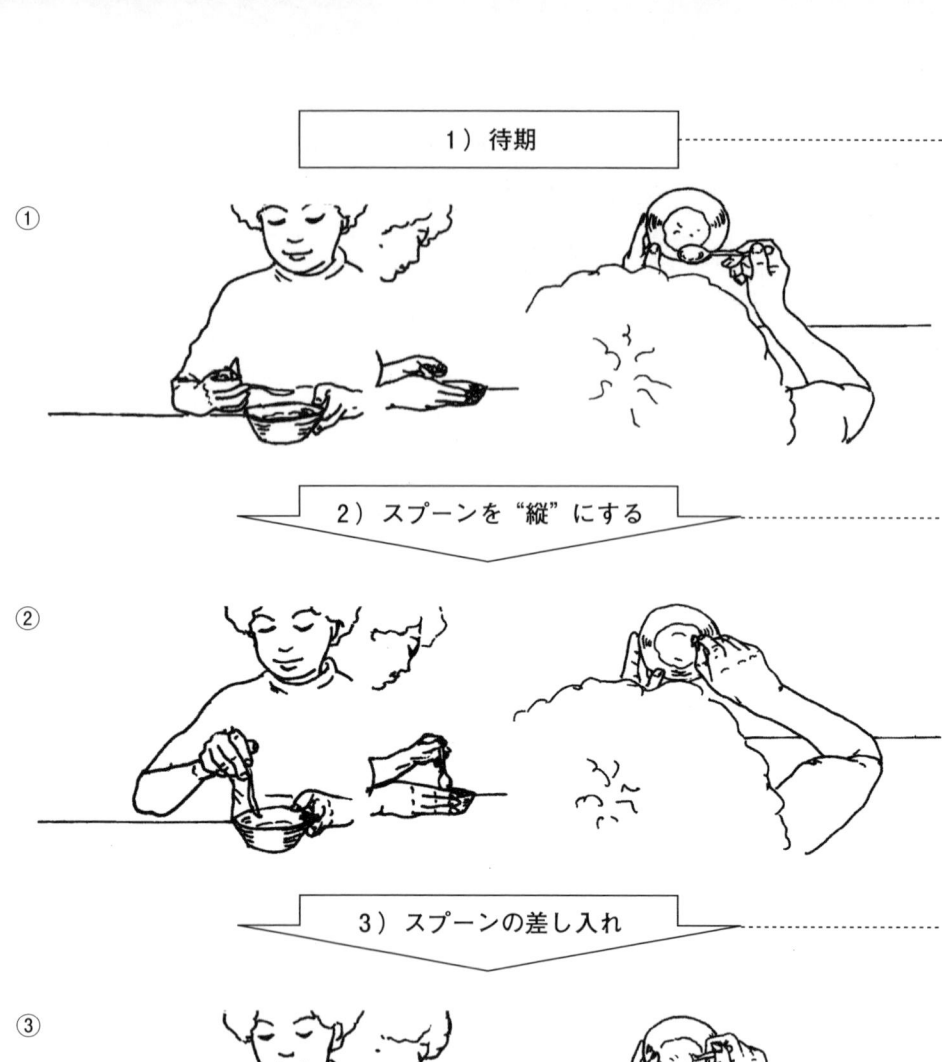

① 

- スプーン：柄の外半分は右手の中．カップ前縁の右の上空にあって柄は水平位，球部は前縁中央の上空．
- 上腕：軽く外転[注]し，肘頭は腋下線の前・外方に位置．肘関節は半屈曲位．
- 前腕：テーブルのわずか上空にテーブル面にほぼ平行する面上に位置．回内外は中間位．
- 手部：腋下線前方に位置．手掌面は垂直位よりわずか上向き，手関節で強背屈位．

[注] 外転＊については本文参照

## 2) スプーンを"縦"にする

②

- スプーン：下向きに**回転**して柄がほぼ垂直位になり，球部先端がヨーグルト面に近づく．
- 上腕：肘関節半屈曲位のまま，肘頭を前・外・上方に変位．これにともない手部も上昇．
- 前腕：**回内運動**により手部を回転．
- 手部：手掌は半下向き位になる．手関節は背屈位のまま．

## 3) スプーンの差し入れ

③

- スプーン：下方へ移動しつつ，球部が上向く方向へわずかに**回転**．
- 上腕：肘関節半屈曲位のまま，肘頭を下（主）・内・後方へわずかに変位させる．これに伴い手部が下がる．
- 前腕：水平位に近づく．わずかな**回外運動**により手部を回転．
- 手部：手掌は半下向きの位置から，やや下向きの位置まで回転．手関節は背屈位のまま．

## 4) 掬い上げ

④

- スプーン：上空へ移動しつつ，球部を上げる**回転**を起こして柄が水平位になる．
- 上腕：肘関節半屈曲位のまま，肘頭をわずかに上・外方へ変位．手部も上昇．
- 前腕：前相の**回外運動**を継続．
- 手部：手掌はやや上向きの位置に変わる．手関節肢位は背屈位のまま．

（次頁へ続く）

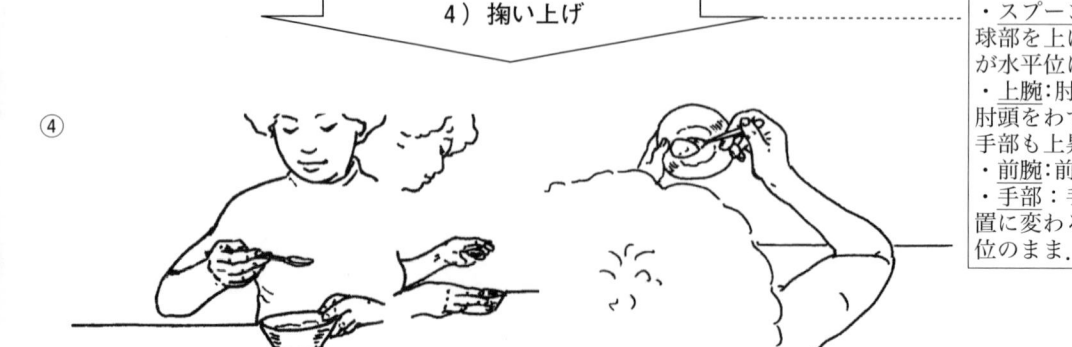

図 6-4 スプーンの移動・回転と腕の動き（被験者 A）
動きの表記法については本文参照．

⑤ 5）口への接近

- スプーン：上昇を続けつつ**水平回転**を起こし，球部が口に近づき，口に向かう．
- 上腕：肘頭が上・外・前方に変位するように動き，同時に手部も上昇．
- 前腕：**肘関節屈曲増**により変位して，手部を口に近づける．回内外は不変．
- 手部：**手関節の背屈を減じて，顔面との対峙へ**．

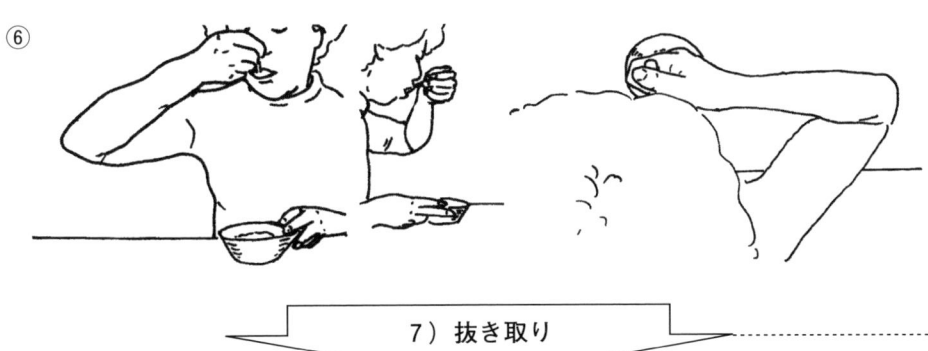

⑥ 6）口への差し入れ

- スプーン：上・後方への移動を継続しつつ，球部をやや下向ける．回転を起こし，球部先端側半分は口の中へ．
- 上腕：肘頭を上・外方へ変位させる動きを続ける．同時に手部が上昇してほぼ鼻腔の高さへ．
- 前腕：肘関節屈曲続行に伴い手部をさらに口に接近させるよう変位．最終段階でわずかに**回内**．
- 手部：手掌は垂直位よりわずかに下向く．手関節肢位はおそらく不変．

⑦ 7）抜き取り

- スプーン：前方へ移動して口腔から離れる（口唇は閉じる）．
- 腕の動き：肘関節伸展のみが起きる．

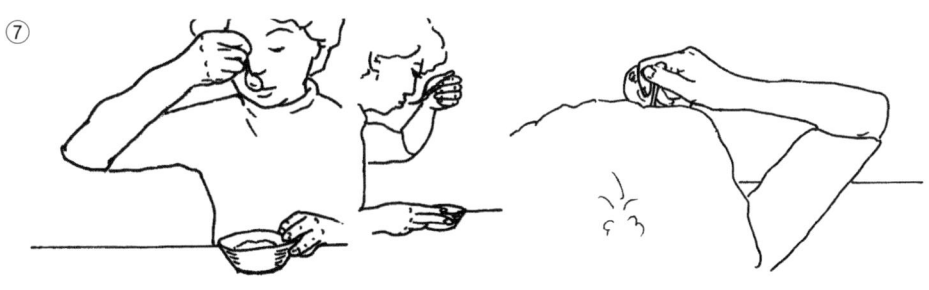

図 6-4（続き） スプーンの移動・回転と腕の動き（被験者 A）
動きの表記法については本文参照．

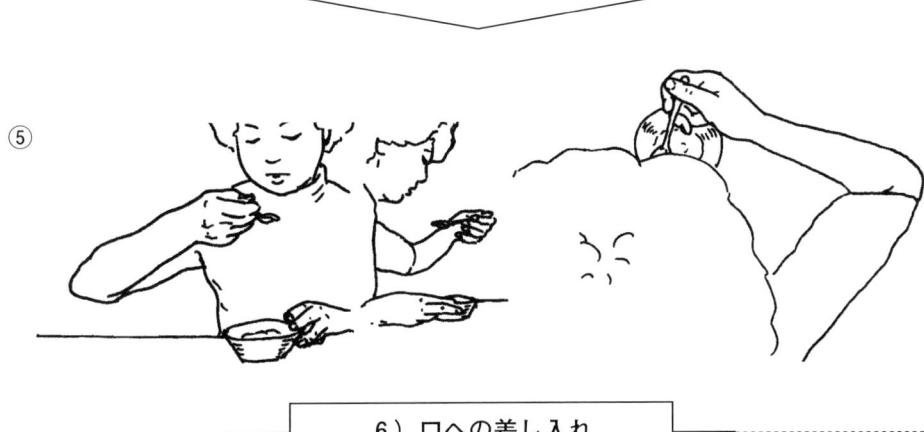

### 6・3・2　直接的作用

手と腕を，または腕のみを対象に触れて直接の作用を及ぼす，という場合も少ないながらある．"腕にかける"（例．コート），"脇下に挟む"（例．本），"片腕または両腕に抱える（抱く）"（例．荷物，人）などがそれである．

## 6・4　腕の役割Ⅲ：意志・感情の表現

手と腕を用いた社会的信号はいくつかある．挨拶またはそれに準じるものとして，握手，抱擁，合掌，拍手などがあり，これらは手と腕が作るフォームまたはパターンの意味がすでに社会的に定まっている．

言葉の代用品としてのOKサインやVサイン，遊びの手段としてのジャンケン（グー・チョキ・パー）や影絵遊びなどは，手のフォームが優先されるが，しかし腕・手関節にもそれなりのフォームが求められるのは確かなところである．

## 6・5　臨床的な意味

身体面であれ，身体周辺空間であれ，手を特定の場所へ運ぶ時，移動中の腕・手関節の動きや移動完了後の腕・手関節のフォームは，誰でもほぼ同じである．そのことは，人々のいろいろな姿勢を思い浮かべてみるとわかる．つまり，手の到達点が決まりさえすれば，そこにいたる腕・手関節の動きと，到達後の腕・手関節のかたちはおのずと定まる．

ただしこれは，手のフォームが正常に保たれている場合である．手のフォームが正常に保たれていなければ，到達点にいたる腕・手関節の動きも，到着後の腕・手関節のフォームもおのずと異常になる．おそらくこれは，生れ落ちてこのかた，何度となく動作が繰り返される中で，解剖学的・生理学的に最も効率のよいフォームが，脳にパターンとして焼きつけられたためであろう．だからその一角が歪めば，全体も歪んでしまうのである．

手のかたちや動きは，腕・手関節のかたちや動きとセットになっている．手の観察者は腕・手関節の観察者でもなければならないのである．

（鎌倉矩子）

◆6章文献◆

日本整形外科学会,日本リハビリテーション医学会(1974).関節可動域表示ならびに測定法,リハ医学,11,127-132

NOMAハンド・ラボ:『NOMA手・上肢機能診断』公式ホームページ http://www.noma-handlab.com/,2008以降

**基礎編**

# 7 感覚器官としての手
― 失われてはじめてわかる知覚の貢献度

| | | |
|---|---|---|
| 7・1 | 知覚情報をつくっているのは自らの手の動きである | 100 |
| 7・2 | 手には2種類の触覚がある | 101 |
| 7・3 | 失われてわかる知覚の貢献度 | 103 |
| 7・4 | 手の知覚の診かた | 106 |
| 7・5 | 道具操作に必要な知覚 ― 遠隔触 | 108 |

# 7  感覚器官としての手—失われてはじめてわかる知覚の貢献度

ひとの手はすぐれた感覚器官であるといわれている．感覚・知覚の機能は目に見えないため，その機能を推し量るのは難しいが，ひとたび手の感覚が失われると，どれだけそれが重要な機能をはたしていたかに気づくものである．それだけでなく，ひとが手を使う時には，必要な知覚情報を積極的につくり出し，それを利用しながら巧みに動作を行っている．つまり，感覚器官としての手は，自ら積極的に必要な情報をつくり出してこそ，その役割が担えるのである．

ここでは，感覚・知覚機能が失われた手の問題点を明らかにすることで，手の動作における知覚の貢献度について考えてみたい．さらに，それらが障害された手の診かたについても述べる．

なお，ここからは感覚と知覚を区別せずに，両者の機能を合わせて「知覚」と表現し，「感覚受容器」，「体性感覚」，「固有感覚」などの生理学用語については，そのまま「感覚」と表記する．

## 7・1　知覚情報をつくっているのは自らの手の動きである

もしあなたが患者で，作業療法士から次のように問われた時，あなたはどのように手を使い，どのような動作をするだろうか．その状況を思い浮かべながら，患者になったつもりで実際に動作をしてみてほしい．

**【作業療法士】**
① 「机の上に，紙やすりが2枚置いてあります．閉眼で2枚の紙やすりを触り，より粗いと感じるほうを教えてください」
② 「机の上に，スポンジが2個置いてあります．それぞれのスポンジを触り，より軟らかいと感じるほうを教えてください」

①のように問われた時，あなたは紙やすりが置かれていると思われる机の表面で手を左右に動かし，軽くなでるような動作を行うのではないだろうか．さらに②では，スポンジが置かれていると想定される机の表面を，手で軽く押したり離したりするような動作，あるいは机の上に置かれているであろうスポンジを手で軽く握ったり，放したりするような動作をするのではないだろうか．

どちらの問いも手触りについて尋ねているのだが，どちらが粗い，どちらが軟らかい，と問われた時に，無意識のうちにそれぞれ異なる手の動きをしているのに気づく．この時，手を動

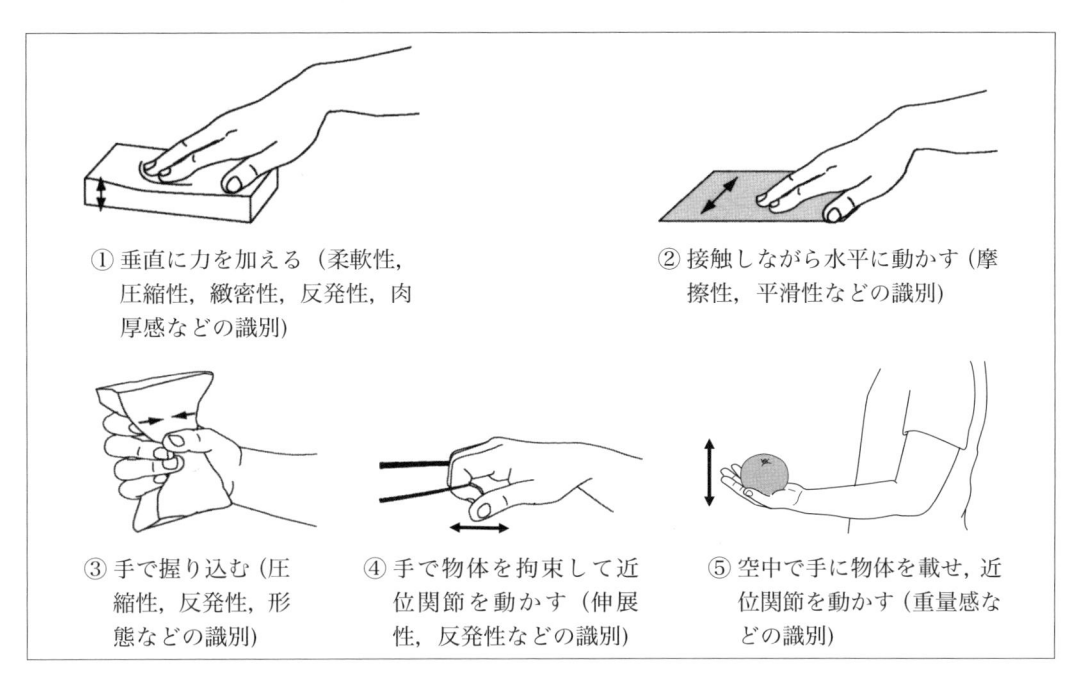

① 垂直に力を加える（柔軟性，圧縮性，緻密性，反発性，肉厚感などの識別）

② 接触しながら水平に動かす（摩擦性，平滑性などの識別）

③ 手で握り込む（圧縮性，反発性，形態などの識別）

④ 手で物体を拘束して近位関節を動かす（伸展性，反発性などの識別）

⑤ 空中で手に物体を載せ，近位関節を動かす（重量感などの識別）

**図 7-1　識別のための手の動きの例**

かさないで，ただ物に触れているだけでは適切に識別できないのは自明のことである．さらに，それぞれの問いについて，逆の手の動き，たとえば「どちらが粗いですか」と問われた時に手で軽く押したり，離したりするような動きを行ったとしてもうまく粗さを識別することはできないであろうということも容易に想像できる．ひとは，自らの手を動かして識別に必要な知覚情報をつくり出し，それを利用しながら巧みに手を使っているのである（**図 7-1**）．

当間・中島（1994）は，「指が物体に接触すると，多数の皮膚感覚受容器が同時に刺激される．随意的に指をそれぞれの受容器特性に応じるように動かすことによって，特定の受容器の感受性を選択的に上げ，識別力を高めている」と述べている．ひとの手は，動作に必要な知覚情報を選択的につくり出す感覚器官なのである．

手の動作に必要な知覚を得るためには，末梢の感覚受容器から中枢における体性感覚の処理機構まで十分に機能することが必要であるが，それだけでは十分でなく，動作に必要な知覚情報をつくるための手の動きも欠かせないものなのである．これらがそなわって，手の動作は正確で無駄のないものになる．

## 7・2　手には2種類の触覚がある

ひとは2種類の皮膚をもち，それぞれ無毛部と有毛部と呼ばれている．無毛部とは手の掌側部と足底部の皮膚で，それ以外の皮膚は有毛部と呼ばれる．無毛部には4種類の機械的受容器が存在し，その応答の特徴によって遅順応型と速順応型に分かれる（**表 7-1**）．遅順応型受容器

表 7-1 手の掌側における機械的受容器の種類と応答特性

| | 受容器 | 順応 | 応答特性 | |
|---|---|---|---|---|
| 静的触覚 | メルケル触盤 | 遅順応型 | 垂直方向の変形によく応答 | 刺激の強度を検出する．刺激の持続時間を符号化している． |
| 静的触覚 | ルフィニ終末 | 遅順応型 | 皮膚の引っ張りに応答 | 刺激の強度を検出する．刺激の持続時間を符号化している． |
| 動的触覚 | マイスナー小体 | 速順応型 | 5〜40 Hz の振動に応答 | 動的な刺激（振動刺激）によく応答する． |
| 動的触覚 | パチニ小体 | 速順応型 | 60〜300 Hz の振動に応答 | 動的な刺激（振動刺激）によく応答する． |

の興奮によって伝えられる触覚を静的触覚，速順応型受容器の興奮によって伝えられるものを動的触覚と呼ぶ（Dellon, 1981）．

### 1）触刺激の強弱，持続を判断する静的触覚

遅順応型の受容器は，加圧による触刺激，皮膚に対して垂直方向の変形を加えると，そのあいだ中インパルスを発射し，その刺激を取りのぞくとインパルスの放電は止まる．つまり皮膚の触刺激の持続時間を正確に伝える．さらにこれらの受容器は触覚刺激の強さに応じてインパルスの放電頻度を変える．たとえば刺激が弱ければ遅順応型の受容器から発する放電頻度は減り，刺激が強くなるとその頻度は増加する．それによりひとは刺激の強弱をも知ることができる．力を入れて物を握った時，物から反力を受け，手は物から押し返されることによって，把握している力の強さを感じているのである．このような静的触覚の仕組みにより，一定の力で物を把握し続けたり，把握力をコントロールすることができるのである．

### 2）動くものに敏感な動的触覚

速順応型の受容器は，加えられた触刺激にすぐに順応してしまい，たとえそれが持続的に加えられていても，受容器の興奮は消失してしまう．また，刺激の強弱についてもその応答は変化しない．それでは，これらの受容器はいったいどのような役割を担っているのであろうか．

速順応型の受容器は皮膚表面に対して水平方向に動くもの，あるいは手が物体に対して水平方向に動くときに生じる振動によって強く興奮する．手には5〜40Hzの振動と60〜300Hzの振動に敏感に反応する受容器がそなわっている．手は動くもの，つまり振動を敏感に感知するのである．たとえば，眼で見てもわからないような物体表面のわずかな傷であっても，指でさっとなでることでそれを感じ取ることができる．また直接触れなくても把握している道具を介して振動を感知することで，その先端が接触している表面の凸凹などを感じることができるのである．

道具を介しての触覚（遠隔触）については，後述（7・5項）する．また，静的触覚，動的触覚の検査の詳細については，拙著（中田他，2019）を参照されたい．

## 7・3　失われてわかる知覚の貢献度

　末梢神経や中枢神経系の障害により知覚情報が失われると，手の動作にはどのような問題が生じるであろうか．知覚の貢献度をよりいっそう理解するために，ここでは視覚を用いず，手の知覚だけを頼りに，机上のフェルトの上に置かれたいくつかの物品の中から，ナットを探してつまみ上げ，それを移動し，ボルトにはめ込んで締めるという動作を例に挙げて考えてみたい（**図 7-2**）．作業療法士は，このような一連の動作の中で，どのように手を診たらよいのであろうか．

### 1）物体の探索・識別
#### 探索・識別に必要な知覚とは

　手の知覚を頼りにして物体をつまみ上げるとき，机の上で手を滑らせながらそこに置かれた物品を探索し，その形態や材質などの特徴を識別し，目的のナットを選び出さなければならない．しかし手の知覚，特に触覚が十分でなければこのような探索動作は行えず，物品がどこに，どのような向きに置かれているかわからなければ，つまみ上げることはできない．それぞれの物品の特徴を正しく識別することができなければ，似かよった別の物品を選んでしまうかもしれない．

　また，知覚障害の程度が手の部位により異なれば，特定の指を使用せずに知覚の良好な指や部位だけを使用して物品の探索や識別を試みるかもしれない．たとえば正中神経麻痺があり，手の橈側の知覚機能が十分に回復していなければ，橈側の指は使用せず，問題のない知覚の残存している指を使って探索，識別するようになる（山内他，1975）．何とか物品が探せたとしても，それをつまみ上げる際に，下に敷かれているフェルトと物品が識別できなければ，その物品と一緒にフェルトもつまみ上げてしまうこともある（中田他，2019）．

　触覚が重度に障害されてしまうと，探索動作は物品の上から手掌などを押しつけて行うようになる．小さい物，薄い物は，触覚なしでは物品の存在を確認したり，その特徴を識別するこ

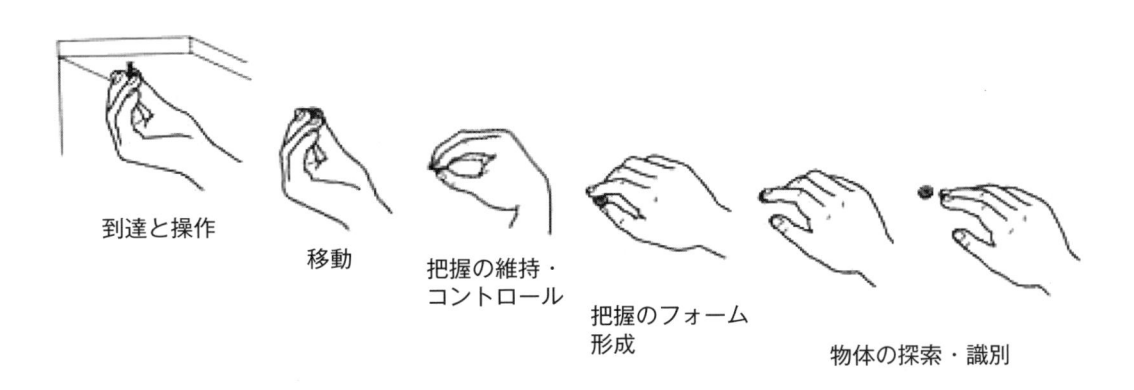

到達と操作　　移動　　把握の維持・コントロール　　把握のフォーム形成　　物体の探索・識別

**図 7-2　机上に置かれたナットを探してつまみ上げ，移動し，ボルトに締結する動作の工程**

とが困難であり，目的の物品をつまみ上げることは不可能となる．しかし，固有感覚が残存していて，ある程度の容積がある物であれば，それを把持した時の手指屈筋の抵抗感覚によって"手の中に何かがある"ことを感じることができる（Nakada et al, 1997）．しかしその場合には，過度に力を入れるので，その動作は拙劣に見える．

つまり，作業療法士はどのように手を使って物品を探索，識別するかを診ることで，その手の知覚の状態を推測することができるのである．

## 2) 把握フォームの形成と手の移動

### 把握に必要な知覚とは

物品を探索，識別したのち，どの指を使用して，どのようなフォームでナットをつまみ上げるかを観察することで，その手に把握フォームを作るための知覚がそなわっているかどうかを推測することができる．

前述したように，ひとが物体を把握する時は，まず触覚により対象物の位置を確認し，次いで，その形状や材質などを識別し，それに応じて把握するための手のフォームを決定している（岩村，2001）．その結果，物を正確につまんだり，握ったりすることが可能になるわけである．この時の手指は，物の形状などに対して，非常に効率よく接触している．ナットをつまみ上げる動作ではナットの形状に合わせ，母指，示指，中指でそれを取り囲むように，三面把握—標準型（Tpd）あるいは包囲軽屈曲把握（CMF）のフォームを作る．しかし物体の特徴が識別できないと，物の形状に応じた最適な把握のフォームを形成することができず，そのフォームは歪んだり，不安定なものになってしまう（Brink and Mackel, 1987；中田，1997）．

物を把握する際の手のフォームを観察することは，物の形状などに合わせて手のフォームを的確に作れるかどうかを知覚の側面から探ることでもある．

### 把持力の調整とそれを持続するために必要な知覚とは

次に，手の3本の指でナットをつまみ上げ，それをボルトのところまで移動する．物品を把握し，それを空中で保持するためには，手でその表面の性質や重量を感じ，それに応じて把持力を調整し，物品を落とさない程度の把持力を加えられることが必要である（Westling and Johansson, 1984）．さらに，把持力をコントロールすることは，物を落とさないためだけでなく，運動や動作を最大限に生かすためにも重要になってくる．WestlingとJohanssonは，手先の器用な被験者は物を握る際，物を滑り落とさないための必要最小限の圧を加えていると報告している．

知覚，特に静的触覚が障害されると，把持力を調節することができず，物を落としてしまったり，逆に落とさないように過剰な力を込めて物を把握するようになる（Brand, 1980；Rothwell et al, 1982；浅井他，1985）．必要以上の力で物を把握してしまうと，その物体に操作を加えることはもはや困難になってしまう．たとえ物を操作するために必要な運動機能が手にそなわっていても，静的触覚による把持力のコントロールやその維持が行われなければ，過剰な把

持力を加えてしまうため，その動作は拙劣になってしまう．

　物を持ち上げ，空中で保持している時の状況，たとえば力の入れ具合や筋の緊張状態などの観察によって，静的触覚の機能を推測することができる．さらに，その手が物を安定して把持することができるか，物体に操作を加えるための準備状態にあるかどうかについても推測することができる．

#### 把握した物体を移動するために必要な知覚とは

　次に，図7-2のように，前腕を回内の状態でナットを把持したら，次に回外させながらボルトの位置まで手を移動するような状況を考えてみよう．通常は物を把握しながら空中で手の向きを変えたり，手以外の関節を動かしたりしても，物体を落としてしまうことはない．しかし，知覚に問題があると，手を移動したり，隣接する関節を動かしたりすることで筋緊張が変化すると，物体に加えていた力が変化し，物体を落としてしまったり，逆に過度に指を握り込んでしまうことがある（Nakada and Uchida, 1997）．この場合では，手関節や前腕などを動かすことで，ナットを把握している手のフォームや加えていた力が変化し，そのとたんに物体を落としてしまうということが生じる．

　物を掴んだまま空中を移動している手が，手以外の関節の動きによってフォームを変えたり，あるいは把持力を変化させたりした場合，それは静的触覚が十分に機能していないサインの可能性がある．

### 3）手の到達と操作

#### 手の到達に必要な知覚とは

　把握した物体を落とさずに移動してきたら，今度はボルトにはめることになるが，ボルトの位置まで手を到達させるにはどのような知覚が必要であろうか．

　ひとは，固有感覚によって自分の手や四肢の関節の位置を正確に認識することができる．手を使用する時，手の位置の認識は大変重要であり，それなくしては手を自由に使用することは不可能である．しかしそれが障害されると手や上肢の各関節の位置関係がわからず，目的のところに手を正確に到達させること，さらにその位置を維持することは困難となる．

#### 物の操作のために必要な知覚とは

　ナットをボルトの位置まで運ぶことができたら，いよいよ，ナットを手の中で操作して，ボルトにはめ込んで締めることになる．ここで重要なのは，動的触覚である．手は，ナットを3本の指で把握したまま，ボルトに当て，回転させる．このときに必要なのが，動的触覚によって振動を感じることである．ナットは回転させることでボルトの外側の溝に対してナットの内側の溝がかみ合って締結される．その時，手はナットを回転させながら，回転によって生じている振動を感じることが必要で，この振動を感じなくなることでナットが締まったと認識できる．さらに力を入れて，ナットを回転させ，それが動かないことを抵抗感として感じることで，確実に締結が行われたと認識することができる．

動的触覚に問題があり，振動が感じられないと，ナットが締まっていると認識することができず，締まっているにもかかわらずナットをさらに回してしまい，それが動かないことを指の動きの抵抗感として感じることで，やっとネジが締まったことを認識する．このような操作を繰り返すと，ネジ式の構造によってはそれをねじ切ってしまうことすらある（中田，1998）．

## 7・4　手の知覚の診かた

『NOMA手・上肢機能診断（以下，『NOMA診断』）』の「D．感覚・知覚　D-1つまみ上げ検査」および「D-2母指さがし試験」を実施することで，その手の知覚が上肢の動作にどの程度有用であるのかを推測することができる．

「D-1つまみ上げ検査」と「D-2母指さがし試験」を例に挙げて解説する．

### 1）D-1つまみ上げ検査

「D-1つまみ上げ検査」は，机上に置かれた10個の物品を探索してつまみ上げ，移動するという検査課題を行うものである．その時の一連の動作の過程で，手の知覚，特に触覚によるフィードバックがどのくらい正確に利用できているかを診ることができる．

検査の概要は以下である（詳細はNOMAハンド・ラボホームページもしくは付録1参照）．

> 　被検者正面の机上の到達しやすい位置にフェルトを敷き，それに描かれた印の枠内に10個の小物品（Aセット）を置く．被検者は開眼注視下で検者から告げられた物品をひとつずつつまんで，フェルトの外に置く．これは被検者に10個の物品名を認識してもらうことと，検者が被検者のつまみ上げ動作をあらかじめ観察しておくために行うものである．
> 　物品名がわからないものは，検者によって該当の物品を指し示し，つまみ上げを行ってもらう．つまみ上げが困難な物品，または移動中落としてしまった物品は検査対象から除外する．さらに10個中，4個以上つまみ上げることができない場合には，用意されている別の検査物品（Bセット）を使用する．開眼で6個以上の物品をつまみ上げて移動することができたら，検者がそれらの物品をフェルトの上に戻す．
> 　次に閉眼の状態で，同様に名前を告げられた物品を探索，識別して選び出し，つまみ上げてフェルトの外に移動する（図7-3）．閉眼による動作を観察し，動作の可否，開眼時と異なる手の使い方や困難な状況などを記録する．反対側については省略する．

手の探索，識別動作，手のフォーム，把持力などを観察し，開眼時と閉眼時の動作を比較することで，知覚機能を推測することができ，知覚障害による手の動作の障害を探ることができる．

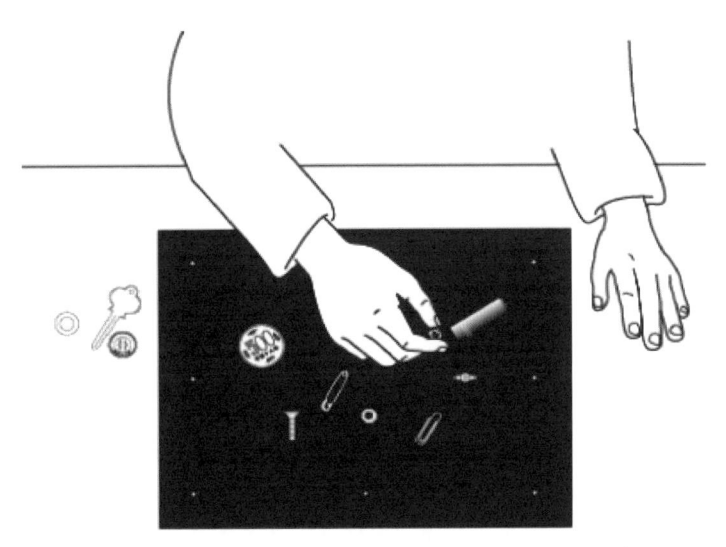

**図 7-3** 『NOMA 診断』 D. 感覚・知覚 D-1 つまみ上げ検査
手の知覚，特に触覚によるフィードバックがどのくらい正確に利用できるかを診る．

## 2) D-2 母指さがし試験（平山ら）

『ＮＯＭＡ手・上肢機能診断』の感覚・知覚検査には，上肢の固有感覚をしらべる母指さがし試験（平山他，1986）が組み入れられている．

母指さがし試験は，平山ら（平山他，1986）によって開発された検査で，母指に代表される空間での手の位置が正確に認識できるかどうかを診ている．母指さがし試験における母指の位置の認識は，身体内の空間知覚によるものである．これには，肩，肘，腕，指からの固有感覚情報が必要であり，さらにこれらが統合されなければならない．それがうまく機能しないと，空間上に，他動的に位置づけられた母指を探すことが困難となる．

検査の概要は以下である（詳細はＮＯＭＡハンド・ラボホームページもしくは本書の付録1を参照）．

---

被検者は，検者によって空間内の任意の位置に置かれた母指の先を他方の母指と示指とで掴むことが求められる．まず開眼注視下でそれを行い，母指を掴めることを確認する．次いで被検者は目を閉じ，検者によって腕を受動的に十分に動かされてから，任意の位置に固定された母指を掴む（**図 7-4**）．

固有感覚に異常のないときは，空間における母指の位置がわかるので母指を掴むことができる．異常がある時はその程度によって数 cm ずれるものから，容易に母指に到達できず，探索を断念してしまうものまで，その障害度を判定する．反対側については省略する．

---

この検査時，過度に上肢あるいは母指などに力を入れる被検者がいる．固有感覚は筋を緊張

7・4 手の知覚の診かた

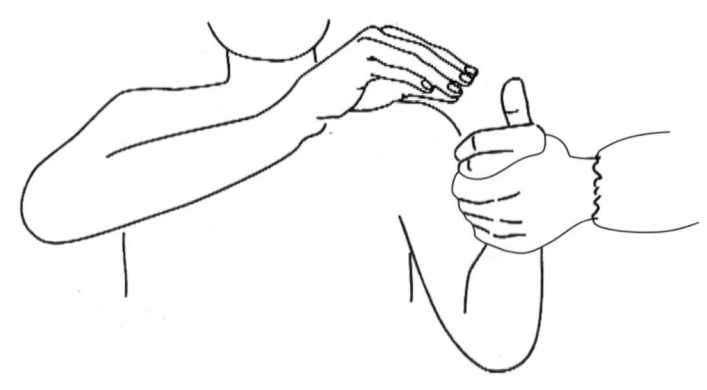

**図 7-4** 『NOMA 診断』 D. 感覚・知覚 D-2 母指さがし試験
空間に置かれた母指の位置が認識できるかどうかをしらべる.

させたときのほうが感受性は高まり，筋の抵抗感を感じやすくなるからである（Schmidt, 1989）. したがって，本来の関節覚をしらべるためには，できるだけ筋の緊張を落とした状態で検査を実施しなければならない. それでも筋の緊張を高めているという場合には，関節覚ではなく，筋の抵抗感覚を利用して自身の身体部位を判断している可能性がある（Nakada et al, 1997）.

## 7・5 道具操作に必要な知覚―遠隔触

ここまで，物に直接触れる際の手の知覚について考えてきた. しかし，手が道具などを操作するときには，手は把持している道具だけでなく，その道具の先で何が起こっているのかを感じなければ，道具を上手に操作することはできない.
次に道具を操作する時に必要な知覚について述べる.

### 1）直接触らなくても感じることができる―遠隔触

ひとは直接触らなくても，手に持った道具などを介して離れている物体やその特徴について感じることができる. たとえば箸を使って食事をする時のことをイメージしてみよう. 箸を把握した時には，手は箸の形状や材質などを感じるだろう. そして箸で食物を挟んだ時には，直接手が触れていない食物の弾力性や硬さ，大きさなどを感じることができる. ひとがさまざまな道具を使う時には，このように道具を介して，それが働きかけている対象を感じながら道具を操作しているのである.

Katz（1925）は，物体を持っている時，物体表面の触知覚を表面触，物を介しての触知覚を遠隔触と呼んだ（図 7-5）. そして手が道具を操作する時，道具という媒介物によって，摩擦点から手の感覚器官へ伝達される振動が遠隔触の判断の基礎になると述べている.

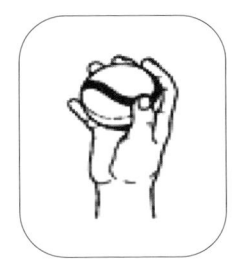

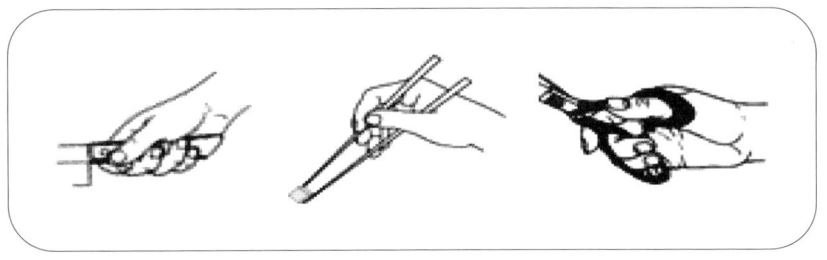

**表面触**：物体表面の触知覚

**遠隔触**：物を介しての触知覚．包丁や箸，ハサミを操作する時，遠隔触を感じながら道具を操作しているが，そのときの判断の基礎になるのは，摩擦点から道具を介して手の感覚器官へ伝達される振動である．

図 7-5　表面触と遠隔触

### 2) 遠隔触を有効に利用するためには—動く物を感じている手

　道具を操作する際，遠隔触を有効に利用するにはどうすればよいのだろうか．まず，遠隔触の元になる振動が道具を介して手に伝わり，それによって動的触覚が生じることが必要である．手が動的触覚を十分に感知できるためには，手はその物体を的確に把握できなくてはならない．握られた道具が手の中で動いて接触箇所がずれてしまうと，手はその動いている箇所，つまり道具との接触箇所（表面触）を感じてしまうため，遠隔触を感じにくくなってしまうからである．ひとの手は，動くものを感じるようにできているのである．

　手が遠隔触を感じるためには，過度な把持力を加えることなく，物体の形状に適合したフォームと最適な把持力で把握しなければならないのである（中田，2005；中田他，2006）．

（中田眞由美）

◆7章文献◆

浅井憲義, 池永次郎, 甲山博美, 成田　稔, 青木眞由美 (1985). らい性麻痺手における運動機能の解析 (第4報). 第19回日本作業療法学会論文集, 161-162

Brand PW (1980). Management of sensory loss in the extremities. In：Omer JE, Spinner M (eds), Management of peripheral nerve problems. Saunders, Philadelphia, p 862

Brink EE, Mackel R (1987). Sensorimotor performance of the hand during peripheral nerve regeneration. J Neurol Sci, 77, 249-266

Dellon AL (1981). Evaluation of sensibility and re-education of sensation in the hand. Williams & Wilkins

平山惠造, 福武敏夫, 河村　満 (1986). 母指さがし試験―関節定位覚障害の検査. 臨床神経学, 26, 448-454.

岩村吉晃 (2001). タッチ. 医学書院

Katz D (1925). Der Aufbau der Tastwelt. Verlag von Johann Ambrosius Barth, Leipzig, Germany

中田眞由美 (1997). 知覚再教育における識別訓練の意義. 日本ハンドセラピィ学会・編, 末梢神経損傷 (ハンドセラピィ5). メディカルプレス

Nakada M, Uchida H (1997). Case study of a five-stage sensory reeducation program. J Hand Ther, 10, 232-239

中田眞由美 (1998). 糖尿病による感覚・視覚障害者に対する評価と指導. 日本作業療法士協会学術部・編, 作業療法事例集. (社)日本作業療法士協会

中田眞由美, 清本憲太, 岩崎テル子 (2019). 新　知覚をみる・いかす―手の動きの滑らかさと巧みさを取り戻すために. 協同医書出版社

中田眞由美 (2005) 感覚は改善するか？―末梢神経損傷・脳血管障害の知覚再教育. 古川　宏・編, 作業療法のとらえかた. 文光堂

中田眞由美, 大山峰生 (2006). 作業療法士のためのハンドセラピー入門, 第2版. 三輪書店

Rothwell JC, Traub MM, Day BL, Obeso JA, Thomas PK, Marsden CD (1982). Manual motor performance in a deafferented man. Brain, 105, 515-542

Schmidt RF・著, 岩村吉晃・訳 (1989). 感覚生理学. 改訂第2版, 金芳堂

当間　忍, 中島祥夫 (1994). 随意運動の感覚性制御―マイクロニューログラムによる検討. 臨床脳波, 36, 657-662

Westling G, Johansson RS (1984). Factors influencing the force control during precision grip. Exp Brain Res, 53, 277-284

山内裕雄, 今井立史, 武山健三 (1975). 手指の力に関する考察―指尖圧を中心として. 災害医学, 18, 501-507

特論

# 8 オセロの石と硬貨のつまみ上げ，手の使いかたはどう違う？

8・1 オセロの石をつまみ上げる
手のフォームと動きとは? ……………………………… 112

8・2 硬貨をつまみ上げる手のフォームと動きとは? ……… 113

8・3 XYZ連記法で表してみよう ………………………………… 114

# 8 オセロの石と硬貨のつまみ上げ,手の使いかたはどう違う?

　机の上に置いてある小物品をつまみ上げて移動するという練習は,作業療法場面では頻繁に見かけるものである.作業療法士は,物品の形状を変えることで難易度の段階づけを行い,練習メニューを組み立てているが,何を根拠に段階づけているのだろうか? 物体の形状が異なると,それをつまみ上げる動作はどのように変化するのだろうか? また,「オセロゲームの石(以下石)はつまみ上げられるのに硬貨は難しい」という患者に対して硬貨のつまみ上げを可能にするためには,いったいどのような練習を行ったらよいのであろうか?
　この章では,これらの疑問を解くために,石と硬貨を例に挙げ,それらをつまみ上げる動作における手の使いかたについて見ていくことにする.

## 8・1　オセロの石をつまみ上げる手のフォームと動きとは?

　机の上に置かれた石をつまみ上げる際の手の使いかたを鎌倉による"指列の動き"(「5章 手の動きのパターン」参照)を用いて分析してみよう.その一例を示すと**図 8-1**のようになる.なお,ここでは便宜的に石をつまみ上げるために使用する指は,母指・示指・中指とし,石と接触していない環指・小指は手の中に握り込まれていて動かない状態とする.また,以下の①～③は図 8-1の縦列の番号に該当している(以後の表も同様).

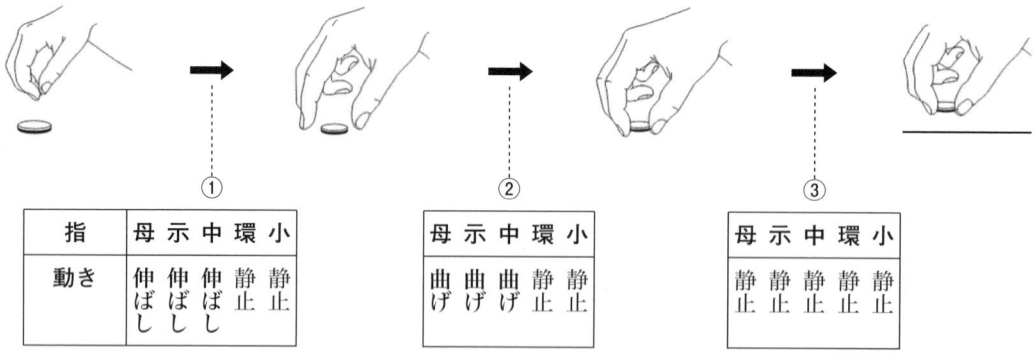

| 指 | 母 | 示 | 中 | 環 | 小 |
|---|---|---|---|---|---|
| 動き | 伸ばし | 伸ばし | 伸ばし | 静止 | 静止 |

| 指 | 母 | 示 | 中 | 環 | 小 |
|---|---|---|---|---|---|
| 動き | 曲げ | 曲げ | 曲げ | 静止 | 静止 |

| 指 | 母 | 示 | 中 | 環 | 小 |
|---|---|---|---|---|---|
| 動き | 静止 | 静止 | 静止 | 静止 | 静止 |

図 8-1　石のつまみ上げ動作の分析(例)

(開始肢位)机の上に置かれた石の上空で手をかまえる.
① 手を降下させながら石をつまむために母指・示指・中指の3指で「**伸ばし**」の動きを行い,手の受け口を広げる.
② 母指・示指・中指の「**曲げ**」で石を取り囲み,それらの指を押しつける.
③ 指を石に押しつけたまま,手を持ち上げて石をつまみ上げる.この時の手は「包囲軽屈曲把握(CMF)」または「並列軽屈曲把握(PMF)」の把握のフォームを呈している.

## 8・2 硬貨をつまみ上げる手のフォームと動きとは？

　机の上に置かれた石をつまみ上げる動作に比べ，硬貨のつまみ上げはより複雑な手の動きによって実行される．硬貨をつまみ上げる動作の分析の一例を図 8-2 に示す．ここでも硬貨をつまみ上げるために使用する指を母指・示指・中指とし，硬貨と接触していない環指・小指は動かない状態とする．

| 指 | 母 | 示 | 中 | 環 | 小 |
|---|---|---|---|---|---|
| 動き | 伸ばし | 伸ばし | 伸ばし | 静止 | 静止 |

① 

| 母 | 示 | 中 | 環 | 小 |
|---|---|---|---|---|
| 曲げ | 曲げ | 曲げ | 静止 | 静止 |

② 

| 母 | 示 | 中 | 環 | 小 |
|---|---|---|---|---|
| 静止 | まきあげ | つきだし | 静止 | 静止 |

③ 

| 母 | 示 | 中 | 環 | 小 |
|---|---|---|---|---|
| 静止 | 静止 | 曲げ | 静止 | 静止 |

④ 

| 母 | 示 | 中 | 環 | 小 |
|---|---|---|---|---|
| 静止 | つきだし | 曲げ | 静止 | 静止 |

⑤ 

| 母 | 示 | 中 | 環 | 小 |
|---|---|---|---|---|
| 静止 | 曲げ | 曲げ | 静止 | 静止 |

⑥ 

| 母 | 示 | 中 | 環 | 小 |
|---|---|---|---|---|
| 曲げ | 曲げ | 曲げ | 静止 | 静止 |

⑦ 

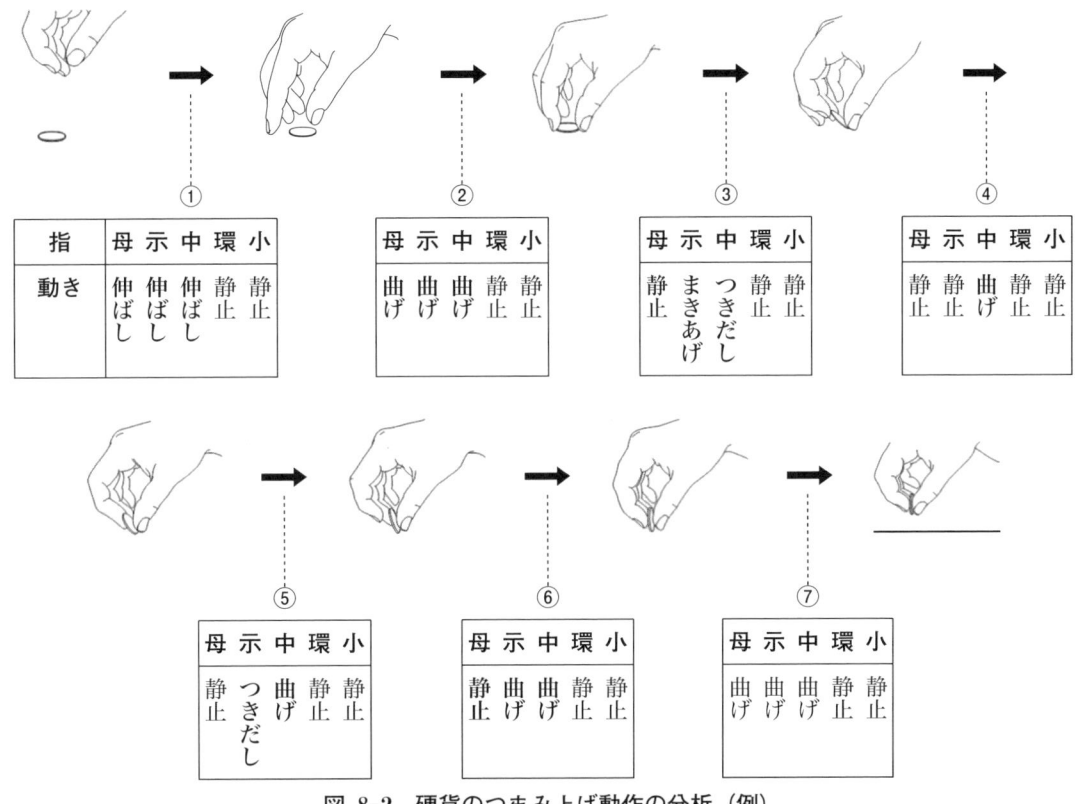

**図 8-2　硬貨のつまみ上げ動作の分析（例）**

（開始肢位）机の上に置かれた硬貨の上空で手をかまえる．
① 手を降下させながら，硬貨をつまむために，まず母指・示指・中指で「**伸ばし**」の動きを行い，手の受け口を広げる．
② 母指・示指・中指の「**曲げ**」で硬貨を取り囲みながら，母指と示指を押しつける．
③ 母指を支点としながら，示指の「**まきあげ**」によって硬貨を起こす．それと同時に机上面と硬貨のすき間に差し入れるため，中指を「**つきだし**」によって，移動させる．
④ 中指の「**曲げ**」によって，示指によって起こされた硬貨のすき間に中指を差し入れる．
⑤ さらに中指の「**曲げ**」によって硬貨を下から支え，硬貨に接触していた示指は「**つきだし**」によって離れ，硬貨との新たな接点に向けて移動する．ここで，硬貨を起こしている指は，示指から中指へと交代することになる．

⑥示指と中指の「**曲げ**」によって，硬貨を起こしながらつまむ．
⑦最後に母指・示指・中指を「**曲げ**」ることで，3本の指でしっかりと拘束ながら手を持ち上げて硬貨はつまみ上がる．この時の手は「並列軽屈曲把握（PMF）」の把握のフォームになっている．

　石をつまみ上げる動作は，母指・示指・中指の「伸ばし」，「曲げ」の動きで可能であったが，硬貨のように平らで薄い物体はそれだけでは難しい．まず示指によって硬貨を起こせなくてはならない．そして中指を移動させ，机上面と起こされた硬貨のすき間に中指を差し入れて硬貨を下から支えることと，示指を開放し，硬貨を支えている指を交代させることが必要である．さらに示指を硬貨と接触し直し，最後に3本の指で硬貨を持ち直すといったように，3本の指を分離して使うことが必要である．

　また，母指は静止しているが，動きがただ止まっているだけでなく，示指が硬貨を起こす際の支点になるという大事な役割がある．そのためには，母指は他の指につられて動くことなく，安定してその位置を保たなくてはならない．

　さらに，最後は「並列軽屈曲把握（PMF）」の把握のフォームになっていなければならない．

## 8・3　XYZ連記法で表してみよう

　石や硬貨をつまみ上げる動作について指の動きを見てきたが，こんどはそれをXYZ連記法で表してみよう．

### 1) 石のつまみ上げ動作の XYZ 連記法（表 8-1）

①石をつまみ上げる場合，まず母指の動きである「伸ばし」にXが与えられる．さらに示指・中指も「伸ばし」の動きを呈するため，いずれも母指と同じXが与えられ，3本の指はXXXと表記される．環指・小指は「静止」状態のため，それぞれOが与えられる．したがって，この動きをXYZ連記法で表すとXXXOO型（X＝伸ばし）となる．
②次の動きも同様に，母指・示指・中指の動きは「曲げ」，環指・小指は「静止」のため，XYZ連記法で表すとXXXOO型（X＝曲げ）となる．
③最後に手は石を持って静止しているためOOOOO型となる．

　石をつまみ上げる動作のXYZ連記はXXXOO型のみで，Xの指の動きは「伸ばし」と「曲げ」の2種である．つまり石をつまみ上げるためには，母指・示指・中指の3本の指で「伸ばし」と「曲げ」の動きが行えることと，最後に手を持ち上げるには，3本の指による「包囲軽屈曲把握（CMF）」あるいは「並列軽屈曲把握（PMF）」の把握フォームが作れればよい，ということがわかる．

表 8-1 オセロ石のつまみ上げ動作の分析（例）

| | 指 | ① | | | | ② | | | | ③ | | | |
|---|---|---|---|---|---|---|---|---|---|---|---|---|---|
| | | 母 示 中 環 小 | | | | 母 示 中 環 小 | | | | 母 示 中 環 小 | | | |
| オセロ石 | 動き | 伸ばし 伸ばし 伸ばし 静止 静止 | | | | 曲げ 曲げ 曲げ 静止 静止 | | | | 静止 静止 静止 静止 静止 | | | |
| | XYZ連記 | X X X O O | | | | X X X O O | | | | O O O O O | | | |

表 8-2 硬貨のつまみ上げ動作の分析（例）

| | 指 | ① | ② | ③ | ④ | ⑤ | ⑥ | ⑦ |
|---|---|---|---|---|---|---|---|---|
| | | 母 示 中 環 小 | 母 示 中 環 小 | 母 示 中 環 小 | 母 示 中 環 小 | 母 示 中 環 小 | 母 示 中 環 小 | 母 示 中 環 小 |
| 硬貨 | 動き | 伸ばし 伸ばし 伸ばし 静止 静止 | 曲げ 曲げ 曲げ 静止 静止 | 静止 まきあげ つきだし 静止 静止 | 静止 静止 曲げ 静止 静止 | 静止 つきだし 曲げ 静止 静止 | 静止 曲げ 曲げ 静止 静止 | 曲げ 曲げ 曲げ 静止 静止 |
| | XYZ連記 | X X X O O | X X X O O | O X Y O O | O O X O O | O X Y O O | O X X O O | X X X O O |

## 2) 硬貨のつまみ上げ動作のXYZ連記法（表 8-2）

同様に，硬貨をつまみ上げる動作についてXYZ連記法で表すと以下のようになる．

① 硬貨をつまみ上げる場合，母指・示指・中指の「伸ばし」の動きに対してXが与えられる．環指・小指は「静止」状態のため，どちらもOが与えられる．したがって，この動きをXYZ連記法で表すとXXXOO型（X＝伸ばし）となる．同様に，

② XXXOO型（X＝曲げ）．

③ OXYOO型（X＝まきあげ，Y＝つきだし）

④ OOXOO型（X＝曲げ）

⑤ OXYOO型（X＝つきだし，Y＝曲げ）

⑥ OXXOO型（X＝曲げ）

⑦ XXXOO型（X＝曲げ）

となる．

硬貨のつまみ上げ動作の一連の過程をみると，硬貨をつまみ上げる動作の最初（表 8-2①と②）は，石をつまみ上げる動作と同じであることがわかる．しかし，硬貨のように厚みのない物品をつまみ上げるにはこれだけでは不十分で，③〜⑥に示された手の使いかたができなくては，硬貨をつまみ上げることはできない．つまり，示指では「まきあげ」（③）と「つきだし」（⑤）の動き，中指では「つきだし」（⑤）の動きが必要となる．さらに指の動きの分離の形式を見ると，③と⑤では，母／示指間，示／中指間で分離して指を使えることが必要である．また，④では示／中指間，⑥では母／示指間でそれぞれ分離が求められるということがわかる．硬貨をつまみ上げる動作のほうが，より複雑な動きのパターンと指の分離が求められるため，より難易度が高い動作であるといえる．

8・3 XYZ連記法で表してみよう

もし，オセロの石をつまみ上げることはできるが，硬貨はつまみ上げることができないという場合には，表8-2の一連の過程の中で，③，④，⑤，⑥のいずれかの手の使いかたに問題があるということが推測できる．そして，その問題が指の動きなのか，指の分離なのか，さらに把握のフォームなのか詳細に観察することで，まだ獲得できていない手の機能を付加するための練習メニューを組み立てることができる．

　なお，分離についても母指，示指，中指の3指に限って解説した．

（中田眞由美）

特論

# 9 筆記具の把持のフォームと操作のパターン

9・1　筆記具の把持のフォーム ………………………… 118

9・2　書字動作における指，手関節，前腕の動き ………… 124

9・3　健常者の筆記具把持と操作の様式，
　　　およびその臨床的意味 ………………………………… 132

# 9　筆記具の把持のフォームと操作のパターン

　患者が筆記具を持てるようにすることや，それを使って文字を書けるように助けることは，臨床家がしばしば引き受けるしごとのひとつである．

　文字を書くためにはさまざまな基礎能力が必要になる．書くべき文字のイメージを頭の中に思い浮かべられること，筆記具を把持できること，しかるべき位置に筆記具の先端を下ろせること，運筆ができること，字画の構成ができること，文字列の構成ができること等々が必要になる．つまり，一定の認知能力と運動能力の両方が必要になる．しかしここでは「手」にかかわる部分，すなわち筆記具を持つことと操作する（運筆をする）ことのみを取り上げる．

　脳損傷後の患者に動作の再学習を促す場合，もしもまだ患者が回復期にあるならば，正常な書字動作フォームを獲得することや書字速度を改善することが目標のひとつになりうる．なぜなら，正常フォームの獲得は，よりよいパフォーマンス（作業成績）を獲得するための基礎と考えられるからである．臨床家は患者にただ書きなさいと言うのではなく，筆記具の正常な持ちかたを導くとともに，運筆のためのより正常な動きを導くことを求められる．

　なかには，すでに回復期を過ぎ，動作の再学習を期待できない患者もいる．その場合は代替的な持ちかたや代替的な操作法を選ぶことになる．補助具を使う場合もある．このような時も，もしも臨床家が正常なフォームや動きを熟知していれば，代替法を用いることの不利をある程度予測でき，その対策へと考えを進めることができる．

　本章の目的は，健常者の筆記具の持ちかたと操作の方法について，これまでにわかったことを整理し，そこから何を汲みとるべきかを考えることにある．

## 9・1　筆記具の把持のフォーム

### 9・1・1　書写書道教育における「望ましい持ちかた」

　作業療法以外の分野で筆記具の持ちかたが問題になるのは，学校教育の分野，なかでも書写書道教育の分野であるらしい．

　押木ら（2003）は，筆記具の「正しい持ちかた」という概念について，複数ある持ちかたのうちのひとつを「正」としてしまうと，他の持ちかたをすべて「誤」と認識されてしまうおそれがあるという．そして，現実には最も望ましい持ちかたが存在するとしても，他の持ちかたが「書字できる持ちかた」である以上，優劣はあっても，他のパターンが否定されるべきではないはず，としている．この考えかたから彼らは，従来のいわゆる「正しい持ちかた」を「典型とされる持ちかた」と言い替え，到達すべき特徴を有する持ちかたを「望ましい持ちかた」

表 9-1 「筆記具の典型とされる持ちかた」の共通特徴（押木他，2003）

| | |
|---|---|
| ・筆記具に接する指の位置： | 親指＝第1関節より先の中央部<br>示指1＝第1関節より先の中央部<br>示指2＝第3関節から第2関節の間<br>中指 |
| ・机に接する指と形状： | 中指/薬指/小指をそろえた状態で軽くまるめ，小指が机に接する |
| ・指が接する筆記具の位置： | 示指1＝筆記具の先端部（鉛筆の場合，削り際のやや上）<br>親指＝示指より先端部から離れた位置 |
| ・角度： | 前方から見て20°程度，側方から見て60°程度 |

と表現している．

以上の立場に立ち押木ら（2003）は，小学校の書写教科書12冊，図版がある同教科書6冊，同種の市販図書17冊中に記載されている筆記具の「持ちかた」を点検し，その中から「典型とされる持ちかた」の共通特徴を取り出した．**表 9-1**はその結果である．

結局のところ押木らは，この「典型とされる持ちかた」を現状における「望ましい持ちかた」と見なさざるをえないとして，もしもそこから外れた場合に，どのような不都合が起きるかの検証を試みている．ただしその検証は実験によるものではなく，すべて紙上の論考であるから，ここでは上記の表を引用するにとどめる．

## 9・1・2　大滝らによる筆記具の把持様式の仮分類

大滝ら（1994）は，「書字動作における手のかまえと操作のパターン」と題する研究の前段において，右利き健常者における筆記具の把持のフォームを観察し，仮分類を行っている．対象は，短期大学の学生または職員37名で，うち男性7名，女性30名である．

彼らは被験者に，指定された記号を油性ペンで書くようにと依頼し，書き終えた時点でそのままペン先をシートから離さずに待機させ，そのときの手のフォームを，手指背面と橈側の2方向から写真に撮影した．こうして得た写真を，手のフォームおよび筆記具との接触部位の類似性という観点から分類し，結果として4群を得た．

この4群とは，「母指外転型（Ab型）」，「母指内転型（Ad型）」，「母指突出型（St型）[注11]」，「環指関与型（Ri型）」の4つである（**図 9-1**）．

### 1) 母指外転型（以下 Ab 型）

特徴は母指が顕著な外転位を呈することである．指列全体は軽度屈曲位をとり，尺側でより強く屈曲している．筆記具との接触部位のうち，下位接触は ① 母指の末節先端（掌側〜掌尺側面），② 示指の末節掌側面，③ 中指の末節またはDIP関節の橈背側面の3点で行われる．上位

---

[注11] 原文では「母指突き出し型」となっているが，本書で用いている他の用語と紛らわしいので改称した．

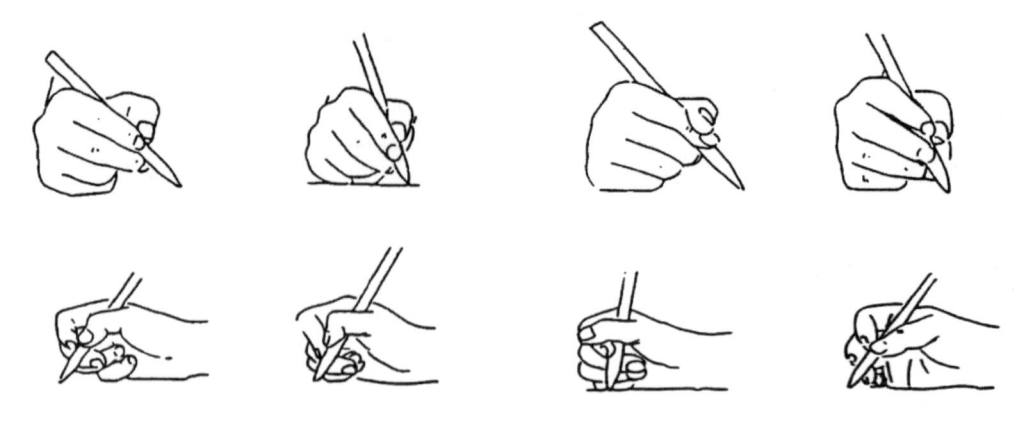

母指外転型（Ab型）　　母指内転型（Ad型）　　母指突出型（St型）　　環指関与型（Ri型）

図 9-1　大滝らによる筆記具の把握の仮分類（大滝他，1994）

接触は，第2中手骨または示指のMP関節の橈側面およびその近辺の[注12)]橈側面で行われる．

## 2）母指内転型（以下 Ad 型）

Ab型との違いは，母指がCM関節で内転し，かつIP関節で強く屈曲し，示指に接近していることである．そのほかはAb型とほぼ同じである．接触部位はAb型にほぼ等しい．

## 3）母指突出型（以下 St 型）

特徴は，母指先端が，示指末節の背面に突き出していることである．他はAb型にほぼ等しい．手と筆記具の接触は，下位接触と上位接触のほかに，それらの中間を母指の基節掌尺側面で押さえることが特徴．示指，中指の接触はAb型にほぼ等しい．

## 4）環指関与型（以下 Ri 型）

特徴は，環指が筆記具に接触することである．上記3型における中指の位置に環指がくる．中指は示指と並ぶため，MP関節の屈曲度が示指のMP関節の屈曲度に等しくなる．下位接触において，母指はAb型のそれに等しい．示・中指は末節先端，環指は末節または中節遠位の橈側面で接する．上位接触はAb型と同様である．

上記のそれぞれの型の該当者の割合は，最初の観察対象となった37名の場合，Ab型：21名（56.8％），Ad型：6名（16.2％），St型：5名（13.5％），Ri型：5名（13.5％）であった．またあらためて別の新規対象者57名（短大生）に同じあてはめを行った結果は，Ab型：27名（47.4％），Ad型：12名（21.1％），St型：10名（17.5％），Ri型：7名（12.3％），Ab/Ad型：1名（1.8％）であった．最後のAb/Ad型はAbとAdの中間型の意である．この2つの結果

---

[注12)] 原文では「近位の」となっているが，これは誤り．注13)参照．

から判断するかぎり，健常成人（20〜30代）が示す筆記具の把握の型は，Ab型：約5割，Ad型：約2割，St型：1〜2割，Ri型他：約1割という印象である．

一方で大滝らは，研究後段の書字動作の分析にとりかかる際，Ab, Ad, St, Ri 各型の該当者が5名ずつになるように被験者を選んだが，実際に実験を始めてみると，依頼時とは異なる型を示す被験者が現れ，最終的にはAb型：8名，Ad型：3名，Ab/Ad型：3名，St型：5名，Ri型：5名になってしまったと述べている．このことは，同一個人内でもAb, Ad型間で入れ替えが起こることや，この2型の中間型が生じやすいということを示している．

なおここに挙げた4型と，本書の3章で述べた鎌倉（1994）の把握の型との関連を付記するなら，上記Ab型およびAd型は三面把握—標準型（Tpd）に，St型は三面把握—亜型Ⅰ（TVⅠ）に，Ri型は三面把握—亜型Ⅱ（TVⅡ）に相当している．

### 9・1・3　鈴木らによる修正と追加

鈴木ら（2012）は書字動作における右利き者と左利き者の比較研究を行っているが，その研究の前段で，やはり筆記具の把持のフォームを分析している．この分析は，大滝ら（1994）の仮分類に従いつつも，はたしてその4型ですべてをカバーできるかを点検する目的をもっていた．観察対象は右利き者14名，左利き者14名である．

鈴木らの結論は，① 新たにAb—D型を設けるとともに，大滝らのAb型をAb—P型に改称すべき，② St型の亜種として新たにSt（亜）型を設けるべき，というものである．複合型としてAd+Ri型，St+Ri型が見られたことも指摘した（ただし左利き者の場合．後出）（**図 9-2**）．

上記提案の①は結局のところ，これまでのAb型を，上位接触が示指橈側上MP関節の近位にあるか遠位にあるかで分けようというもので，近位であればAb—P型，遠位であればAb—D型と呼ぼうというものである[注13]．②のSt（亜）型は，母指先端が他指の背面へ突き出ているという点でSt型の特徴を有しているが，中指接触がほとんどなく，示指橈側上の2点（近位と遠位）にかけわたした筆記具を母指の基節〜末節掌側面でしっかり押さえ込んでいる型である．ただしこれは左利き者のみに現れた（後出）．

ちなみに鈴木らの被験者のうちの右利き者のみに注目すると，筆記具の把握の型は，Ab型：14名中6名（42.9%）[注14]，Ab/Ad型：同1名（7.1%），Ad型：同4名（28.6%），St型：同

---

[注13] この根拠は，大滝ら（1994）によるAb型の定義の一部が，「上位接触は，第2中手骨または示指のMP関節の橈側面およびその近位の橈側面で行われる」となっているところにある．しかし，この記述中の「その近位の」は，実は「その近辺の」の誤りであった．「第2中手骨の……」から推察されるように，本当はこの句によってMP関節より近位部分の接触を表し，「およびその近辺の……」によって遠位部分の接触を表すはずであった．つまり大滝らのAb型は，実際は鈴木らのいうAb—D型とAb—P型の両者を含むものであった．したがって鈴木らの提案は，大滝らのAb型の二分案であるとみるのが適切なので，ここではそのように表現した．

[注14] 鈴木ら（2012）の記述においてこの6名の内訳は，Ab—D型：2名（14.3%），Ab—P型：4名（28.6%）となっている．

**修正（Ab 型の二分）**

Ab—近位型（Ab—P 型）　　Ab—遠位型（Ab—D 型）

**新規**

St（亜）型

**付．新たに見いだされた複合型**

Ad+Ri 型　　St+Ri 型

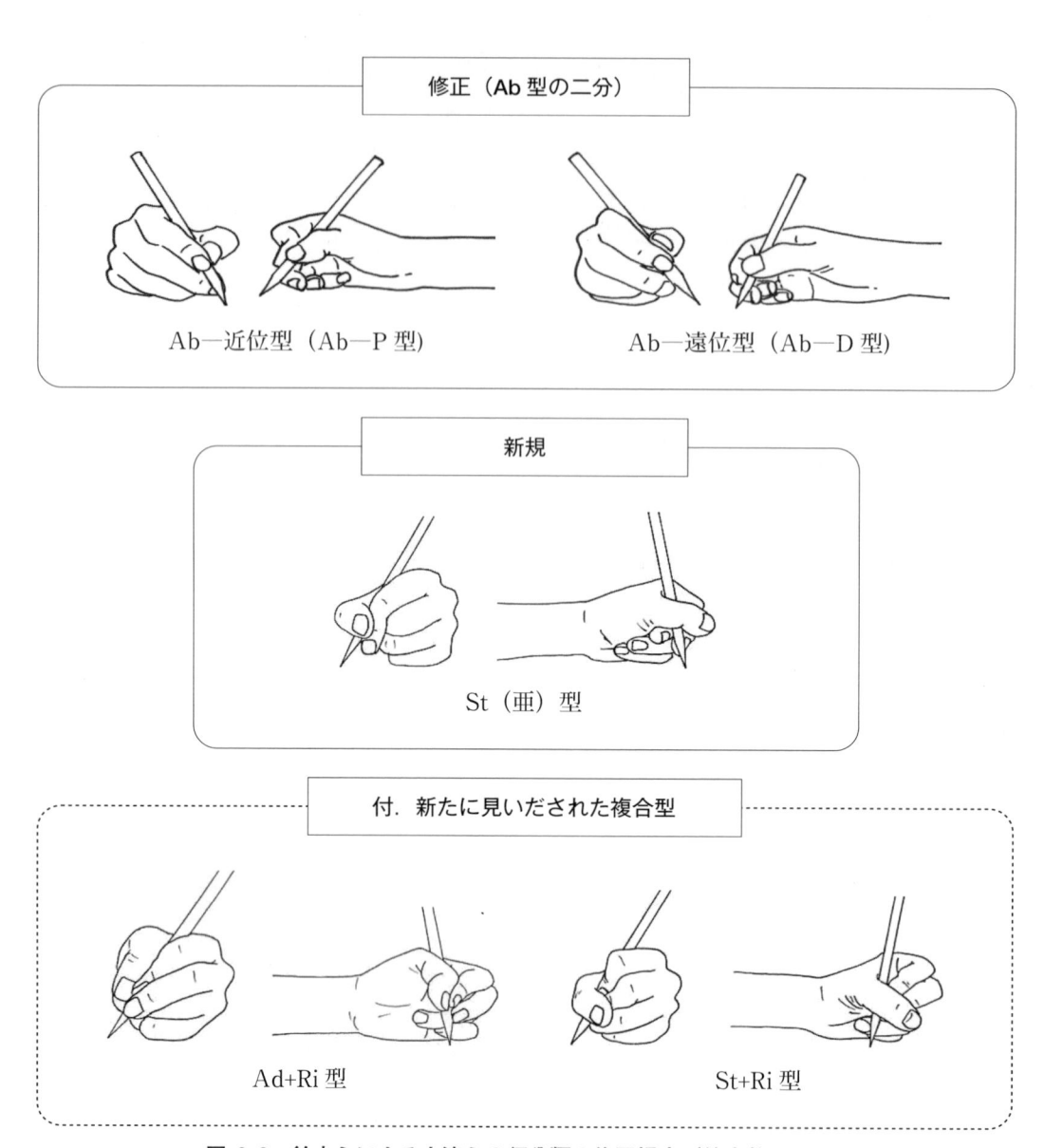

図 9-2　鈴木らによる大滝らの仮分類の修正提案（鈴木他，2012）

3 名（21.4%）となっており，大滝らとあまり変わらない結果となっている．

## 9・1・4　左利き者による筆記具の把握

小林（2005）によれば，左利きの児童・生徒に対する書写指導については，授業指導者や保護者からの質問，不安が後を絶たないという．彼女は文献の中から左利き者に望ましい筆記具の持ちかたを探しあてようと試みたが，結局のところ，右利き者にとって望ましい持ちかたを左右反転させたものが左利き者にとっての望ましい持ちかたであろうとの結論に落ち着いた．

表 9-2 右利き者，左利き者における各フォームの出現頻度（鈴木他，2012）

| フォーム（型） | 右利き（名） | 左利き（名） |
|---|---|---|
| Ab—D | 2 (14.3%) | 2 (14.3%) |
| Ab—P | 4 (28.6%) | 1 (7.1%) |
| Ab/Ad | 1 (7.1%) | 0 (0.0%) |
| Ad | 4 (28.6%) | 5 (35.7%) |
| Ad+Ri | 0 (0.0%) | 1 (7.1%) |
| St | 3 (21.4%) | 2 (14.3%) |
| St（亜） | 0 (0.0%) | 1 (7.1%) |
| St+Ri | 0 (0.0%) | 2 (14.3%) |
| 計 | 14 | 14 |

それゆえ，さきに引用した押木らの「典型とされる持ちかたの共通特徴」（表 9-1）を左手用に反転させたものを，「左利きの順手書字における望ましい筆記具の持ちかた」として掲げている．

鈴木ら（2012）は，健常な左利き者が実際にどのように筆記具を把握しているかについての研究を行った．

彼らは，右利き者 14 名，左利き者 14 名を対象に，各被験者が筆記具把持に際して示したフォームを写真撮影し，それぞれがどの「型」に該当するかをしらべた．被験者の平均年齢は両群とも 20.0 歳である．判断基準に用いた「型」は，大滝ら（1994）の仮分類（9・1・2 参照）に彼ら自身による修正と追加（9・1・3 参照）を加えたものである．結果は**表 9-2** のとおりであった．

この表で見るかぎり，Ab 要素を含む 3 種，すなわち Ab—D，Ab—P，Ab/Ad 型の合計数が右利き者では 7 名（50.0%）であるのに対し，左利き者では 3 名（21.4%）であり，相対的に少ないことがわかる．逆に Ad+Ri，St+Ri，St（亜）など，右利き群にはなく，左利き群のみに見られる型がいくつかある．

観察数が少ないので決定的なことはいえないが，左利き群は右利き群よりフォームのばらつきが大きいという可能性が高い．

## 9・2　書字動作における指，手関節，前腕の動き

### 9・2・1　大滝らによる書字動作の分析

さきに9・1・2項で紹介した大滝ら（1994）の研究の後段は，書字動作の分析にあてられている．彼らは前段の筆記具把持のフォームを分析したのとは異なる新たな対象者24名を用いて，21 mmの「縦線」と「横線」を引く際の，手指・前腕・手関節の動き等を観察した（**図 9-3**）．対象は短期大学の学生または職員で，年齢は18〜37歳，平均21.3歳である．筆記具の運筆方向には縦・横・斜めほかいろいろあるが，すべての字画は縦線と横線の合成であるからというのが，課題を「縦線」と「横線」の2種に限定した理由である．

被験者には，作業台に向かって立ち，その上の透明のOHPシートに印字されている十文字記号1つ（一辺21 mm，黒色）をレタリング・ツールでなぞるよう依頼した（同図a）．作業台の高さは，天板が被験者の肘の真下にくるように調整し，OHPシートは，被験者になぞりやすい位置を選んでもらってそこに固定した．書字動作中は右手尺側面が作業台（＝ガラス天板）に押しつけられるため，この面の観察を可能にすべく，ガラス天板の下に鏡を配置した（同図b）．

被験者に「縦線」または「横線」のなぞりを反復してもらい，その間の動きを3名の観察者が肉眼で観察し，読み取った動きをあらかじめ準備した記録紙に記入した．観察内容は，①前腕末端の位置変化の有無，②前腕回内外の開始肢位と動き，③手関節の開始肢位と動き（掌背屈および橈尺屈），④すべての指関節の動き，⑤小指列と作業台の接触状況，⑥指列上のレタリング・ツールの接触箇所，である．この後，④の指関節の動きは，「指列の動き」（5・3・1項および5・3・2項，表 5-1参照）に変換し[注15]，さらにこれをXYZ連記法による表記に変換した（5・3・3項参照）．

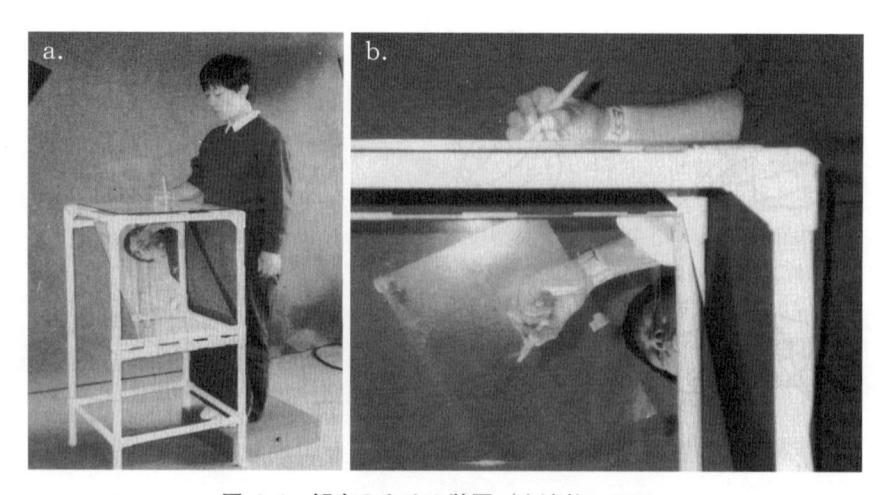

図 9-3　観察のための装置（大滝他，1994）

目視による動きの読み取りは，3名の観察者の判断が一致するまで繰り返し，もし判断が分かれる場合は人数の多いほうを採用した．また補助記録として，3つの動画映像をビデオテープに記録した．3つとは，a) 前腕および手部の橈側，b) 前腕および手部の尺側（鏡像），c) 指の背面，である．

　最初は把握の型別に動きの分析を行った．しかしはやい段階でAb型とAd型の間で動きの差がないことがわかり，やがてそれ以外の把握の型の間でも，書字動作中の手や腕の動きに差がないことが判明した．それゆえ，書字動作における動きの分析は把握の型に関係なくまとめることになった．

　こうして得られたのが，**表9-3, 9-4**である．ここからわかったのは次のようなことである．

　「縦線」課題の結果から見ていくことにしよう（表9-3）．

　すべての被験者の前腕・手関節の開始肢位は同じである．すなわち前腕は軽度回内位，手関節は軽度背屈位をとっている．また全員が，小指列を作業台に接触させている．

　ここから始まる「縦線」引きの動作は，筆記具の把握の型にかかわらず，大半がXYYYY型の手の動きによって実行される（24名中15名，62.5％）．この場合のX（母指列の動き）の表記要素は"まきあげ"，Y（その他の指列の動き）の表記要素は"曲げ"である．すなわち，筆記具を把持している手にこの動きが生じることによって，レタリング・ツール先端は紙上を滑って手根部に引き寄せられる（いわゆる"指の分離"は母／示指間にある）．

　これ以外の9例の手（指）の動きはXYYYX, XYYYO, XYYOO型などになっているが，これはおそらく，小指列尺側面が作業台に強く押しつけられているためである．このため環／小指間または中／環指間に"第2の指の分離"（ごくまれに"第2，第3の指の分離"）が生じ，小指は不動にとどまるか（O），あるいはつられ運動としてのXを現す．いずれにせよ，全24例において，Xの表記要素が"まきあげ"，Yの表記要素が"曲げ"である．

　「縦線」1本を引く間，前腕末端の位置変化は起こらない．すなわち，肩・肘関節の運動は起こらない．しかし被験者によっては，わずかな回外運動や手関節の掌屈（まれに背屈），あるいは同関節の橈屈（まれに尺屈）などが手（5本の指列）の動きに伴うことがある．これには開始肢位やOHPシートの置き方の微妙な違いが影響を与えている可能性がある．

　つまり，「縦線」課題においてレタリング・ツール先端の引き寄せをもたらしているのは，母指列の"まきあげ"と示・中指列の"曲げ"の同時運動であり，このとき小指列が作業台に接触固定されていることは母指・示指列の動きの効率を高めるのに貢献していると考えられる．

---

注15) 厳密には，表5-1とやや異なる定義を用いた．第1の変更点は，動きの解釈の単純化を図るため，指列の動きを"基本型"だけで表現することにした点である．このため，反力の影響を受ける動きは同類の反力を受けない動きに読み替えて表記された．すなわち，「押しつけ」は"曲げ"に，「弛緩と伸ばし」は"伸ばし"に，「引きよせ」は"まきあげ"に，「押し出し」は"つきだし"に読み替えて表記された．第2の変更点は環指列と小指列のCM関節の動きに関わるものである．この実験では，これらの関節の関与が認められる場合があった．そこでこれら2指列に関し，CM, MP, PIP, DIP4関節の運動の組合せを考慮した指列の動きをあらためて定義し，これを適用した．

表 9-3 24名の右利き被験者の，縦線課題における指・手関節・前腕の動きおよび手と作業台の接触箇所（大滝他，1994を一部改変）

| 被験者番号 | 把持の型[*1] | 指（5本）の動き[*2] パターン（については，本文参照） | | パターン内の表記要素の意味（○は静止） X | Y | 前腕末端の位置の変化[*3] | 前腕の動き 開始肢位→変化 | 手関節の動き 掌背屈方向[*4] 開始肢位→変化 | 橈尺屈方向 開始肢位→変化 | 小指列と作業台の接触箇所[*5] 末節 | 中節 | 基節 | 小球尺側 | 手根部 |
|---|---|---|---|---|---|---|---|---|---|---|---|---|---|---|
| 1 | Ab | X/Y | Y | まき | 曲げ | (−) | 回内位→(−) | 背屈位→(−) | 橈屈位→(−) | | | | | |
| 6 | Ab | X/Y | Y | まき | 曲げ | (−) | 回内位→(−) | 背屈位→(−) | 橈屈位→(−) | | | | | |
| 7 | Ab | X/Y | Y | まき | 曲げ | (−) | 回内位→(−) | 背屈位→(−) | 橈屈位→(−) | | | | | |
| 9 | Ab | X/Y | Y | まき | 曲げ | (−) | 回内位→回外 | 背屈位→(−) | 中間位→橈屈 | | | | | |
| 10 | Ab | X/Y | Y | まき | 曲げ | (−) | 回内位→回外 | 背屈位→(−) | 橈屈位→橈屈 | | | | | |
| 2 | Ab/Ad | X/Y | Y | まき | 曲げ | (−) | 回内位→回外 | 背屈位→(−) | 中間位→橈屈 | | | | | |
| 11 | Ad | X/Y | Y | まき | 曲げ | (−) | 回内位→(−) | 背屈位→(−) | 橈屈位→橈屈 | | | | | |
| 17 | St | X/Y | Y | まき | 曲げ | (−) | 回内位→(−) | 背屈位→(−) | 中間位→橈屈 | | | | | |
| 20 | St | X/Y | Y | まき | 曲げ | (−) | 回内位→(−) | 背屈位→(−) | 橈屈位→橈屈 | | | | | |
| 23 | St | X/Y | Y | まき | 曲げ | (−) | 回内位→回外 | 背屈位→掌屈 2° | 中間位→橈屈 | | | | | |
| 24 | St | X/Y | Y | まき | 曲げ | (−) | 回内位→(−) | 背屈位→(−) | 橈屈位→橈屈 | | | | | |
| 12 | Ri | X/Y | Y | まき | 曲げ | (−) | 回内位→回外 | 背屈位→(−) | 中間位→橈屈 | | | | | |
| 15 | Ri | X/Y | Y | まき | 曲げ | (−) | 回内位→(−) | 背屈位→(−) | 橈屈位→橈屈 | | | | | |
| 16 | Ri | X/Y | Y | まき | 曲げ | (−) | 回内位→(−) | 背屈位→(−) | 橈屈位→橈屈 | | | | | |
| 21 | Ri | X/Y | Y | まき | 曲げ | (−) | 回内位→回外 | 背屈位→(−) | 中間位→橈屈 | | | | | |
| 4 | Ab | X/Y | Y/X | まき | 曲げ | (−) | 回内位→(−) | 背屈位→掌屈 3° | 橈屈位→橈屈 | | | | | |
| 3 | Ab/Ad | X/Y | Y/X | まき | 曲げ | (−) | 回内位→回外 | 背屈位→掌屈 8° | 中間位→橈屈 | | | | | |
| 8 | Ab/Ad | X/Y | Y/X | まき | 曲げ | (−) | 回内位→(−) | 背屈位→掌屈 6° | 中間位→橈屈 | | | | | |
| 13 | Ri | X/Y | Y/X | まき | 曲げ | (−) | 回内位→(−) | 背屈位→(−) | 中間位→橈屈 | | | | | |
| 14 | Ab | X/Y | Y/○ | まき | 曲げ | (−) | 回内位→(−) | 背屈位→(−) | 尺屈位→橈屈 | | | | | |
| 19 | Ad | X/Y | Y/○ | まき | 曲げ | (−) | 回内位→回外 | 背屈位→(−) | 中間位→橈屈 | | | | | |
| 22 | Ad | X/Y | Y/○ | まき | 曲げ | (−) | 回内位→回外 | 背屈位→(−) | 尺屈位→橈屈 | | | | | |
| 5 | Ab | X/Y | ○ | まき | 曲げ | (−) | 回内位→(−) | 背屈位→(−) | 尺屈位→橈屈 | | | | | |
| 18 | St | X/Y | X/○ | まき | 曲げ | (−) | 回内位→(−) | 背屈位→(−) | 橈屈位→橈屈 | | | | | |

[*1]：Ab＝母指外転型，Ad＝母指内転型，Ab/Ad＝母指外転・内転中間型，St＝母指突出型，Ri＝環指関与型
[*2]：表5-1参照．■は，ツールに接触している指を示す．まき＝まきあげ
[*3]：肩関節または肘および肘関節の運動による前腕末端の位置の移動．（−）＝変化なし，○＝変化あり
[*4]：数字は変化の量を示す
[*5]：細かけは，作業台に接触している箇所を示す．

前腕や手関節の動きは，起こるとしても補助的，調和的なものである．

では「横線」課題の場合はどうか（表 9-4）．

開始時点での前腕・手関節肢位は「縦線」の場合と同じである．全員が小指列を作業台に接触させている点も同じである．

OHP シート上でレタリング・ツール先端を横へ滑らせる際の手（5 本の指列）の動きは，「縦線」の場合よりもばらつきが大きい．すなわち，XXXXX 型：5 名，XYYYY 型：7 名，XYYYX or XYYYZ or XOOOY 型：5 名，XXXYY or XXXOO 型：3 名，XXXXY 型：2 名といったぐあいに大きなばらつきを見せる．すなわち"指の分離"がまったく起こらないこともあれば（XXXXX），"第 1 の指の分離"が母／示指間で起こる場合も（XYYYY），中／環指間で起こる場合も（XXXYY など），あるいは環／小指間で起こる場合も（XXXXY）ある．X も Y も，表記要素はたいてい，"曲げ"または"まきあげ"のどちらかである．環／小指間で"第 2 の指の分離"がある場合は，小指の表記要素に Z が現れることがあり，その場合の中身は"つきだし"である．

24 名中 8 名に前腕末端の位置変化が見られたことも，「縦線」と異なる点である．この時前腕末端はごくわずかに外側へ移動するが，これは外旋を伴う肩関節運動によるものである．

手関節については，全 24 例において背屈運動が認められる．うち 22 名においては，さらに前腕の回内・回外または手関節尺屈のいずれかまたは両方を伴うのが認められる．特に手（5 本の指列）が XXXXX 型をとる場合は，前腕の回内と，手関節の背屈・尺屈が常に伴っている．また手と作業台の接触は近位に偏り，かつ狭い．

つまり，「横線」課題において，レタリング・ツール先端の移動を担うのは，主として手関節と前腕の動きである．このうちのどの動きが主になるかは被験者によって異なるが，場合によっては肩関節の小さな動きがこれに加わる．これらの違いは手（5 本の指列）の動きの違いへと波及し，XYZ 連記法で表される動きの多様さを生み出す，と理解するのが妥当であろう．

### 9・2・2　鈴木らによる書字動作の分析

2012 年に鈴木らは，やはり健常者の書字動作について研究報告を行った．

方法は大滝ら（1994）のそれとほぼ同じであるが，斜線課題を加えたこと，記号の大きさを 2 水準にしたこと，対象を右利き健常者と左利き健常者の 2 群にして両者の比較を試みたことが独自である．また，動きの判定を 3 名の観察者による直接的肉眼観察でなく，鏡像を含む 3 映像の同時記録をひとりの研究者が判定するようにしたこと，また観察項目の中に「開始肢位」，「前腕の位置変化」，「手関節橈尺屈の有無」，「小指列と作業台の接触状況」がないことが大滝らと異なっている．また対象者数が右利き・左利き各 14 名であるため，サブグループあたりの人数は大滝らの場合より少なくなっている．

鈴木らの研究では，なぞるべき記号として「縦線」「横線」「右下がり斜線」「左下がり斜線」

表 9-4 24名の右利き被験者の、横線課題における指・手関節・前腕の動きおよび手と作業台の接触箇所（大滝他，1994を一部改変）

| 被験者番号 | 把持の型[*1] | 指（5本）の動き[*2] パターン（/については，本文参照） | | | | パターン内の表記要素の意味（○は静止） | | | 前腕末端の位置の変化[*3] | 前腕の動き 開始肢位→変化 | 手関節の動き 掌背屈方向[*4] 開始肢位→変化 | 手関節の動き 横尺屈方向 開始肢位→変化 | 小指列と作業台の接触[*5] 末節 | 中節 | 基節 | 小球 | 尺側 | 手根部 |
|---|---|---|---|---|---|---|---|---|---|---|---|---|---|---|---|---|---|---|
| | | | | | | X | Y | Z | | | | | | | | | | |
| 22 | Ad | X | X | X | X | 曲げ | まき | | ◎ | 回内位→回内 | 背屈位→背屈9° | 橈屈位→尺屈 | | | | | | |
| 2 | Ab/Ad | X | X | X | X | まき | | | (−) | 回内位→回内 | 背屈位→背屈17° | 尺屈位→尺屈 | | | | | | |
| 3 | Ab/Ad | X | X | X | X | まき | | | (−) | 回内位→回内 | 背屈位→背屈13° | 橈屈位→尺屈 | | | | | | |
| 12 | Ri | X | X | X | X | まき | | | (−) | 回内位→回内 | 背屈位→背屈8° | 橈屈位→尺屈 | | | | | | |
| 21 | Ri | X | X | X | X | まき | | | ◎ | 回内位→回内 | 背屈位→背屈11° | 橈屈位→尺屈 | | | | | | |
| 4 | Ab | X/Y | Y | Y | Y | 曲げ | まき | | (−) | 回内位→回内 | 背屈位→背屈4° | 橈屈位→尺屈 | | | | | | |
| 6 | Ab | X/Y | Y | Y | Y | 曲げ | まき | | (−) | 回内位→回外 | 背屈位→背屈5° | 橈屈位→尺屈 | | | | | | |
| 20 | St | X/Y | Y | Y | Y | 曲げ | まき | | ◎ | 回内位→(−) | 背屈位→背屈8° | 橈屈位→尺屈 | | | | | | |
| 23 | St | X/Y | Y | Y | Y | 曲げ | まき | | (−) | 回内位→(−) | 背屈位→背屈6° | 橈屈位→尺屈 | | | | | | |
| 13 | Ri | X/Y | Y | Y | Y | 曲げ | まき | | ◎ | 回内位→回内 | 背屈位→背屈9° | 橈屈位→尺屈 | | | | | | |
| 15 | Ri | X/Y | Y | Y | Y | 曲げ | まき | | (−) | 回内位→回内 | 背屈位→背屈10° | 橈屈位→尺屈 | | | | | | |
| 16 | Ri | X/Y | Y | Y | Y | 曲げ | まき | | (−) | 回内位→(−) | 背屈位→背屈7° | 中間位→尺屈 | | | | | | |
| 7 | Ab | X X | X/Y | Y | Y | まき | 曲げ | | (−) | 回内位→回外 | 背屈位→背屈5° | 橈屈位→尺屈 | | | | | | |
| 19 | Ad | X X | X/Y | Y | Y | まき | | | ◎ | 回内位→回内 | 背屈位→背屈8° | 橈屈位→尺屈 | | | | | | |
| 24 | St | X X | X/O | O | Y | まき | | | ◎ | 回内位→(−) | 背屈位→背屈8° | 橈屈位→尺屈 | | | | | | |
| 10 | Ab | X X | X/Y | Y | Y | まき | つき | | (−) | 回内位→(−) | 背屈位→背屈7° | 橈屈位→尺屈 | | | | | | |
| 11 | Ad | X X | X/Y | Y | Y | まき | つき | | (−) | 回内位→(−) | 背屈位→背屈5° | 橈屈位→尺屈 | | | | | | |
| 18 | St | X/O | Y | Y | Y | 曲げ | まき | | (−) | 回内位→(−) | 背屈位→背屈9° | 橈屈位→尺屈 | | | | | | |
| 8 | Ab/Ad | X/O | O | O | Y | 曲げ | まき | | (−) | 回内位→(−) | 背屈位→背屈11° | 橈屈位→尺屈 | | | | | | |
| 17 | St | X/O | Y | Y | Y | 曲げ | まき | | (−) | 回内位→(−) | 背屈位→背屈6° | 橈屈位→尺屈 | | | | | | |
| 1 | Ab | X/Y | Y/Z | Y | Y | 曲げ | まき | つき | (−) | 回内位→回外 | 背屈位→背屈2° | 尺屈位→尺屈 | | | | | | |
| 5 | Ab | X/Y | Y/Z | Y | Y | 曲げ | まき | つき | (−) | 回内位→回外 | 背屈位→背屈8° | 橈屈位→尺屈 | | | | | | |
| 9 | Ab | X/Y | Y/Z | Y | Y | 曲げ | まき | つき | ◎ | 回内位→(−) | 背屈位→背屈6° | 橈屈位→尺屈 | | | | | | |
| 14 | Ab | X/Y | Y | Y | Z | 曲げ | まき | つき | ◎ | 回内位→(−) | 背屈位→背屈7° | 橈屈位→尺屈 | | | | | | |

[*1]: Ab＝母指外転型，Ad＝母指内転型，Ab/Ad＝母指外転・内転中間型，St＝母指突出型，Ri＝環指関与型
[*2]: 表5-1参照。■は，レタリング・ツールに接触している指を示す。まき＝まきあげ，つき＝つきだし
[*3]: 肩関節および肘関節の運動による前腕末端の位置の移動。(−)＝変化なし，◎＝変化あり
[*4]: 数字は変化の量を示す
[*5]: 網かけは，作業台に接触している箇所を示す。

の4種が設けられ，それぞれにつき 10 mm, 20 mm 径の異なる大きさが準備された．紙は作業台の縁に平行に提示され，被験者がそれを平行に移動することは許したが，回転移動は許さなかった．分析を始めてまもなく，10 mm, 20 mm 径では動きの違いがほとんどないことがわかった．

この研究からわかったことは以下のとおりである．

まず「縦線課題」について見てみよう（**表 9-5**）．

「右利き群」（右手使用）について見いだされたことは，大滝らのそれとほぼ同じであった[注16]．

つまり手（5本の指列）の動きは XYYYY または XYYYO のいずれかであり，X の表記要素は"まきあげ"，Y の表記要素は"曲げ"である．多くの被験者に手関節掌屈運動が伴い，過半数の被験者に前腕回外運動が伴うのが見られたとされるが，これもほぼ同じと見てよい．前腕の位置移動，手関節橈／尺屈の有無，小指列と作業台の接触状況は不明である（以下同じ）．

「左利き群」（左手使用）の場合，手（5本の指列）の動きも，前腕運動も，手関節運動も，「右利き群」のそれとほぼ同じであった．

「横線課題」についてはどうであったか（**表 9-6**）．

「右利き群」の場合，手（5本の指列）の動きは，"分離"のない XXXXX や，示／中指間で分離する XXYYY や XXOOO，また環／小指間で分離する XXXXY や XXXXO があるほか，"第1，第2の分離"をもつ XYYYX など多岐にわたったが，これも大筋において大滝らの所見と変わらないと見ることができる（違いの一部はシートの置きかたの違いから来ている可能性が大きい）．X の表記要素が"まきあげ"か"曲げ"，Y の表記要素が"曲げ"または"まきあげ"であること，全例に手関節背屈が伴うことも同様である．

「左利き群」の場合，右利き群との大きな違いは X, Y の表記要素にあった．この群では，X の表記要素は 14 例中 13 例までが"つきだし"であり（残り1例は"伸ばし"），Y の表記要素は"伸ばし"である（1例のみ"つきだし"）．これは，横線課題が右手使用者にとっては尺側への筆記具引き寄せの性格を帯びるのに対し，左手使用者にとっては，橈側へ向けての筆記具押し出しの性格を帯びるものであることを示唆している．もうひとつの違いは，「右利き群」では全例に手関節背屈が伴うのに対し，「左利き群」では全例に掌屈の動きが伴っていたことである．

つまり，右利き群と左利き群の違いは，「横線課題」で明瞭に現れる．右利き群が指列の"曲げ"や"まきあげ"を多用するのに対し，左利き群は"つきだし"と"伸ばし"を用いる．右利き群が手関節を背屈させるのに対し，左利き群は掌屈させる．「横線課題」では筆記具先端を常に左から右へ動かさなくてはならないが，このことが上記の違いを生む原因と思われる．

---

[注16] 大滝らの研究と鈴木らの研究では，観察条件が厳密には同一でない．特に，紙の位置決定の方法が異なっている．

表 9-5 縦線課題における指・手関節・前腕の動き（右利き群と左利き群）（鈴木他，2012 より改変）

| | ID | フォーム | 線の長さ | 手の動きのパターン | | | | | 表記要素 | | | 手関節運動方向 | 前腕運動方向 |
|---|---|---|---|---|---|---|---|---|---|---|---|---|---|
| | | | | Ⅰ | Ⅱ | Ⅲ | Ⅳ | Ⅴ | X | Y | Z | | |
| 右利き群 | 2 | Ab―D | 20 mm | X/Y | Y | Y | Y | Y | まき | 曲 | | 掌屈 | ― |
| | 11 | Ab―D | | X/Y | Y | Y | Y | Y | まき | 曲 | | 掌屈 | 回外 |
| | 1 | Ab―P | | X/Y | Y | Y | Y/O | | まき | 曲 | | 掌屈 | ― |
| | 3 | Ab―P | | X/Y | Y | Y | Y | Y | まき | 曲 | | 掌屈 | 回外 |
| | 6 | Ab―P | | X/Y | Y | Y | Y | Y | まき | 曲 | | 掌屈 | 回外 |
| | 12 | Ab―P | | X/Y | Y | Y | Y | Y | まき | 曲 | | 掌屈 | 回内 |
| | 5 | Ad | | X/Y | Y | Y | Y/O | | まき | 曲 | | 掌屈 | 回外 |
| | 8 | Ad | | X/Y | Y | Y | Y/O | | まき | 曲 | | 背屈 | ― |
| | 9 | Ad | | X/Y | Y | Y | Y | Y | まき | 曲 | | 掌屈 | 回外 |
| | 10 | Ad | | X/Y | Y | Y | Y | Y | まき | 曲 | | 掌屈 | ― |
| | 4 | Ab/Ad | | X/Y | Y | Y | Y | | まき | 曲 | | 掌屈 | 回外 |
| | 7 | St | | X/Y | Y | Y | Y | Y | まき | 曲 | | 掌屈 | ― |
| | 13 | St | | X/Y | Y | Y | Y | Y | まき | 曲 | | 掌屈 | ― |
| | 14 | St | | X/Y | Y | Y | Y | Y | まき | 曲 | | 掌屈 | 回外 |
| | 分離箇所 (/) 合計 | | | 14 | 0 | 0 | 6 | | | | | | |
| 左利き群 | 2 | Ab―D | 20 mm | X/Y | Y | Y | Y | Y | まき | 曲 | | 掌屈 | 回外 |
| | 5 | Ab―D | | X/Y | Y/O | O | O | | まき | 曲 | | 掌屈 | 回外 |
| | 4 | Ab―P | | X/Y | Y | Y | Y | Y | まき | 曲 | | 掌屈 | 回外 |
| | 7 | Ad | | X/Y | Y | Y | Y | Y | まき | 曲 | | 掌屈 | 回外 |
| | 8 | Ad | | X/Y | Z | Z | O | | まき | つき | 曲 | 掌屈 | ― |
| | 10 | Ad | | X/Y | Y/O | O | O | | まき | 曲 | | 掌屈 | 回内 |
| | 12 | Ad | | X/Y | Y | Y | Y/O | | まき | 曲 | | 掌屈 | ― |
| | 14 | Ad | | X/Y | Y | Y/O | O | | まき | 曲 | | 掌屈 | 回外 |
| | 13 | Ad+Ri | | X/Y | Y | Y | Y | Y | まき | 曲 | | 掌屈 | 回外 |
| | 9 | St | | X/Y | Y/O | O | O | | まき | 曲 | | 掌屈 | 回内 |
| | 11 | St | | X/Y | Y | Y | Y/O | | まき | 曲 | | 掌屈 | 回外 |
| | 3 | St (亜) | | X/Y | Y | Y | Y | | まき | 曲 | | 掌屈 | ― |
| | 1 | St+Ri | | X/Y | Y | Y | Y | Y | まき | 曲 | | 掌屈 | 回内 |
| | 6 | St+Ri | | X/Y | Y | Y | Y | Y | まき | 曲 | | 掌屈 | 回外 |
| | 分離箇所 (/) 合計 | | | 14 | 1 | 1 | 7 | | | | | | |

表 9-6 横線課題における指・手関節・前腕の動き（右利き群と左利き群）（鈴木他，2012 より改変）

| | ID | フォーム | 線の長さ | 手の動きのパターン | | | | | 表記要素 | | 手関節運動方向 | 前腕運動方向 |
|---|---|---|---|---|---|---|---|---|---|---|---|---|
| | | | | Ⅰ | Ⅱ | Ⅲ | Ⅳ | Ⅴ | X | Y | | |
| 右利き群 | 2 | Ab―D | 20 mm | X | X | X/Y | Y | | まき | 曲 | 背屈 | 回内 |
| | 11 | Ab―D | | X/Y | Y | Y | Y/X | | 曲 | まき | 背屈 | 回内 |
| | 1 | Ab―P | | X | X | X/Y | Y | | まき | 曲 | 背屈 | 回内 |
| | 3 | Ab―P | | X | X | X/Y | Y | | まき | 曲 | 背屈 | 回外 |
| | 6 | Ab―P | | X/Y | Y | Y | Y/O | | 曲 | まき | 背屈 | 回内 |
| | 12 | Ab―P | | X | X | X | X | | 曲 | | 背屈 | 回内 |
| | 5 | Ad | | X | X | X | X | | 曲 | | 背屈 | ― |
| | 8 | Ad | | X | X | X | X | | 曲 | | 背屈 | 回内 |
| | 9 | Ad | | X | X/O | O | O | | 曲 | | 背屈 | 回外 |
| | 10 | Ad | | X | X | X | X | | 曲 | | 背屈 | 回内 |
| | 4 | Ab/Ad | | X | X | X | X | | まき | | 背屈 | 回内 |
| | 7 | St | | X/Y | Y | Y/X | X | | 曲 | まき | 背屈 | 回内 |
| | 13 | St | | X/Y | Y | Y | Y | | 曲 | まき | 背屈 | 回外 |
| | 14 | St | | X/Y | Y | Y | Y | | 曲 | まき | 背屈 | 回内 |
| | 分離箇所 (/) 合計 | | | 4 | 2 | 2 | 7 | | | | | |
| 左利き群 | 2 | Ab―D | 20 mm | X | X | X/Y | O | | つき | 伸 | 掌屈 | 回内 |
| | 5 | Ab―D | | X | X | X/O | O | | つき | 伸 | 掌屈 | 回外 |
| | 4 | Ab―P | | X | X/Y | Y | Y | | つき | 伸 | 掌屈 | 回外 |
| | 7 | Ad | | X | X | X | X | | つき | | 掌屈 | 回外 |
| | 8 | Ad | | X | X | X | X | | つき | | 掌屈 | ― |
| | 10 | Ad | | X | X | X | X | | つき | | 掌屈 | 回内 |
| | 12 | Ad | | X | X | X | X | | つき | | 掌屈 | 回内 |
| | 14 | Ad | | X | X | X/O | O | | つき | | 掌屈 | 回外 |
| | 13 | Ad+Ri | | X | X | X/Y | Y | | つき | 伸 | 掌屈 | ― |
| | 9 | St | | X | X | X | X | | つき | | 掌屈 | 回外 |
| | 11 | St | | X | X | X | X | | つき | | 掌屈 | 回外 |
| | 3 | St (亜) | | X/Y | O | O | O | | つき | 伸 | 掌屈 | 回内 |
| | 1 | St+Ri | | X | X | X | X | | つき | | 掌屈 | 回内 |
| | 6 | St+Ri | | X/Y | Y | Y/X | X | | 伸 | つき | 掌屈 | 回外 |
| | 分離箇所 (/) 合計 | | | 4 | 3 | 4 | 6 | | | | | |

Ab―D：母指外転―遠位型，Ab―P：母指外転―近位型，Ad：母指内転型，Ri：環指関与型，St：母指突出型
Ⅰ：母指，Ⅱ：示指，Ⅲ：中指，Ⅳ：環指，Ⅴ：小指
まき：まきあげ，曲：曲げ，つき：つきだし，伸：伸ばし

## 右利き群の「右下がり斜線課題」と左利き群の「左下がり斜線課題」の場合（表 9-7）

両群ともに，筆記具先端が手根方向へ引き寄せられる課題である．

「右利き群」の場合，手（5本の指列）の動きのパターンは，XXXXX，XYYYY，XXYYY，XXXYY，XXYYOその他，多種類にばらつくが，その多様さは「横線」の場合ほどでなく，「縦線」と「横線」の場合の中間にあった．Xの表記要素は"まきあげ"，Yの表記要素は"曲げ"であって，この点は「縦線課題」と同じである．一方，手関節運動はほぼ全例が「背屈」であって，この点は「横線課題」と同じである．

「左利き群」の場合，手（5本の指列）の動きの種類は，右利き群よりもばらつきが少なく，むしろ左利き群「縦線課題」における結果に酷似していた．X，Y 表記要素の中身は，右利き

表 9-7 右利き群・右下がり斜線課題と左利き群・左下がり斜線課題における指・手関節・前腕の動き (鈴木他, 2012)

| | ID | フォーム | 線の長さ | 手の動きのパターン | | | | | 表記要素 | | 手関節運動方向 | 前腕運動方向 |
|---|---|---|---|---|---|---|---|---|---|---|---|---|
| | | | | I | II | III | IV | V | X | Y | | |
| 右利き群・右下がり斜線課題 | 2 | Ab—D | 20mm | X | X | X/O | O | | まき | | — | — |
| | 11 | Ab—D | | X | X | X/Y | Y | | まき | 曲 | 背屈 | — |
| | 1 | Ab—P | | X/Y | Y | Y | Y | | まき | 曲 | 背屈 | — |
| | 3 | Ab—P | | X/Y | Y | Y | Y | | まき | 曲 | 背屈 | 回外 |
| | 6 | Ab—P | | X/Y | Y | Y | Y | | まき | 曲 | 背屈 | 回外 |
| | 12 | Ab—P | | X | X | X | X | | まき | | 背屈 | 回外 |
| | 5 | Ad | | X/Y | Y | Y | Y | | まき | 曲 | 背屈 | — |
| | 8 | Ad | | X | X | X | X | | まき | | 背屈 | — |
| | 9 | Ad | | X | X | X | X | | まき | | 背屈 | 回外 |
| | 10 | Ad | | X/Y | Y | Y/O | | | まき | 曲 | 背屈 | — |
| | 4 | Ab/Ad | | X | X | X | X | | まき | | 背屈 | 回外 |
| | 7 | St | | X | X | X | X | | まき | 曲 | 背屈 | 回外 |
| | 13 | St | | X | X/Y | Y | Y | | まき | 曲 | 背屈 | — |
| | 14 | St | | X | X | X | X | X | まき | | 背屈 | — |
| | 分離箇所(/)合計 | | | 4 | 5 | 4 | 3 | | | | | |
| 左利き群・左下がり斜線課題 | 2 | Ab—D | 20mm | X/Y | Y | Y | Y | | まき | 曲 | 掌屈 | 回外 |
| | 5 | Ab—D | | X/Y | Y | Y/O | | | まき | 曲 | 掌屈 | 回外 |
| | 4 | Ab—P | | X | X | X | X | | まき | | 背屈 | 回外 |
| | 7 | Ad | | X | X | X | X | | まき | | 掌屈 | 回外 |
| | 8 | Ad | | X | X | X | X | | まき | | 掌屈 | — |
| | 10 | Ad | | X | X | X | X | | まき | | 背屈 | 回外 |
| | 12 | Ad | | X | X | X | X | | まき | | 背屈 | — |
| | 14 | Ad | | X/Y | Y | Y | Y | | まき | | 背屈 | — |
| | 13 | Ad+Ri | | X/Y | Y | Y | Y | | まき | | 背屈 | 回外 |
| | 9 | St | | X | X | X | X | | まき | 曲 | 掌屈 | 回外 |
| | 11 | St | | X/Y | Y | Y | Y | | まき | 曲 | 掌屈 | — |
| | 3 | St (亜) | | X/Y | O | O | O | | まき | 曲 | 掌屈 | 回外 |
| | 1 | St+Ri | | X/Y | Y | O | O | | まき | 曲 | 掌屈 | 回外 |
| | 6 | St+Ri | | X | X | X | X | | 曲 | | 背屈 | 回内 |
| | 分離箇所(/)合計 | | | 13 | 1 | 0 | 5 | | | | | |

用語は表 9-5, 9-6 に準じる.

表 9-8 右利き群・左下がり斜線課題と左利き群・右下がり斜線課題における指・手関節・前腕の動き (鈴木他, 2012)

| | ID | フォーム | 線の長さ | 手の動きのパターン | | | | | 表記要素 | | | 手関節運動方向 | 前腕運動方向 |
|---|---|---|---|---|---|---|---|---|---|---|---|---|---|
| | | | | I | II | III | IV | V | X | Y | Z | | |
| 右利き群・左下がり斜線課題 | 2 | Ab—D | 20mm | X/Y | Y | Y/Z | Z | | 伸+外 | つき | 曲 | 掌屈 | — |
| | 11 | Ab—D | | X/Y | Y | Y | Y | | まき | つき | | 掌屈 | 回外 |
| | 1 | Ab—P | | X/Y | Y | Y/Z | O | | 外 | つき | 曲 | 掌屈 | — |
| | 3 | Ab—P | | X/Y | Y | Y/Z | O | | 曲+外 | つき | 曲 | 掌屈 | — |
| | 6 | Ab—P | | X/Y | Y | Y/Z | O | | まき | つき | 曲 | 掌屈 | 回内 |
| | 12 | Ab—P | | X/Y | Y | Y | Y/Z | | まき | つき | 伸 | 掌屈 | 回内 |
| | 5 | Ad | | X/Y | Y | Z | Z | | まき | つき | 曲 | 掌屈 | — |
| | 8 | Ad | | X/Y | Y | Y | Y | | まき | 曲 | | 掌屈 | 回外 |
| | 9 | Ad | | X | X | X | X/O | | 曲 | | | 掌屈 | 回外 |
| | 10 | Ad | | X/Y | Y | Y | Y | | まき | つき | | 掌屈 | 回外 |
| | 4 | Ab/Ad | | X/Y | Y | Y | O | | 曲+外 | つき | | 掌屈 | — |
| | 7 | St | | X/Y | Y | Y | Y | | まき | つき | | 掌屈 | 回外 |
| | 13 | St | | X/Y | Y | Y/Z | Z | | まき | つき | 曲 | 掌屈 | 回外 |
| | 14 | St | | X/Y | Y | Y | Y | | まき | つき | | 掌屈 | 回外 |
| | 分離箇所(/)合計 | | | 13 | 0 | 6 | 9 | | | | | | |
| 左利き群・右下がり斜線課題 | 2 | Ab—D | 20mm | X/Y | Y | Y | O | | 伸 | つき | | 掌屈 | 回内 |
| | 5 | Ab—D | | X/Y | Y/O | O | | | 伸 | つき | | 掌屈 | 回内 |
| | 4 | Ab—P | | X | X | X | X | | つき | 伸 | | 掌屈 | 回内 |
| | 7 | Ad | | X | X | X | X | | つき | 伸 | | 掌屈 | 回内 |
| | 8 | Ad | | X | X | X | X | | つき | 伸 | | 掌屈 | 回内 |
| | 10 | Ad | | X/Y | Y | Y | Y | | 伸+外 | つき | | 掌屈 | 回内 |
| | 12 | Ad | | X/Y | Y | Y | Y | | 外 | つき | | 掌屈 | 回内 |
| | 14 | Ad | | X/Y | Y | Y | Y | | 外 | つき | | 掌屈 | 回内 |
| | 13 | Ad+Ri | | O | O | O | X | X | 伸 | | | 掌屈 | 回内 |
| | 9 | St | | X | X | X | X/Y/O | | つき | 曲 | | 掌屈 | 回内 |
| | 11 | St | | X/Y | Y | Y | Y/O | | 伸+外 | つき | | 掌屈 | 回内 |
| | 3 | St (亜) | | X | X | X/Y | Y | | 伸 | 曲 | | 掌屈 | 回内 |
| | 1 | St+Ri | | X/Y | Y | Y | Y | | つき | 伸 | | 掌屈 | 回内 |
| | 6 | St+Ri | | O | O | O | O | O | | | | 掌屈 | 回内 |
| | 分離箇所(/)合計 | | | 8 | 3 | 3 | 7 | | | | | | |

用語は表 9-5, 9-6 に準じる. ただし, 外:外転.

群・右下がり斜線課題の結果とほぼ同じであった. しかし手関節運動は異なっており, 右利き群・右下がり斜線課題で 14 名中 13 名までが背屈運動を起こしたのに対し, 左利き群・左下がり斜線課題では 14 名中 10 名までが掌屈運動を起こした (橈屈／尺屈運動は不明).

つまり, 右利き群にとって, 「右下がり斜線課題」は「縦線課題」と「横線課題」の中間的性格を帯びているのに対し, 左利き群にとっては, むしろ「縦線課題」に近似した性格を帯びているように思われる.

### 右利き群の「左下がり斜線課題」と左利き群の「右下がり斜線課題」(表 9-8)

両群ともに, 筆記具先端が橈側方向へ, かつ近位方向へと引き寄せられる課題である.

「右利き群」の手 (5 本の指列) の動きは多様であり, "第 2 の指の分離" や "第 2, 第 3 の指

の分離"を含む例が14例中10例までを占めた．"第2，第3の指の分離"を含むとは，XYY-ZOのような場合のことである．Xの表記要素も多様であり，"まきあげ""曲げ""外転""曲げ＋外転"などを含んでいた（最多は"まきあげ"9例）．Yの表記要素は"つきだし"が最多数を占めた（12例）．Zの表記要素は常に"曲げ"である．また全例に手関節掌屈が起こった．

「左利き群」の手（5本の指列）の動きもやはり多様である．しかし「右利き群」におけるほどではなく，すべて2要素パターン（XYYYO，XXYYYなど）の範囲におさまっていた．Xの表記要素は"伸ばし""つきだし""外転""伸ばし＋外転"などであって，この点は右利き群と異なる．手関節は，右利き群同様，全例が掌屈運動を示した（橈屈／尺屈運動は不明）．

つまり，右利き群の「左下がり斜線課題」と左利き群の「右下がり斜線課題」は，ともに，個人間の動きのばらつきが最も顕著に現れる課題であることがわかる．動きの種類の多様さは，Xの表記要素の種類の多さに特に顕著に現れている．Xの表記要素の中に"外転"が混じるのは，両群ともこの斜線課題の場合のみである．Yの表記要素として"つきだし"が高頻度で現れるのも，やはりこの種の斜線課題の場合のみである．

ただし，右利き群のXは"まきあげ""曲げ""外転"の要素が優勢であるのに対し，左利き群のそれは，"つきだし""伸ばし""外転"の要素が優勢である．この違いは，「横線課題」のところで述べた理由と同じところからきているものと思われる．

なお，4課題の結果を通覧して気づかされるのは，「左利き群」では，全課題において手関節の掌屈運動が起こるということである．この掌屈優位の現象は，特定課題におけるX（母指の動き）の"つきだし"優位の現象とならんで，左利き・左手使用の書字運動の最大特徴となっている．

左利き者の手関節の動きのほとんどが掌屈であるのはなぜか．しばしば指摘されることであるが，左利き者には書字に際して手関節を巻き込むような肢位，すなわち顕著な掌屈位をとる習慣があることが知られており，この現象はしばしば「逆手」と呼ばれている（小林，2005）．このことは，手関節のそもそもの開始肢位が掌屈位である可能性を示唆する．なぜ始めから掌屈位をとるのか，なぜ頻繁な掌屈運動を起こすかについては，新たな研究が必要である．

## 9・3　健常者の筆記具把持と操作の様式，およびその臨床的意味

以上，2つの研究で見いだされたことを紹介してきた．どちらも，線分のなぞりというごく単純な課題においてさえ，筆記具把持のフォームや操作のパターンにかなりの個人差があることを示していた．しかしよく見ると，その根底に，いくつかの基本特徴と言うべきものがあることがわかる．

### 1) 筆記具把持のフォーム

　大滝ら（1994）が右利き者に見いだした筆記具把持のフォームは4種（Ab, Ad, St, Ri型）であったが，鈴木ら（2012）はさらに新規の1種，St（亜）型を提示した（複合型をのぞく）．これらを鎌倉（1989, 1994）の把握の基本類型と照合してみると，大滝らの4種は鎌倉の言う「中間把握系」の中の3つ，すなわち三面把握—標準型（Tpd），三面把握—亜型Ⅰ（TVⅠ），三面把握—亜型Ⅱ（TVⅡ）に相当しており（前出），鈴木らの提案する新規1種は，同じ「中間把握系」の中の側面把握（Lat）に近似していることがわかる．

　つまり，健常者が筆記具を把持する場合のフォームは，個人差はあっても「中間把握系」の中のいずれか，またはその複合型におさまる．側面把握（Lat）の近似型がまれであることは，この型を示した被験者が，鈴木らの「左利き群」14名の中のただ1名であったことから推測される．

　したがって，筆記具把持の機能を失ってしまった患者にその再学習を行わせようという場合，第1に目指すべきは三面把握—標準型（Tpd）かその亜型（TVⅠ，TVⅡ）だと言えようが，もしもそれが無理なら，側面把握（Lat）であっても代替機能をはたす可能性がある，と考えることができる．

### 2) 書字動作開始の肢位

　右利き・右手使用の健常者が通常筆記具を使って紙上に字画を記そうとする時，そのための動作は，手の掌・尺側面の一部（近位寄り）と前腕の掌・尺側面を作業台上に接触・固定した状態で行われる．なぜこうなるかは，手や前腕の台上固定をしない状態，すなわち黒板にチョークで書く場合や，和紙に毛筆で書く場合を思い出してみるとわかる．どちらも書かれる文字は大サイズである．紙面上に小さな文字を書くためには，すなわち筆記具先端の動きを小空間内で統制するためには，それを支えるてこ長さを最小にする必要があるのだとわかる．

　この状態を作り出すために，前腕は半回内位をとり，筆記具を把持した手は軽い背屈位をとって筆記具先端を紙面近くに保つ．これが右利き・右手使用の健常者における書字動作の開始肢位である．すべての動きはここから始まる．

　鈴木らのデータには直接反映されていないが，左利き・左手使用の健常者の中には，手関節掌屈位で書字動作をする者があることが知られている．これでも字は書ける，という証拠ではあるが，過度の負担が生じている可能性がないとは言えない．精査を要する点である．

### 3) 字画を記すための手と腕の動き

　書字とは，さまざまな方向に走る字画を，ひとつずつ記していく作業である．大滝と鈴木らの研究結果は，字画を記す動作が常に，①手（5本の指列）と②手関節と③前腕の調和的な動きによって営まれていることを示している．字画の種類によって主役が入れ替わることはあっても，このうちのどれかが静止していることはめったにない．

　手（5本の指列）が静止する場合があることを示した被験者が，2つの研究の被験者全体（計

52名）の中で1名だけいた．それは鈴木らの被験者の中のNo.6, 左利き群の中のひとりである（筆記具把持の型は「St+Ri」）．この被験者は，「右下がり斜線課題」においてのみ，手の動きがOOOOO型となった．ただし手関節掌屈と前腕回内は生じていた．この被験者も，そのほかの課題ではXYYYY（縦線課題），XYYXX（横線課題），XXXXX（左下がり斜線課題）などを示していた．この事例の存在はむしろ，「健常者の書字動作においては，指はほとんど常に動いている」ということを印象づける．「右下がり斜線」のみで構成される文字はないからである．

　健常な書字動作は，次の3つの課題における右利き・右手使用者の**手と腕の動き**の中に典型的に現れているとみることができる．

　手（5本の指列）は<u>縦線課題</u>において，XYYYY型またはそれに近い型を示しつつ，<u>母指の"まきあげ"と他指の"曲げ"</u>によって，筆記具先端を手根部の方向へ引き寄せる．これと調和をはかるかたちで，前腕の回外や，手関節の掌屈（まれに背屈），同関節の橈屈（まれに尺屈）のひとつ以上が起こる．<u>小指列は常に作業台に接触しており</u>，多くは隣接の環指と同じ動きをするが，押しつけられて不動になったり，力が入って別の動きをしたりすることがある．前腕や手関節の動きに個人差があるのは，把持のしかたや開始の肢位，筆記具を引き寄せる方向などに微妙な違いがあるためと思われる．

　<u>横線課題</u>において筆記具先端を外に押しやる役割は，<u>手関節の背・尺屈運動</u>によって行われる．手（5本の指列）の役割は補助的・調和的であるため，動きの型はある程度多様になるが，X，Yの表記要素は"曲げ"や"まきあげ"である．小指列は常に作業台に接触しているが，前腕末端自体がわずかに外方向に動くこともある．手の動き，回内/回外運動，前腕末端の微動に個人差があるのは，把持のしかたや開始の肢位，筆記具押しやりの方向などの微妙な違いのほか，個人の癖などが影響しているためと思われる．

　<u>左下がり斜線課題</u>において筆記具先端を橈側・近位へ押しやる役割は，おそらく，<u>手関節運動</u>によって担われている．その内容は鈴木らによれば「掌屈運動」であるが，もし橈尺屈を観察項目に含めていたなら，結果は「掌・橈屈運動」であった可能性が高い．手（5本の指列）の役割は補助的・調和的になるため，動きの型はかなり多様であるが，母指列（X）の動きにしばしば"外転"が加わることや，示指列以下（Y）の動きとして"つきだし"が多発することが特徴である．

　ためしに筆記具を手に持ち，手根部と前腕の掌・尺側縁を机上に載せ，指も手関節も前腕もまったく動かさずに肩，肘の動きだけで字を書いてみよう．文字は書ける．しかし明らかに，普段とは異なる文字が出現することがわかる．書く速さも，身体に感じる負担も，なにもかもが異なる．健常な書字動作を習得するとは，この違いを解消することなのだと気づかされるはずである．

### 4）左手使用に伴う問題

　字画の構成には一定のルールがある．縦線は常に上から下へ，横線は常に左から右へと引か

れる．複数文字の配列も上から下へ，または左から右へと，順序が決まっている．左手使用者にとって，書字動作は決して右手による書字動作の左右反転ではない．

　左利き者が左手で文字を書く場合の開始肢位については，観察データを欠いているのでここで論じることができない．

　手（5本の指列）・前腕・手関節の動きに関して，左利き・左手使用群にあって右利き・右手使用群にない特徴は少なくとも2点見いだされている．そのひとつは，「横線課題」においてほぼ全例が母指の"つきだし"を起こすことであり，もうひとつは，ごくわずかな例外をのぞき，全課題において常に手関節の掌屈運動を示すことである（橈屈／尺屈方向は不明）．前者は左右非対称の運筆ルールがもたらす結果だと考えるのが自然であるが，後者の解明には新たな観察実験が必要である．

　生来の左利きが左手を使う場合と，生来の右利きが左手を使う場合の動きの種類が同じであるかどうかはわかっていない．もしも利き手交換のため左手書字を行う必要が生じた時には，さしあたっては，右利き・右手使用者の動きの特徴と，左利き・左手使用者のそれの双方を参考にする必要があると思われる．

### 5) ここで取り上げなかったこと

　ここまでに述べたのは，字画ひとつを書く動作のことであった．しかし実際に文書を書くためには，これ以外に，筆記具先端の接地と離陸をさせることや，字画を構成すること，縦方向または横方向に文字を配列すること，などが必要である．これには間違いなく，肘関節や肩関節の微細な動きが必要である．患者の中には，筆記具先端の"接地"と"離陸"さえもが一大作業となる者がいることを私たちは知っていなければならない．

　手と前腕の作業台への接触も，実は微妙な問題である．皮膚と台は密着しているとしても，骨と皮膚の間には軟組織がある．皮膚接触はそのままで骨のみがその中でずれ動くということがありうるし，健常者はむしろそれを利用している．

　筆記具先端の20 mmという距離のずれは，それよりもはるかに長い指節や腕の位置ずれの合算値としてそこにもたらされる．そうした状況の下で手や腕の動きを観察することは決して容易ではない．手のスキルの問題に取り組むとは，このように小さく微妙な事象の中にある人体の仕組みと取り組む，ということである．

（鎌倉矩子・大滝恭子・鈴木貴子）

◆9章文献◆

大滝恭子，鎌倉矩子，中田眞由美，三浦香織（1994）．書字動作における手のかまえと操作のパターン．作業療法，13，116-125

押木秀樹，近藤聖子，橋本　愛（2003）．望ましい筆記具の持ち方とその合理性および検証方法について．書写書道教育研究，17，11-20

鎌倉矩子，三星文子，浅海奈津美，中田眞由美（1986）．物体の操作における健常手の動きのパターン．リハ医学，23，59-67

小林比出代（2005）．左利き者の望ましい硬筆筆記具の持ち方に関する文献的考察―書写教育の見地から．書写書道教育研究，20，30-40

鎌倉矩子（1989）．手のかたち　手のうごき．医歯薬出版

鈴木貴子，元井　修，川間健之介（2012）．左利き者の書字動作の分析―右利き者との比較．作業療法，31，550-563

# 特論

## 10 箸を持つ手のかたちと操作のいろいろ

10・1　箸の使いかたにはどのようなものがあるのか ……… 138

10・2　手は箸の開閉操作をどのように行っているのか …… 139

10・3　日本人の標準的な箸操作パターンは
　　　 どの型であろうか ……………………………………… 145

10・4　いわゆる「正しい箸の持ちかた」は
　　　 本当に正しいのか ……………………………………… 146

10・5　効率よく箸を使うための操作パターンとは ………… 147

# 10　箸を持つ手のかたちと操作のいろいろ

「最近のこどもは正しく箸が持てない」とは，中高年者がよく言う言葉である．さらに「小学生の子どもをもつ母親の5割が箸を正しく持てない」ともいわれている（子育ちWAO！生活向上委員会，2001）．しかし，「正しい箸の持ちかた」とはいったいどのような持ちかたなのであろうか．

一方，作業療法の場面に目を転じてみよう．「箸を使って食事をしたい」というクライエントに対して，そのクライエントの手は箸操作が可能になる手なのかどうか，作業療法士はどのような視点で判断しているのであろうか．

手は，同時に2つの物を持って，操作することができる．箸操作はその典型例である．ひとの手は，箸という2本の棒をどのように把握し操作しているのであろうか．以下，そのたくみな"わざ"について種々解説を試みたい．

## 10・1　箸の使いかたにはどのようなものがあるのか

箸の使いかたには食材を挟むだけでなく，「切る」，「ほぐす」，「くるむ」，「まぜる」，「すくう」，「刺す」など，さまざまな使いかたがある．作業療法では，挟むという箸の使いかただけでなく，こうした箸の使いかたについても，必要に応じて評価し，練習プログラムに含めることが求められる．以下にその使いかたを概説する．

### 1) 切る（挟む）

ハンバーグなどを切ったり，挟んだりする時の箸の使いかたは，あらかじめ箸先を広げておき，それを閉じる操作である．箸の動きはどちらも同じであるが，切ろうとしている食物が硬い場合には，箸を閉じる指の動きに対してより強い抵抗が加わる．

### 2) ほぐす（分ける）

焼き魚の身を骨に沿ってほぐす時の箸の使いかたである．この時，まず箸先は閉じられており，箸を開く指の動きで食物をほぐすので，切る時とは逆に，箸を開く指の動きに対して抵抗が加わるのが特徴である．

### 3) くるむ

茶碗に盛られたご飯の上に焼き海苔を載せ，海苔でご飯をくるんで食することがある．この時の箸の使いかたは，まず箸を開いた状態にして海苔の上にかぶせ，押しつけながら徐々に箸

を閉じるという操作をしている．

### 4）まぜる

　箸で納豆などをかきまぜる際，箸の開閉は行わず，箸先をそろえた状態で箸を把握し，手関節や腕の動きで円を描くようにかき混ぜる動作を行う．

### 5）すくう

　非常に小さな粒状の明太子，ばらけてしまうようなおかか，あるいは練り状の海苔の佃煮などの食材を箸で絡めとりながら，あるいは箸をスプーンで掬うようにして使って食することがある．この場合も箸先を閉じたまま，あるいはわずかに開いた状態で箸を把握し，手関節や腕の動きによって掬う動作は行われる．

### 6）刺す

　大きな食物や滑りやすい食物などは，箸先をそろえて閉じて，あるいは片側の箸だけで食物を刺し，腕の動きでそれを口に運ぶことがある．あるいは，箸で食物を刺すことで調理の仕上がり具合を確認することがある．

　以上，6種類の箸を使う動作を挙げたが，これらを行う時の手の使いかたは一様ではない．1）と2）は，動的な手の使いかたであり，動作の主体は手である．手指の積極的な動きにより箸の開閉操作が行われている．4）〜6）は，静的な手の使いかたである．手は箸を把握したままで，動作の主体は手関節や腕の動きである．この時の箸は，あたかもスプーンやフォーク，ナイフのような役割をはたしている．3）はその両方が複合された動作といえる．箸を使う動作といっても，手の使いかたには，静的・動的な使いかたがあることがわかる．

## 10・2　手は箸の開閉操作をどのように行っているのか

　中田ら（中田・鎌倉他，1993）は，箸の開閉操作の練習の参考にするため，右利き健常者26名を対象に箸の模擬実験を行った．模擬実験の方法は，食事中の箸操作の中から手指の動きによって行われる，切る，分けるという操作を選び，実際の箸操作に近似した2種類の箸操作の模擬課題を設定した．

　被験者には，作業台に向かって立ち，台上での箸操作が最も容易な場所を選んでもらい，その場所に操作用のウレタンフォームを固定した．そして立位で箸を持ち，模擬課題の操作を繰り返し実施させた．その際，箸操作は台上を滑らせるようにして行わせた．

　2つの模擬課題のうち，切る課題は台上に厚さ5 mm，縦10 mm，横100 mmの棒状ウレタンフォーム2本を20 mmの間隔をあけて平行に並べてその両端を固定しておき，その中央を箸

表 10-1　箸の各操作パターンとその特徴（中田他，1993を改変）

| 特徴 \ 操作パターン | | AV 型 開 | AV 型 閉 | AI 型 開 | AI 型 閉 | X 型 開 | X 型 閉 |
|---|---|---|---|---|---|---|---|
| 例図 | | | | | | | |
| 各指の動き<br>（　）内は接触している箸 | 母指 | 押し出し<br>（つきだしの変種）<br>（遠・近） | 引きよせ<br>（まきあげの変種）<br>（遠・近） | 押し出し<br>（遠・近） | 引きよせ<br>（遠・近） | 伸ばしまたは<br>伸ばし＋内転<br>（近・遠） | 曲げまたは<br>曲げ＋外転<br>（近・遠） |
| | 示指 | 伸ばしまたは<br>まきあげ（遠） | 曲げまたは<br>つきだし（遠） | 伸ばし＋外転<br>（遠） | 曲げ＋内転（遠） | まきあげまたは<br>つきだし（遠） | つきだしまたは<br>まきあげ（遠） |
| | 中指 | 伸ばしまたは<br>まきあげ（遠） | 曲げまたは<br>つきだし（遠） | つきだしまたは<br>曲げ（近） | まきあげまたは<br>伸ばし（近） | まきあげまたは<br>つきだし（遠） | つきだしまたは<br>まきあげ（遠） |
| | 環指 | 曲げまたは<br>つきだしまたは<br>静止（近） | 伸ばしまたは<br>まきあげまたは<br>静止（近） | つきだしまたは<br>曲げ（近） | まきあげまたは<br>伸ばし（近） | まきあげまたは<br>つきだし（なし） | つきだしまたは<br>まきあげ（なし） |
| | 小指 | 曲げまたは<br>つきだしまれに<br>静止（なし） | 伸ばしまたは<br>まきあげまれに<br>静止（なし） | つきだしまたは<br>曲げ（なし） | まきあげまたは<br>伸ばし（なし） | まきあげまたは<br>つきだし（なし） | つきだしまたは<br>まきあげ（なし） |
| 手の動きのパターン<br>XYZ連記法 | | XYYZZ, XYYOO, XYZVV | | XYZZZ, XYZVV | | XYYYY | |

＊網掛け部分は箸の接触なし

　で挟む，放すという動作を被験者に依頼した．分ける課題では，前述のウレタンフォーム 2 本の間隔をあけずに並べて両端を固定しておき，その中央部に箸先を差し入れた後，それらを引き離す，もどすという動作を実施させた．そして，両課題を実施させた時の手のフォームと手指の動きを鎌倉の把握のフォームの類型と XYZ 連記法（鎌倉他，1978；鎌倉他，1986；鎌倉，1989）を用いて分析した．その結果，箸の操作パターンは，開閉に伴う箸の動きによって AV 型，AI 型，X 型の 3 型に類型化され，それぞれに固有の手の動きを伴っていることがわかった．AV 型は，2 本の箸が開いた時は A 字型，閉じた時には V 字型になり，AI 型は開いた時は A 字型，閉じた時は I 字型となる．X 型は，開いた時に 2 本の箸が大きく交叉する型である．

　以下にそれぞれの型における手のフォーム，箸と指の位置関係，手の動きと操作について特徴を述べる（**表 10-1**）．なお，ここでは箸を閉じて持った時に，示指列の遠位に接触しているほうを「遠位箸」，他方を「近位箸」と呼ぶ．

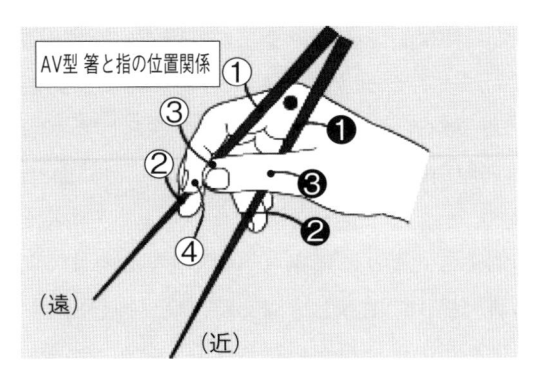

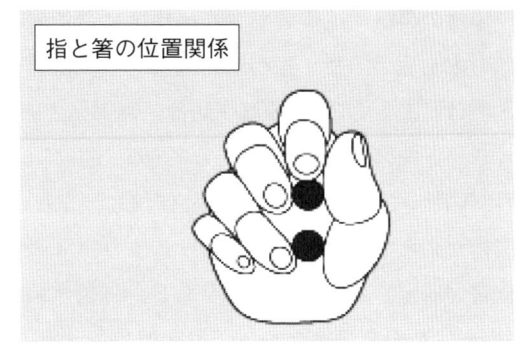

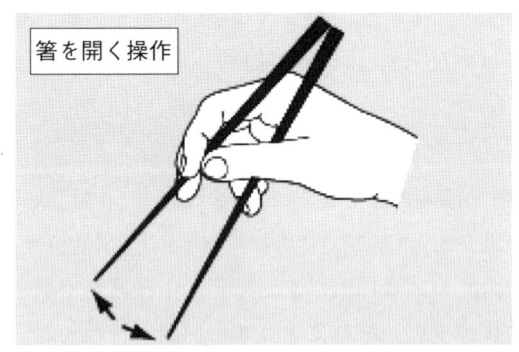

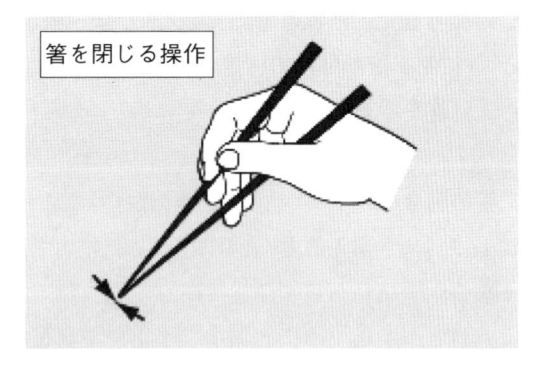

**図 10-1　AV 型の箸操作パターン**
上段左図の●は中手骨骨頭を示す．
番号については本文参照．

### 1) AV 型（図 10-1）

**開始のフォーム**：5 本の指全体が屈曲位にあり，特に尺側にある指ほど中手指節関節（MP 関節）の屈曲が強い．手のフォームは三面把握—亜型Ⅱ（TVⅡ）であるが（3・3・2 項参照），遠位箸を把握している母指，示指，中指が三面把握—標準型（Tpd）と同じフォームを呈する場合もある．

**箸と指の位置関係**：遠位箸は，① 示指基節橈側と ② 中指末節橈側面にかけわたされるように置かれている．③ その間の一箇所を母指末節の掌側面で押さえている．④ さらに第 3 の方向から示指の末節掌尺側面で押さえている[注17]．

近位箸は，❶ 示指中手骨橈側と ❷ 環指末節橈側または橈背側間にかけわたされ，❶❷ 間の一箇所を ❸ 母指基節掌側で固定している．したがって，両箸は示指の中手骨骨頭を挟むようにして置かれており，母指はその 2 本をゆるやかに拘束している．

---

[注17] 中田ら（1993）と内容は変わらないが，表現を少し変えた．理由は，基盤になっているのが「三面把握」であることがわかるようにするためである．以下の型も同じ．

**操作の特徴**：遠位箸を開く操作は，示指・中指の"伸ばし"（5・3・1項にて既述の指列の動きの表記法の一種．指の関節運動を近位関節より記述すると，伸展—伸展—伸展の動きとなる）または"まきあげ"（伸展—屈曲—屈曲）で行い，逆の動き（"曲げ"または"つきだし"）で閉じる．近位箸を開く操作は，環指の"曲げ"（屈曲—屈曲—屈曲）または"つきだし"（屈曲-伸展-伸展）で行い，逆の動き（"伸ばし"または"まきあげ"）で閉じる．すなわち示指・中指と環指が相反する動きを行うことにより，両箸は開閉する．まれに環指（小指）を動かさず，近位箸が固定されていることもある．母指は両方の箸の操作に関与し，開く時には"押し出し"（指先に反力を受けながら"指を伸長させる"〈指先を指の付け根から遠ざける〉動き：つきだしの反力を受けた特殊型），閉じるでは"引きよせ"（指先に反力を受けながら"指を短縮させる"〈指先を指の付け根に近づける〉動き：まきあげの反力を受けた特殊型）の動きを行いながら，両箸をゆるやかに拘束している．

**手の動きのパターン（XYZ連記法）**：これら手指全部の動きをXYZ連記法（5・3・3項参照）によって書き換えると，箸の開き・閉じのいずれの場合もXYYZZ型（まれにXYYOO, XYZVV）となる．すなわち箸を開く・閉じる際，母／示指間，中／環指間（または示／中指間）で動きは分離し，示指・中指と環指（小指）で異種の動きが生じ，それにより箸の開閉が行われる．

**箸操作に関与する指**：示指と中指は遠位箸を操作し，環指は近位箸を操作している．母指は両箸の操作に関与している．小指は環指とともに動くが，箸の操作に直接関与しない．

## 2) AI型（図10-2）

**開始のフォーム**：AV型に比べさらに指全体が突き出されるかたちになっている．中指DIP関節の屈曲が強い．

**箸と指の位置関係**：遠位箸は，① 示指基節橈側と ② 中指末節橈背側面にかけわたすように置かれ，③ その中間を母指末節の掌側面またはIP関節部が押さえている．④ さらに第3の方向から示指末節掌側面で押さえている．

近位箸は❶ 示指基節またはMP関節橈側と❷ 環指末節橈側間にかけわたし，その間の一箇所を❸ 母指基節掌側で押さえている．❹ さらに第3の方向から中指の指尖または指腹が接触している．

さきのAV型では両箸は示指の中手骨骨頭を挟むようにして置かれていたのに対し，この型では2本とも中手骨骨頭より遠位に置かれている点が異なる．近位箸に中指末節の接触があるのも異なる点である．

**操作の特徴**：AI型では，遠位・近位の両箸を開くというよりは，主として中指のつきだしまたは曲げの動きで，近位箸を押し広げることで両箸は相対的に開く．その際，母指も"押し出

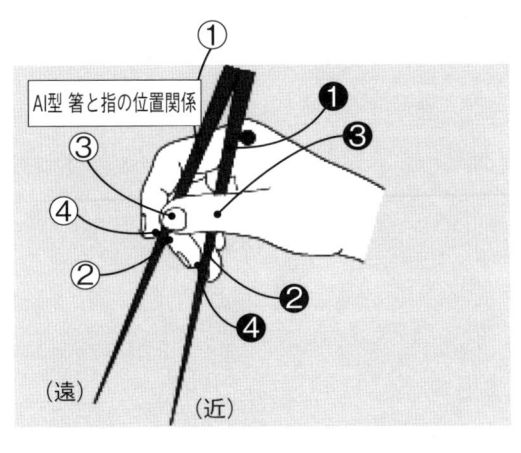

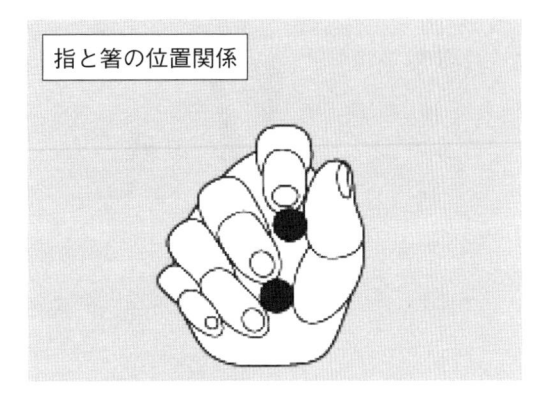

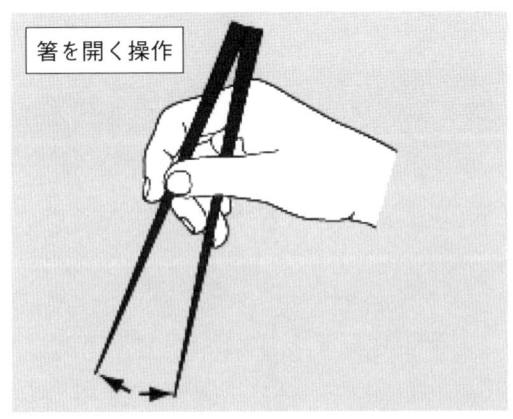

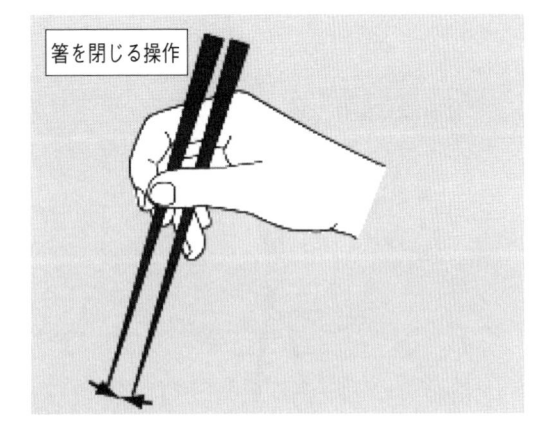

**図 10-2　AI 型の箸操作パターン**
上段左図の●は中手骨骨頭を示す．

し"の動きで母指の IP 関節部を両箸の間に押し当て，示指の"伸ばし＋外転"を行うことで，遠位箸の開く操作を助けている．

　箸を閉じる操作は，中指の"まきあげ"または"伸ばし"によって，近位箸を押し下げていた中指を箸の間から抜く（またはよける）と同時に，環指の"伸ばし"または"まきあげ"の動きによって行う．

　**手の動きのパターン（XYZ 連記法）**：手指の動きは，箸の開閉のどちらも XYZZZ 型，または XYZVV 型となる．すなわち母／示指間，示／中指間（または中／環指間）で分離し，中指は環指・小指と共に動く（またはそれらと類似の動きをする）．

　**箸操作に関与する指**：示指は遠位箸の操作に，中指は近位箸の開きに関与し，環指はその閉じに関与している．母指は両箸の操作に関与している．小指は箸の操作に直接関与しない．

## 3）X 型（図 10-3）

　**開始のフォーム**：指は全体的に屈曲が強い．箸は机上面に対してほぼ垂直に立てられた状態

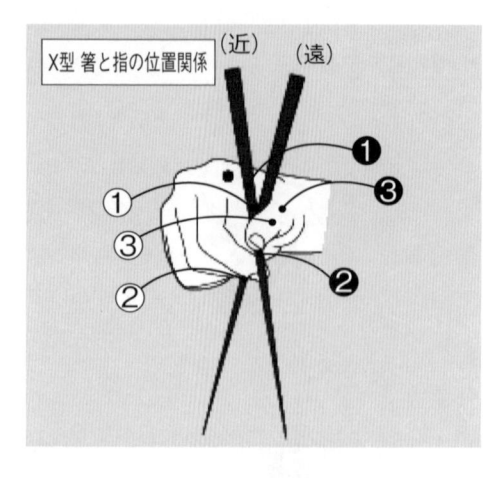

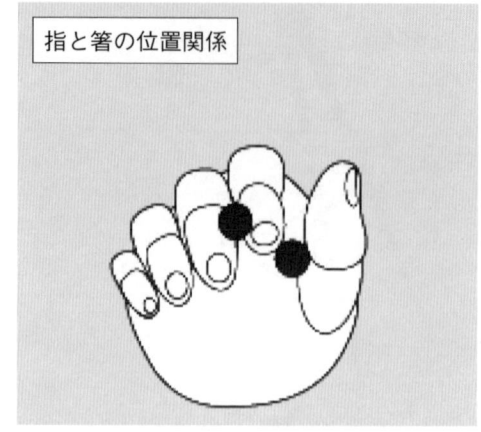

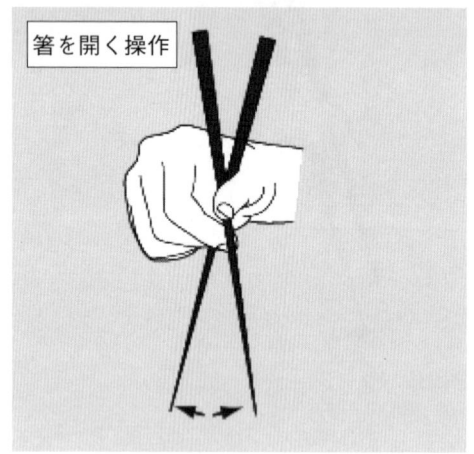

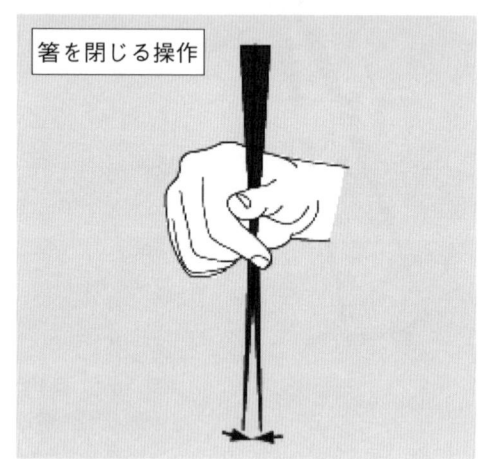

**図 10-3 X 型の箸操作パターン**
上段左図の●は中手骨骨頭を示す．

で保持されている．

**箸と指の位置関係**：遠位箸は，① 近位箸または示指 MP 関節橈側に当てられており，その数 cm 離れた箇所を ② 示指末節尺側と中指中節橈側とで挟み，さらにこれら ①② の間の一箇所を ③ 母指基節掌側で押さえている．

近位箸は ❶ 示指中手骨橈側と ❷ 中指 DIP 関節橈側間にかけわたされており，❶❷ の間を ❸ 母指基節基底部で固定している．

**操作の特徴**：X 型では両箸は常に，多かれ少なかれ交叉状態にあるが，その交叉のしかたは，開いた時に遠位の箸先が尺側へ，近位の箸先が橈側へ傾くことによって行われるもの（**図 10-3**）と，遠位の箸先が橈側へ，近位の箸先が尺側へ傾くことによって行われるものの 2 とおりがある．

前者では，遠位箸を開く操作は，示指・中指の"まきあげ"または"つきだし"により箸先を尺側に傾けることで行われ，逆の動き（"つきだし"または"まきあげ"）で閉じられる．近位箸を開く操作は中手骨を支点として（第一指間腔に箸を挟みながら）母指の"伸ばし"または内転を伴った"伸ばし"により，シーソーのように箸先が橈側に傾くことで行われ，逆の動き（"曲げ"または外転を伴った"曲げ"）により閉じられる．箸は非常に不安定な状態にありながらも，かろうじて第一指間腔で拘束されている．

後者では，遠位箸を開く操作は，母指の"伸ばし"（伸展—伸展—伸展）により拘束をゆるめると同時に，示指の"まきあげ"（伸展—屈曲—屈曲）で箸先は橈側に傾けられ，その結果開かれる．遠位箸の閉じは，示指の押さえを開放し，母指の曲げ（屈曲—屈曲—屈曲）により箸を元の位置にずらすことで行われる．近位箸は基本的にはほとんど動いておらず，遠位箸の動きにより，相対的に開閉される．

**手の動きのパターン（XYZ 連記法）**：開閉ともに XYYYY 型となり，2 種類の動きから構成される．母／示指間のみで分離する形式である．

**操作の特徴**：母指・示指・中指の3指のみで両箸を操作し，環指・小指は箸の操作に関与していない．

## 10・3　日本人の標準的な箸操作パターンはどの型であろうか

上述した3つの箸の操作パターンのうち，最も標準的なパターンはどれであろうか．これらの出現率を見てみよう．

中田らが健常者 26 名（年齢：19〜41 歳，平均 23.3 歳）を対象に調べた各操作パターンの出現率は AV 型 76.9％，AI 型 15.4％，X 型 7.7％であった（中田他，1993）．さらに，大学生 40 名（年齢：19〜31 歳，平均 21.3 歳）について，同様の課題でその出現率を調べたところ，AV 型 73.8％，AI 型 19.1％，X 型 7.1％であった（**図 10-4**）（中田・伊元，2003）．これら 2 つの調

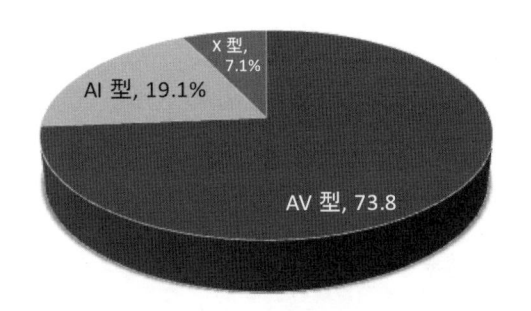

図 10-4　箸操作パターンの出現率（中田他，2003）

査において，AV型は最も多く出現しており，全体の7割以上を占めていることから，これが日本人の標準的な箸の操作パターンであり，日本の伝統的な箸の持ちかた，動かしかたであると考えられる．

つぎに，このAV型の箸操作パターンと，諸家が報告しているいわゆる「正しい箸の持ちかた」の記述（一色，1991；1998；小倉，2005；高橋，2003；流田，2010；向井他，2001；谷田貝他，1995；渡邊，2005）を比較してみたい．

## 10・4　いわゆる「正しい箸の持ちかた」は本当に正しいのか

諸家が報告しているいわゆる「正しい箸の持ちかた」の記述や箸袋等に書かれた解説は，その多くが静的な持ちかたのみの記述であり，箸の開閉操作に伴う指の動きを分析したものではない．上述のAV型の箸操作と従来の「正しい箸の持ちかた」の記述とを比較してみると，大きく異なっている点がある．まず，以下の記述を見てみよう（**図 10-5**）．

① 片方の箸（上の箸）を，鉛筆を持つように母指・示指・中指で持つ（谷田貝他，2004；向井他，2001；小倉，2005；渡邊，2005）．
② 下の箸は親指と人さし指の股に挟みこんで固定する（一色，1991；一色，1998）．
③ 下の箸は固定して，上の箸のみ動かす（谷田貝他，1995；一色，1991；一色，1998；向井他，2001；高橋，2003；小倉，2005；流田，2010）．

これらのフレーズは，子どもの頃に箸の使いかたを習った時，何度も聞かされたものである．しかし日本の伝統的な箸操作のパターンを習得することを目的にするならば，AV型の箸操作

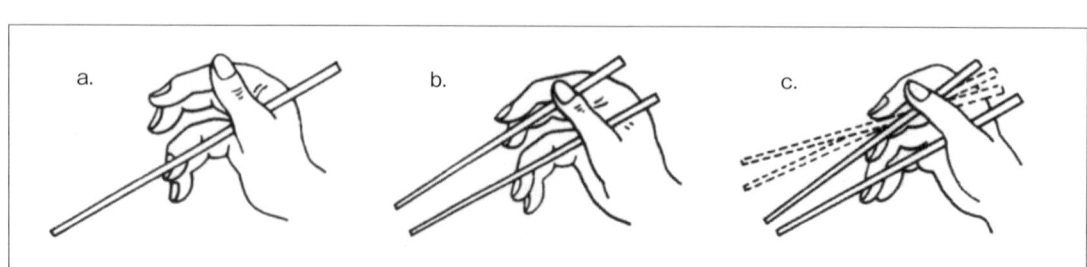

a．下の箸を親指の付け根にしっかり挟み，固定しましょう．
b．上の箸を，親指，人さし指，中指で鉛筆を持つように持ちましょう．
c．下の箸は動かさずに，上の箸のみ動かしましょう．

**図 10-5　箸袋に書かれた「正しい箸の持ちかた」の記述例**
（原文の英語を中田が翻訳した）．b．は「鉛筆を持つように」と書かれているが，図はスプーンを持つ型に描かれている．

パターンを学習すべきである．その場合，特に注意する点は以下の3点である．

### 1）"上の箸"を，鉛筆ではなく，スプーンを持つように持つ

いわゆる「正しい箸の持ちかた」では，上の箸（遠位箸）は「鉛筆を持つように親指・人さし指・中指で取り囲むように持つ」と記されている．しかし鉛筆を持つ時の手のフォームはバリエーションが豊富である．一般的に「鉛筆を持つように」と言われた時，多くの人が描くイメージは鎌倉らの分類（鎌倉他，1978）でいうところの三面把握—標準型（Tpd）であろう．もし，「Tpd」をイメージして箸を持ったとしたら，これは AV 型とは異なるものである．AV 型において，遠位箸の把握は，鉛筆を持つような Tpd ではなく，スプーンを把握するように母指をもっと内転した位置にあてる三面把握—亜型Ⅰ（TVⅠ）なのである（図 3-6 を参照）．

### 2）中手骨骨頭を挟むように遠位箸・近位箸を置くとフォームが決まる

AV 型の箸操作パターンを目指す場合には，図 10-1 で示したとおり，遠位箸・近位箸を示指の中手骨の骨頭を挟むように置くと，比較的容易に手と箸の位置を決めることができる．AI 型では，両箸が中手骨骨頭よりも遠位に置かれていることが多い．中手骨骨頭に対する両箸の位置と中指の接触箇所を変えることで，容易に AI 型のフォームを AV 型に変更できる場合もある．

### 3）片方の箸だけを動かすのではなく，遠位箸・近位箸ともに動かす

いわゆる「正しい箸の持ちかた」の記述では，下の箸（近位箸）は動かさず，上の箸（遠位箸）のみ示指・中指によって動かされると述べられている．中田らの分析結果（中田他，1993）では，AV 型で近位箸を動かさないパターンは箸を閉じる操作においてわずか（18 名中 2 名）に見いだされたが，箸を開く方向に負荷が加わる場合には，遠位箸・近位箸ともに動いていた．AV 型の箸操作では，示指・中指と環指によって，それぞれ異種の相反する動きが同時に行われており，それにより箸は開閉されている．空中で箸を水平の状態にして開閉のみを行えば，近位箸は静止状態を示すことがあるかもしれないが，実際の食事場面で，箸の操作に負荷が加わるような操作では，両箸はともに動き，開閉されるのが一般的だといえるであろう．

後述するように，AV 型の箸操作パターンの練習をする際には，動きの量は異なるものの，遠位箸のみならず，近位箸についても動かすための練習を行うことが必要である（11 章「非利き手で箸を使う」参照）．

## 10・5　効率よく箸を使うための操作パターンとは

AV 型，AI 型，X 型の3種類の操作パターンの中で，最も効率のよい箸操作はどれであろうか．図 10-6 は，皿に入っている 1 cm$^3$ のブロックを箸で挟んで移動するという課題を 30 秒間

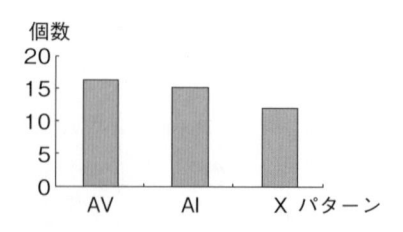

① 箸操作パターンごとのブロック移動数
AV型：16.4個，AI型：15.2個，X型：12.2個．n=40

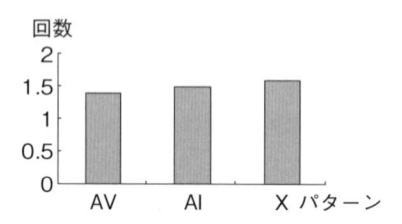

② 箸操作パターンごとのブロック移動の失敗回数
AV型：1.2回，AI型：1.5回，X型：1.6回．n=40

**図 10-6　箸操作パターンのブロック移動成績**

3回行い，移動できた個数と失敗の回数の平均を求めたものである．最も成績がよいのはAV型で，次いでAI型，X型の順であった．ブロックを箸で挟みそこねたり，移動途中でブロックを落下させるなどの失敗の回数はこの逆の順序で，X型が最も多く，AI型，AV型の順であった．ブロック移動課題の移動時間，失敗の回数から判断すると，AV型が最も効率がよいという傾向はみられたが，統計的には有意な差はなかった（中田他，2003）．

箸で操作する物体や操作方法などを変えて調べてみる必要はあるが，$1cm^3$程度のブロックを箸で挟んで移動するという単純な操作に限っていえば，AV型が最も早くて正確であるという傾向はみられるものの，箸操作に習熟した成人であれば，どの箸操作パターンでもさほどの違いはないといえる．

もし箸を使って食事をしたいという希望があって，麻痺手や損傷手に箸操作の練習を行う場合には，最もフォームが安定し，失敗の少ないAV型を目指したいものであるが，残存あるいは回復している手のフォームや動きのパターンを見極めて，それに応じた箸操作パターンを練習することも現実的である．いずれの場合でも，各操作パターンとそれらの特徴を理解していると，作業療法の場面で箸操作の指導を行う際には大変有用である．

（中田眞由美）

◆ 10 章文献 ◆

一色八郎（1991）．箸．保育社
一色八郎（1998）．箸の文化史―世界の箸・日本の箸．御茶の水書房
小倉朋子（2005）．箸づかいに自信がつく本―美しい箸作法は和の心．リヨン社
鎌倉矩子，大村道子，石井晴美，三星文子，三浦頼子（1978）．健常手の把握様式―分類の試み．リハ医学，15，65-82
鎌倉矩子，三星文子，浅海奈津美，中田眞由美（1986）．物体の操作における健常手の動きのパターン．リハ医学，23，59-67
鎌倉矩子（1989）．手のかたち 手のうごき．医歯薬出版
子育ちWAO！生活向上委員会編（2001）．お箸をちゃんと持てる子は頭がよくなる．主婦と生活社
高橋隆太（2003）．究極のお箸．三省堂
流田 直（2010）．楽しく遊ぶ学ぶ せいかつの図鑑．小学館
中田眞由美，鎌倉矩子，大滝恭子，三浦香織（1993）．健常者における箸使用時の手のかまえと操作のパターン．作業療法，12，137-145
中田眞由美，伊元勝美（2003）．箸操作の獲得に関する研究．平成15年度 埼玉県立大学保健医療福祉学部 奨励研究報告書Ⅰ，168-173
向井由紀子，橋本慶子（2001）．箸（はし）．法政大学出版局
谷田貝公昭，村越 晃・監修，子どもの生活科学研究会・編（2004）．子どもとマスターする49の生活技術．合同出版
渡邊忠司・監修（2005）．食べ方のマナーとコツ．学習研究社

# 訓練編

# 11 非利き手で箸を使う

11・1 利き手と非利き手の箸操作パターンは
　　　同じであろうか ……………………………………… 152

11・2 非利き手でAV型(標準的な箸操作パターン)を
　　　獲得することは可能か? ……………………………… 153

11・3 AV型(標準的な箸操作パターン)獲得のための
　　　練習方法 ……………………………………………… 155

11・4 非利き手によるAV型箸操作練習の実施結果 ……… 160

# 11　非利き手で箸を使う

　作業療法の臨床では，利き手が麻痺や損傷をこうむった場合，その障害手に対して箸の操作練習を行うが，麻痺や損傷をまぬがれた非利き手に対して，利き手交換として箸の操作練習が行われることもある．利き手交換のための箸操作練習についてはいくつかの方法が報告されている（清宮，1999；野田，2005；山崎他，2005；鈴木他，2006）．しかし日本人の標準的な箸操作のパターンを獲得するための練習方法については報告されていない．また，非利き手については標準的な箸操作パターンを獲得するのは困難であるという報告もある（山田他，1995）．

　中田らは箸の開閉操作の練習の参考にするため，右利き健常者26名を対象に箸の模擬実験を行い，標準的な箸操作のパターンについて報告しているが（中田他，1993），標準的な箸操作のパターン（中田らによるAV型の箸操作パターン）を非利き手で獲得することは難しいのだろうか．もし獲得できるとしたら，どのような練習を行ったらよいのだろうか．

　この章では，利き手交換を目的に，非利き手に標準的な箸操作パターンを獲得させるための練習方法について述べる．

## 11・1　利き手と非利き手の箸操作パターンは同じであろうか？

　非利き手で箸を使用した時，通常はどのような操作パターンを示すのであろうか．利き手と同じような箸操作パターンを示すのか，あるいは異なるパターンを示すのだろうか．

　山田らは，右利き健常者38名に，箸でピンポン玉を挟んで移動するという課題を利き手と非利き手で各10回実施してもらい，それぞれの手に出現する箸操作を中田らの箸操作パターン（AV型，AI型，X型の3種，10章参照）の型を使って記録した．そして，利き手，非利き手の箸操作パターンの出現頻度を基に，その一致性を調べた（山田他，1995）．

　その結果，利き手と非利き手の箸操作パターンの出現頻度は同じになることはなかったと報告している．つまり，利き手と非利き手の箸操作は同一のパターンにはならなかったということである．その時の利き手と非利き手の操作パターンの出現頻度は，以下の順である．

　　① 利き手がAV型の場合は，非利き手はAI型が最も多く，次いでX型の順であった．
　　② 利き手がAI型の場合には，非利き手はX型が最も多く，次いでAI型の順であった．
　　③ 利き手がX型の場合には，非利き手は同じタイプのX型が圧倒的に多く，次いでAI型の順であった．

　山田らは，非利き手にはAV型が見られないこと，非利き手のパターンの出現頻度は，利き

手が示した型の指間分離の難しさを一水準低くした型が最も多いことを報告している．さらに，これらの出現率から，箸操作の難しさの順序は AV 型，次いで AI 型，X 型の順であると述べている．

「箸を操作した時の手の指間分離」について補足すると，箸を開閉する操作は 2 本の箸をそれぞれ相反する方向へ動かすために，手指の動きをどこかで分離しなければ，箸を開閉することはできない（10・2 項参照）．AV 型では母／示指間に加え，中／環指間で動きは分離し，AI 型では母／示指間と示／中指間，X 型は母／示指間のみで分離する．言い換えると，3 種類の操作パターンの相違は，箸操作に関与する手指の分離の相違と見なすことができる．AV 型で生じる中／環指間の分離は，一般的な物体操作においてはまれであり，日常的な手の使用時の分離の形式とはきわめて異なるものである．中／環指間の分離は，AV 型の箸操作に特異的な分離の様式といえる．また，山田らの行ったピンポン玉を箸で挟んで移動するという実験課題は，非利き手の操作パターンを調べるためには難易度がかなり高めであると思われる．

これらのことを考え合わせると，山田らの研究のように，非利き手，つまり箸操作の経験の乏しい手で，ピンポン玉という難易度の高い物体を箸で挟んで移動した場合には，当然，AV 型の操作パターンの出現は困難になると思われる．

それでは，利き手交換訓練で箸操作の練習を行った時，非利き手が AV 型の箸操作パターンを獲得するのは，はたして困難なのであろうか．次に，非利き手で AV 型の箸操作パターンを獲得することの可能性について述べる．

## 11・2　非利き手で AV 型（標準的な箸操作パターン）を獲得することは可能か？

中田ら（2003）は，非利き手による箸操作獲得のために，従来型練習メニューを用いた場合と，中田が考案した練習メニューを用いた場合について，その効果を比較しようと考えた．このため，健常者 40 名をランダムに 2 つの練習メニューに割りつけ，それぞれに 60 分間（10 分間×2 回の休憩を含む）の練習を実施してもらった．

ここでの「従来型練習メニュー」とは，先行研究を参照して著者らが立案したものである．その概略は，被験者に対し ① 基本操作練習（箸先を合わせる練習），② つまみ練習（$2\,cm^3$ の発泡スチロールのつまみ放し），③ 箸位置合せ（$1.5\,cm^3$ の発泡スチロールのつまみ放し），④ 箸の開き練習（$3\,cm^3$ の発泡スチロールのつまみ放し），⑤ 箸の並行調整（ゴム紐，太糸を 2 本以上同時につまむ）を実施してもらった．

「中田の練習メニュー」とは，健常者の箸操作パターンのうちの AV 型のフォームと手の動きのパターンの獲得を目的に，中田自身が考案したものである．被験者に ① フォーム獲得練習（三面把握—亜型 II のフォームをとり，手関節，前腕を動かす．箸先を机上につけて行った後，空中にて，箸を垂直にした状態で行う），② 動きのパターン練習（箸を 1 本ずつ把握し，それを振り入れたり，振り出したりする），③ 動きの分離練習（片方の箸を固定し，他方を

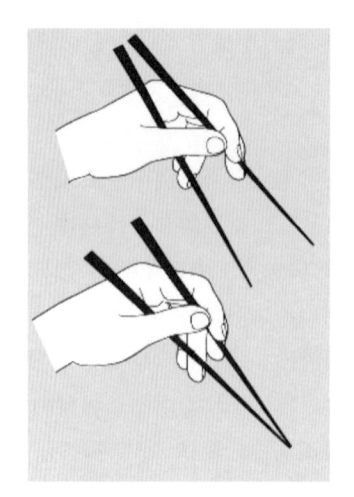

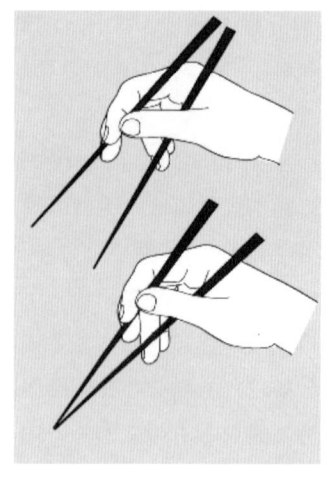

図 11-1 箸操作練習のための参照フォーム

表 11-1 箸操作練習による箸操作パターンの変化
(左:従来型練習メニューの実施. n=20, 右:中田の練習メニューの実施. n=20)

| | | 練習前 | | | 合計 |
|---|---|---|---|---|---|
| | | AV | AI | X | |
| 練習後 | AV型 | 7 | 4 | 0 | 11 |
| | AI型 | 1 | 4 | 0 | 5 |
| | X型 | 0 | 0 | 4 | 4 |
| 合計 | | 8 | 8 | 4 | 20 |

| | | 練習前 | | | 合計 |
|---|---|---|---|---|---|
| | | AV | AI | X | |
| 練習後 | AV型 | 4 | 7 | 3 | 14 |
| | AI型 | 1 | 2 | 3 | 6 |
| | X型 | 0 | 0 | 0 | 0 |
| 合計 | | 5 | 9 | 6 | 20 |

動かす練習を遠位箸,近位箸とも行う),④ 物体の把持練習(梱包材,豆のつまみ放し)を実施してもらった.

そして,これらの練習の前後に2つの課題すなわち,① 箸操作模擬課題と ② ブロック移動課題を行い,それらの成績を比較した.① 箸操作模擬課題は,箸の開閉操作の模擬動作を実施するもので,中田らによる3種類の操作パターンのどれに該当するかを判定し,練習の前後でフォームと手の動きの変化を調べるために用いた.② ブロック移動課題は箸で $1\,\mathrm{cm}^3$ のブロックを挟んで移動させるもので,30秒間に移動できたブロック数を測定し,練習前後の成績を比較するために用いた.どちらの練習メニューにおいても,被験者には**図 11-1** を提示し,箸操作の手本にするよう伝えた.

結果は以下のとおりである.

① 箸操作模擬課題では,従来型練習メニューを行った群は練習前に AI 型を示した8名のうち,4名のみが練習後一水準上の AV 型に変化したが,X 型であった4名は練習後も操作パターンに変化がみられなかった(**表 11-1**).

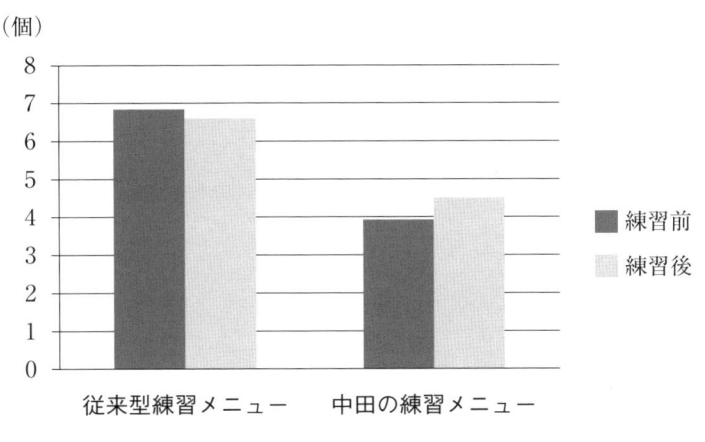

図 11-2　練習前後のブロック移動課題の成績（個数/30秒）

　一方，中田の練習メニューを行った群では，練習前後に箸操作のパターンが明らかに変化した．練習前に AI 型であった 9 名のうち 7 名は AV 型に変化した．残り 2 名は変化しなかった．練習前に X 型を示した 6 名のうち 3 名は AI 型に，残り 3 名は AV 型に変化した．中田の練習メニューを行った群では，その練習によって一水準以上向上させることができ，特に X 型に対して操作パターンの向上に有用であった（同表）．つまり，非利き手であっても練習方法によっては，60 分程度の練習で一水準上の操作パターンが獲得できる可能性が見いだされた．

　② ブロック移動課題では，どちらの練習を行った群においても練習前後の成績に統計的な有意差はなかった．このことから，箸操作のパフォーマンス（出来高）向上については，60 分程度の練習では十分でないことがわかった（**図 11-2**）．

　それでは，非利き手で箸操作を練習する場合には，どのように練習を行ったらよいであろうか．次に，非利き手における AV 型の箸操作パターンを獲得するための，より実践的な練習方法を紹介する（中田・伊元，2004；中田，2005）．なおこれは，中田ら（2003）が用いた 60 分の練習方法の「フォームの獲得練習」，「動きのパターン練習」，「動きの分離練習」，「物体の把持練習」という練習メニューは変えず，それに「実践練習」を加えて組み直し，6 日間に拡大したものである．

## 11・3　AV 型（標準的な箸操作パターン）獲得のための練習方法

　AV 型の箸操作パターンの練習に大切なことは，まず，適切な手のフォームを作り，箸を正しく持つことである（フォームの獲得練習）．常に目標とする AV 型のフォーム（図 11-1）を参照して，箸と手の位置関係を作る．正しいフォームが作れるようになったら，指の動きを練習する．遠位箸，近位箸を 1 本ずつ持って，手の中へ振り入れたり，振り出したりする練習を行う（動きのパターン練習）．開閉時の箸の動きの量は遠位箸と近位箸では異なり，近位箸は遠

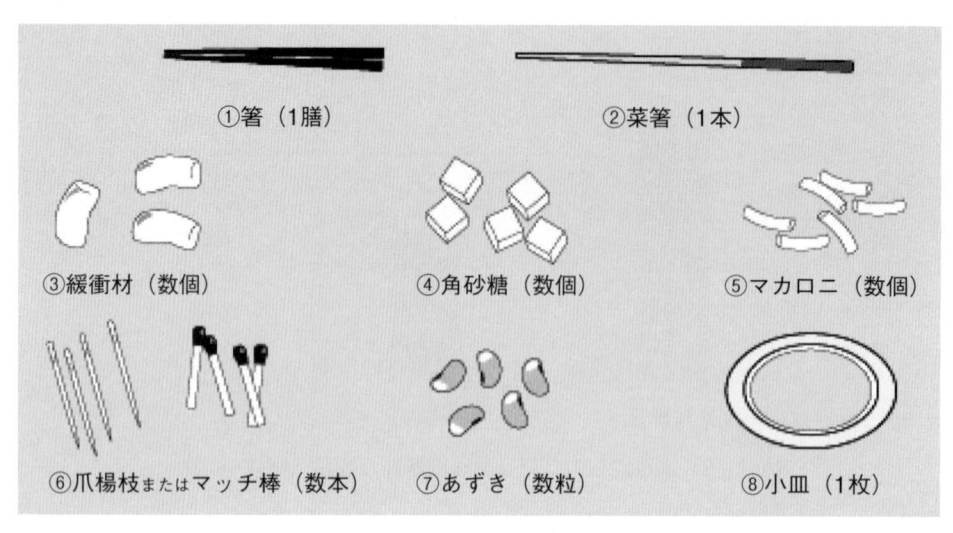

図 11-3 中田（2005）による箸操作練習（6 日間）の使用物品

①箸（1膳）　②菜箸（1本）　③緩衝材（数個）　④角砂糖（数個）　⑤マカロニ（数個）　⑥爪楊枝またはマッチ棒（数本）　⑦あずき（数粒）　⑧小皿（1枚）

表 11-2　非利き手に対する AV 型の箸操作練習のスケジュール

|  | 練習内容 | | |
|---|---|---|---|
| 1 日目 | フォームの獲得練習<br>（15 分間） | 休憩<br>（5 分間） | 動きのパターン練習<br>（15 分間） |
| 2 日目 | 動きのパターン練習<br>（15 分間） | 休憩<br>（5 分間） | 動きのパターン練習<br>（15 分間） |
| 3 日目 | 動きの分離練習<br>（15 分間） | 休憩<br>（5 分間） | 動きの分離練習<br>（15 分間） |
| 4 日目 | 動きの分離練習<br>（15 分間） | 休憩<br>（5 分間） | 物体の把持練習<br>（15 分間） |
| 5 日目 | 物体の把持練習<br>（15 分間） | 休憩<br>（5 分間） | 物体の把持練習<br>（15 分間） |
| 6 日目 | 実践練習（20 分間） | | |

位箸より動きの量は小さい．AV 型の中には，箸で挟む時に近位箸をほとんど動かさない者もいるが，箸操作の練習では近位箸も動かすよう練習する必要がある．それができたら箸を 2 本持って開閉し，箸先が合うように練習する（動きの分離練習）．その後，練習したフォーム，動きを維持しながら，箸でさまざまな物体を挟んで，口の高さまで持ち上げて下ろす練習を行う（物体の把持練習）．最後に，練習した操作方法を用いて，ゆったりと実際の食事場面で練習する（実践練習）．

次に練習方法について解説する．練習で使用する物品は図 11-3 のとおりである．

### 1) 練習スケジュール

30分間の練習を一日1回以上，6日間，毎日実施する（**表 11-2**）．この練習時間と内容はあくまでも非利き手に対する目安である．手の機能に応じて練習時間や休憩時間を変更する．また，実施が困難であれば，先に進まず次の日も同じ練習を繰り返して行い，そのメニューが容易に実施できるようになるまで行う．以下，各メニューについて解説する（**図 11-4**）．

### 2) フォームの獲得練習（練習1日目）（同図①）

箸を1膳用意する．15分かけて，以下の練習を行う．箸を持つ時は，常に図 11-1 をよく見て，そのとおりに把握する．また練習の最中も，手のフォームが崩れたり，箸先がずれてしまわないようにときどき図と自分のフォームを比較し，正しく箸を持っているかどうか確認する．なお，箸操作の練習期間中は，その練習方法を実際の食事場面では行わず，フォークやスプーンなどの代替方法で食事するように指導する．

❶ 前腕を机の上に置く．同図①のとおり箸先を合わせて箸を持つ．箸を持つ時は，力を入れ過ぎないようにする．
❷ 箸先を閉じたまま，机の上で手を左右に移動させる．この時，手関節は動かさないようにする．
❸ 箸を持ったまま，手関節を屈曲，伸展する．慣れてきたら，次第に関節の動きを大きくする．
❹ 手関節を大きく動かしながら，箸先を使って机の上に十字，8の字を描く．それができたら腕を持ち上げ，同じ動作を空中で行う．
❺ 再び，腕を机の上に載せ，箸先を机の上に接触させる．その状態から前腕を回外，回内する．
❻ 机の上で箸を垂直に立て，軽く上下にタッピングする．この時，箸と手の接触箇所がずれないように注意しながら行う．

### 3) 動きのパターン練習（練習1日目・2日目）（同図②）

菜箸を1本，箸を1膳用意する．15分かけて，以下の練習を行う．

❶ 前腕を机の上に置く．遠位箸の代わりに菜箸1本を持つ．この時，菜箸の上 1/3 の位置に母指が接触するように持つ．菜箸の先端は机上に接触させておく．母指を支点として示指・中指の曲げ，伸ばしを行い，菜箸を手の中に振り入れたり，振り出したりする．この時，環指・小指も一緒に動かす．
上の動きが容易にできるようになったら，そのまま前腕を持ち上げて，空中で動作を行う．さらに箸を垂直に立てた状態でも行う．
❷ 前腕を机上に置く．先ほどの菜箸1本を箸1本と取り替える．こんどは箸を使って振り入

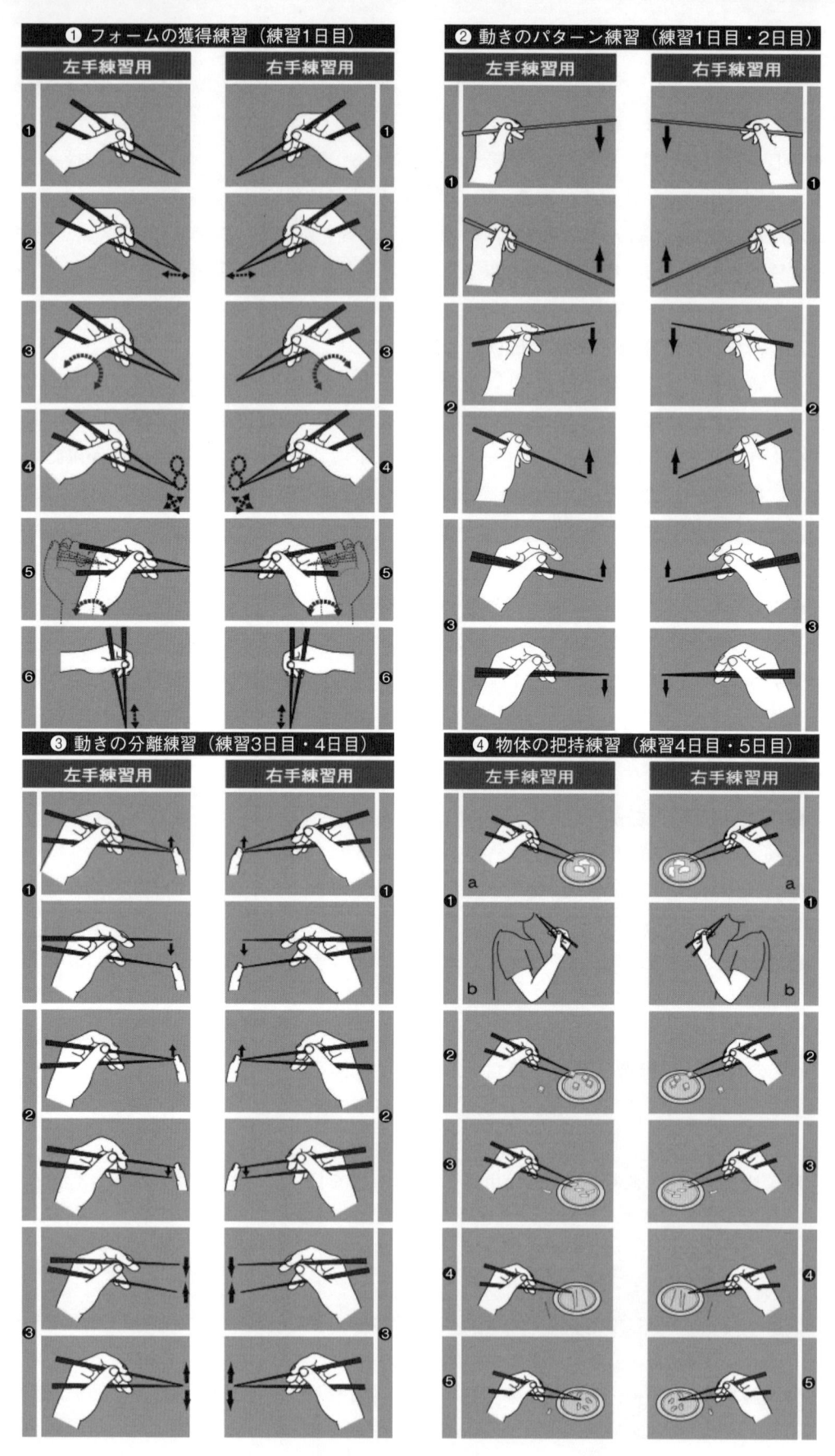

図 11-4　AV 型箸操作パターン獲得のための練習方法

れ，振り出しを行う．ここでは環指・小指はなるべく動かさないようにする．フォームが崩れないように注意する．

上の動きが容易にできるようになったら，腕を持ち上げて，空中で同じ動作を実施する．さらに箸を垂直に立てた状態でも行う．

❸ 前腕を机上に置く．2本の箸を近位箸の位置に置く．環指の曲げ，伸ばしを行い，箸を振り入れ，振り出す．この時の箸の動きは❷よりも小さくする．

上の動きが容易にできるようになったら，腕を持ち上げて，空中で同じ動作を行う．さらに箸を垂直に立てた状態でも実施する．

### 4) 動きの分離練習（練習3日目・4日目）（同図③）

箸を1膳用意する．15分かけて，以下の練習を行う．

❶ 前腕を机の上に置く．遠位箸と近位箸をそれぞれ図のとおりに持つ．反対側の指（またはパテ）で近位箸の先端を固定する．遠位箸を動かして，近位箸から離し，再び近位箸に合わせる．この時，遠位箸の箸先を手のほうに少しずらして持つと，固定している指にぶつからずに動かすことができる．

上の動きが容易にできるようになったら，箸を垂直に立てた状態で行う．

❷ 箸を持ったまま，前腕を机上に置く．こんどは，遠位箸の先端を反対側の指（またはパテ）で固定する．近位箸を動かして，遠位箸から離し，再び遠位箸に合わせる．さきほどと同じように，近位箸の箸先を手のほうに少しずらして持つと指にぶつからない．

上の動きが容易にできるようになったら，箸を垂直に立てた状態で行う．

❸ 箸を持ったまま，前腕を机の上に置く．箸先は机上につけておく．遠位箸と近位箸を開閉する．このとき「カチッ」と音がして箸先が合うようにする．

上の動きが容易にできるようになったら，腕を持ち上げて，空中でも同じ動作を行う．さらに箸を垂直に立てた状態でも行う．

### 5) 物体の把持練習（練習4日目・5日目）（同図④）

「物体の把持練習」を行うには，それまでの練習が十分にできていることが必要である．それが不十分な状態で「物体の把持練習」に進んでしまうと，せっかく学習した動きが損なわれてしまう．箸で物体をつまみ上げた時に，手のフォームが崩れていたり，指が動かない場合には，前の練習プログラムに戻る．

箸1膳，緩衝材，角砂糖，マカロニ，爪楊枝（またはマッチ棒），あずき，小皿を用意する（図11-3）．15分かけて，以下の練習を行う．箸で挟んで持ち上げる物体の難易度に応じて，練習時間の配分を調整する．

❶緩衝材
  a．皿の中に緩衝材を入れる．箸でこれを挟んで持ち上げ，さらに外に移す．
  b．箸で挟んだまま，落とさないように口の高さまで持ち上げ，再び皿に戻す．
❷～❺
  a．❶と同様に角砂糖，マカロニ，爪楊枝，あずきを使って，皿の外に移す練習．
  b．口の高さまで移動する練習を行う．

6）実践練習（練習6日目以降）

　落ち着いて食事できる時に，いままで練習してきた方法に従い，実際の食事場面で箸操作を開始する．はじめは，食事の後半で実施し，フォームが安定しているようであれば徐々に時間を長くし，最後は食事の全行程を非利き手による箸操作で行う．

## 11・4　非利き手によるAV型箸操作練習の実施結果

　健常成人10名の非利き手に対し，上述の箸操作練習を6日間行ったところ，箸操作パターンは表11-3のように変化した．練習前に，非利き手が示した操作パターンはAV型3名，AI型4名，X型3名であった．練習前にAI型を示した4名は，練習後4名全員がAV型に変化した．練習前X型であった3名は，1名がAV型に，2名がAI型に変化した．X型にとどまった者はいなかった．また，AV型の3名をのぞくと，練習後同じ型にとどまったものはおらず，いずれも一水準以上上の型に変化した．

　また，30秒間に箸でブロックを挟んで移動できたブロック数は図11-5のとおり変化した．非利き手の練習前のブロック移動成績は平均 $3.9 \pm 2.7$ 個で，利き手の27.5%であった．6日間の練習後，非利き手のブロック移動成績は，平均 $8.8 \pm 4.5$ 個と増加し，利き手の56.3%に到達した．操作タイプごとにみると，練習前にAI型だったものは，練習後平均 $11.6 \pm 3.3$ 個と有意に増加した．同様にAV型，X型であったものは，練習後それぞれ $10.1 \pm 2.8$ 個，$3.6 \pm 2.8$ 個に増加したが，統計的に有意な差はなかった．

　さらに練習6日目には，全員が非利き手で，コンビニエンスストアで販売されている幕の内弁当を食べることが可能であり，その範囲に限っていえば，全員が実用的なレベルまで到達できたといえる．

　しかし，練習によるブロック移動課題の成績は，練習前に示した箸の操作パターンごとに差がある（図11-6）ため，練習前にX型を示した場合には，他の型より練習期間を延長する必要がある（中田他，2004）．

　以上，中田によるAV型箸操作練習プログラムは，健常者のAI型，X型に対して操作パターンを一水準以上向上させることができ，箸操作パターンの改善に有用であることを示した．ただし，練習後獲得した箸操作パターンをより安定させ，効率よく箸操作を行うためには，個々

表 11-3 箸操作練習前後における箸操作パターンの変化

|  |  | 練習前 | | | 合計 |
| --- | --- | --- | --- | --- | --- |
|  |  | AV型 | AI型 | X型 | |
| 練習後 | AV型 | 3 | 4** | 1* | 8 |
| | AI型 | 0 | 0 | 2* | 2 |
| | X型 | 0 | 0 | 0 | 0 |
| 合計 | | 3 | 4** | 3* | 10 |

練習前にX型の操作パターンを示した3名(*)は,練習後1名がAV型,2名がAI型に変化した(網掛け*).練習前にAI型を示した4名(**)は,練習後全員がAV型に変化した(網掛け**).

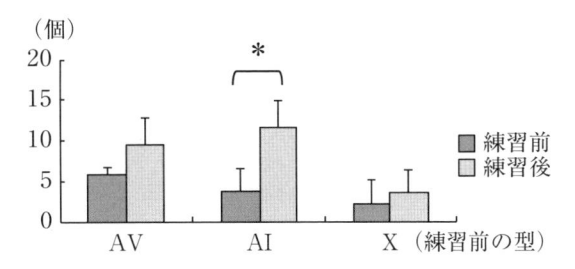

図 11-5 練習前後のブロック移動成績の変化
（＊：$p<0.05$）

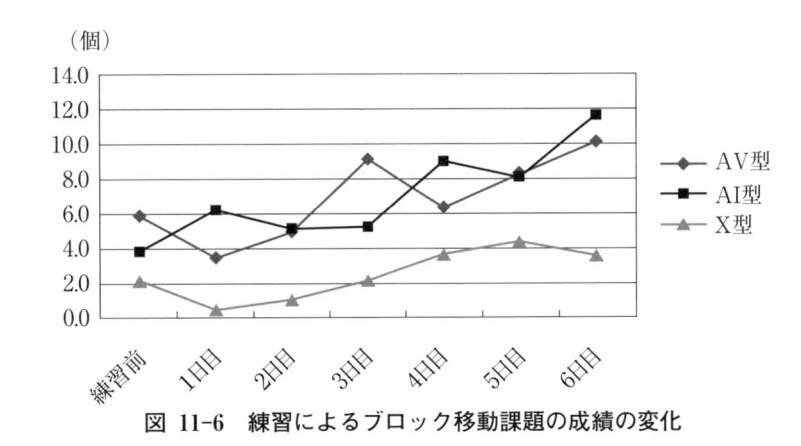

図 11-6 練習によるブロック移動課題の成績の変化

の達成度に合わせて練習期間を調整する必要がある．また，臨床において利き手交換として実施する場合には，それぞれの状況に合わせて練習期間を考慮する必要があると思われる．

（中田眞由美）

◆11章文献◆

鈴木　誠，山崎裕司，大森圭貢，畠山真弓，笹　益雄（2006）箸操作訓練における身体的ガイドの有効性．総合リハ，34，585-591

清宮良昭（1999）．高齢者・障害者の生活を分析．作業療法，18，453-461

中田眞由美，鎌倉矩子，大滝恭子，三浦香織（1993）．健常者における箸使用時の手のかまえと操作のパターン．作業療法，12，137-145

中田眞由美，伊元勝美（2003）．箸操作の獲得に関する研究．平成15年度　埼玉県立大学保健医療福祉学部　奨励研究報告書Ⅰ，168-173

中田眞由美，伊元勝美（2004）．標準型箸動作の獲得に関する研究2．平成16年度　埼玉県立大学保健医療福祉学部　奨励研究報告書，180-183

中田眞由美（2005）．箸の持ちかた・使いかた．埼玉県立大学

野田和惠（2005）．利き手交換はいつ頃からどのように行えばいいか？　古川　宏・編，作業療法のとらえかた．文光堂

山崎裕司，鈴木　誠（2005）．身体的ガイドとフェイディング法を用いた左手箸操作の練習方法．総合リハ，33，859-864

山田京子，清水　一，山田英徳（1995）．右利き健常者における箸操作パターンの利き手と非利き手の一致性について—利き手交換訓練パターン決定のために．作業療法，14，128-133

# 訓練編

## 12 片麻痺手の機能再建を図る
──作業療法評価に『NOMA診断』を用いた2事例

事例1：動くけれども使えない手 ……………………………… 164
事例2：示指が動作に参加しない手 …………………………… 178

# 12　片麻痺手の機能再建を図る―作業療法評価に『NOMA診断』を用いた2事例

　作業療法士が臨床の場で出会う片麻痺手の機能状態はさまざまである．まったく動かない手もあれば，動くけれども使えない手があり，また疾患の影響が手・上肢の全体に及んでいる場合もあれば，外傷が指1本に限局しているという場合もある．

　いずれの場合も，患者個人のニーズを測り，障害の質を見定めてから治療にとりかかることになるが，手については，この"障害の質を見定める"ということが難しい場合が少なくない．適切な評価手段が少ないうえに，あっても所見が必ずしも生活に結びつかないことがその理由である．

　そのような折，筆者は，『NOMA手・上肢機能診断』（以下『NOMA診断』）について知る機会があり，これを実際に試してみたいと考えるようになった．ふたつの事例で評価の一部にこれを用いてみると，これまでになかった視点を与えられ，手のフォームやパターンの分析と評価がより容易になることがわかった．また治療目標をより具体的に設定でき，生活と関連づけられることを実感した．

　以下に，このふたつの事例における『NOMA診断』の適用の過程と，これに続く治療の展開，ならびにその間に認めた患者の変化について紹介することにしたい．なおこの時に用いた『NOMA診断』は，2010年12月時点でインターネット上のNOMAハンド・ラボのホームページに掲載されていたものである．

## 事例1：動くけれども使えない手

### 患者P

　患者Pは50代後半の女性．脳出血による右片麻痺，軽度の失語症を呈し，発症より1か月が経過した時点でリハビリテーション目的で当院に入院した．夫とふたり暮らしであり，退院後は日中独居となるため，日常生活動作の自立，家事動作の一部獲得を希望していた．

　麻痺の状態は，Brunnstrom stageが上肢Ⅳ，手指Ⅳ，下肢Ⅳと随意的な動きは可能であり，感覚は表在覚・深部覚ともに軽度鈍麻であった．麻痺側上肢は動作の際に置き忘れていることが多く，肩関節は運動時に痛みを伴う可動域制限を認め，手部は浮腫を呈していた．意識的に麻痺側上肢を動かすことは可能であったが，体幹を左に側屈させ，麻痺側肩甲帯は挙上・後退し，肩関節は外転・内旋位にあり肘関節は屈曲を伴っていた．手指の分離した動きは認められるものの十分に屈曲・伸展できず，握力・ピンチ力は計測不可であった．日常生活では食事や整容，更衣等は左上肢を使用し可能であったが，利き手である右手の参加はほとんど見られな

かった．起居動作はベッド柵を利用し可能であったが，非麻痺側上肢でベッド柵を引き込み，下肢の反動を利用して行うことで連合反応による非対称性姿勢を強めていた．院内は車いすにて移動，手すり等に掴まれば立位保持は可能だが，麻痺側への荷重が困難であるため，立位や移動を伴うトイレ動作や入浴動作は介助下で行っていた．

高次脳機能障害としては，軽度失語症により簡単な指示理解は可能だが，複雑な文章の理解は低下しており，また換語困難，語想起の低下を認め，注意機能においては持続低下と散漫さが見られた．障害に対する認識は低く，実際の生活で何が不自由で困るかのイメージができず，右半身の自己管理も不十分となっていた．

Pが右手利きであるにもかかわらず，日常生活で使えないことに不自由さを感じていないことは，右手の機能獲得が進まないことの遠因となっていると思われた．そこで，実際の生活で手をどのように使っているか，いないかを確認するとともに，右手が本当はどれくらい使えるのかを知ってもらう目的で，『NOMA 診断』の使用を試みることにした．

## 『NOMA 診断』における「手・上肢使用状況」の結果

『NOMA 診断』に含まれる「手・上肢使用状況」（調査）を使い，日常生活での手の使用状況を調べた．その結果，Pは非麻痺側である左上肢を使用して多くの動作を実施しており，口・顔面・身体へ手を運ぶ整容動作や，更衣・洗体等の動作や，あるいはそのほかの物品操作において右上肢を使用することはなく，また把持ができても，それらの拘束や操作が不完全な状況にあることがわかった．具体的には，食事の場面ではスプーン等を右手では把持せず，また，食器の把持・固定にも右手を使用していなかった．更衣動作では，右手で衣服を掴むことをせず右腕を袖を通す際も右手は動かさず左手で袖を通したり，ズボンを引き上げたりしていた．右手を動かすことは可能であるのに，日常生活動作では補助手としてもほとんど用いていない状態であった．本人も右手が参加しないことは自覚していたが，動かせる範囲で使用することへの意識は見られなかった．

## 『NOMA 診断』における検査の所見

『NOMA 診断』の中にはA～Hの8種の検査が準備されているが，実施者は必ずしもこの全部を実施する必要はなく，「手・上肢使用状況」の調査結果に合わせ，必要と思うものを選んで実施すればよいことになっている．本事例の場合は，A，B，C，Hを実施した．

以下の記述において，『NOMA 診断』の中の検査はしばしば「NOMA の検査」と呼ぶ．

### A．手の位置決め

この検査は，A-1 身体面，A-2 机上面，A-3 机上空間の3空間について，あらかじめ定めた観測点に向けて手（正確には中指の指腹）を到達させ，そこで保持できるかをしらべるように

なっている.

　「A-1：身体面への到達と保持」に関し，Pは身体前面や顔面への到達・保持が可能であったが，頭頂，右側の肩中央と，尾骨部・第5腰椎以外の背部への到達は困難であった．「A-2：机上面での到達と保持」に関しては，体幹の代償的な動きを伴うものの，前方への到達・保持が可能であった．「A-3：机上空間での到達と保持」に関して，体幹が反るような動きと，肩が挙上し肩甲帯が後退する動きを伴うものの，全観察点での到達・保持が可能であった．

### B．手のフォーム

　ここに属する2つの下位検査の結果は次のとおりであった．

#### B-1 把握のフォーム

　この下位検査は，握力把握系，中間把握系，精密把握系，母指不関与系の4系に属する各種の把握類型について，適切なフォームを形成できるかをしらべるようになっている．

　握力把握系に関し，患者Pは，「課題①：手鏡使用」において握力把握—標準型（PoS）のほぼ正しいフォームを示したが，浮腫が残存して手指の完全屈曲ができないため，物品固定は不安定であった（Fair）（図 12-1，課題①）．重みのある物品に関しては，肩を挙上させ，腰背部を側屈することにより物品を空中に保持しようとするのが観察された．「課題③：水差し使用」においては，水差しが空であれば握力把握—鉤型（PoH）のフォームを保持できたが，あずきの重さが加わると掴みが不安定になり（Fair）（同図，課題③），さらに注ぐ動作をさせるとフォームに歪みが生じ，また体幹の側屈と肩関節の外転運動を伴うのが観察された．「課題④：ボウル保持」においても同様で，ボウルが空の場合は「握力把握—伸展型」（PoE）のフォームを保持できたが（同図，課題④），ボウルにあずきが入ると手指および手関節の力が足りず，フォームを保持できなかった（Poor）．物品の重さに合わせて手指屈曲を強めたり手関節固定を増したりが不十分なため，体幹・肩の代償運動が加わるものと解釈できた．

　中間把握系に関しては，Pは「課題⑥：鍵使用」において側面把握（Lat）のフォームを保持できたが，「課題⑦：鉛筆使用」においては示指末端掌側面を鉛筆に接触させることができず三面把握—標準型（Tpd）のフォームを保持できなかった（Poor）（同図，課題⑦）．このとき書字を試みさせると，鉛筆先端の向きが変化してしまい，筆圧は弱く，字が歪んだ．「課題⑧：テーブルスプーン使用」についても同様で，示指末端でスプーンの柄を支えることができず，固定が不安定になり，あずきを上手く掬うことが困難であった（Poor）（同図，課題⑧）．「課題⑨：箸使用」にあっては，環指や小指を突き出すことができず，三面把握—亜型Ⅱ（TVⅡ）のフォームを作ることができなかった（Trace）（同図，課題⑨）．

　精密把握系については，「課題⑫：広口瓶保持」において瓶の位置補正を要したものの，包囲軽屈曲把握（CMF）のフォームの形成は可能であった（Fair）．「課題⑩：ペットボトル把持」のように重みのある物品の場合は，並列軽屈曲把握（PMF）のフォームは作れるものの，手関節の固定性が不十分で，肩挙上などの代償運動が加わるのを認めた（Fair）（同図，課題⑩）．「課題⑬：あずきつまみ」では母指・示指ともに指尖部を合わせることができず，あずきのつま

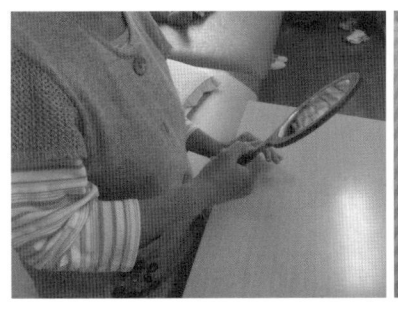

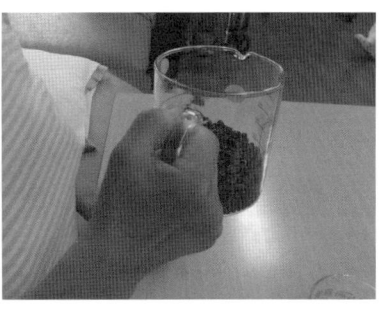

課題①：手鏡使用　　　　　　　課題③：水差し使用

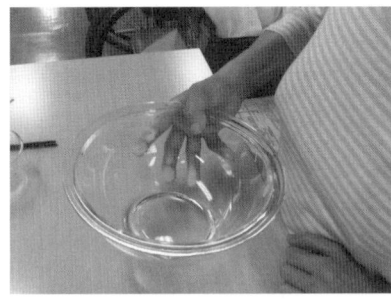

課題④：ボウル保持　　　　　　課題⑦：鉛筆使用

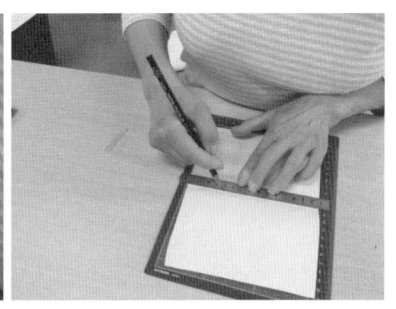

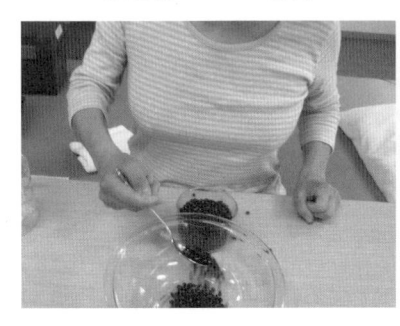

課題⑧：テーブルスプーン使用　　課題⑨：箸使用

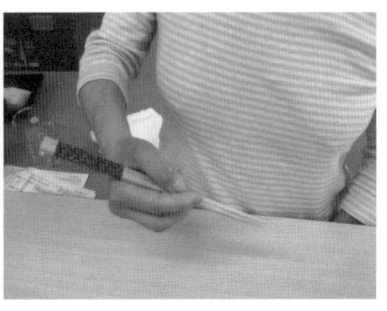

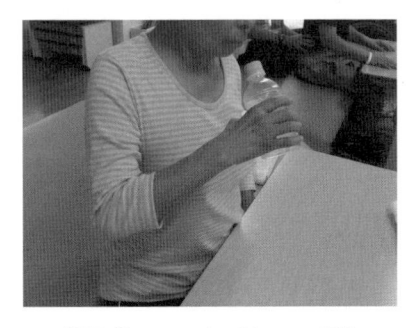

課題⑩：ペットボトルの把持

**図 12-1　患者 P が「NOMA の検査 B-1：把握のフォーム」において示した手のフォーム（一部）**
　　　　所見については本文を参照．

事例1：動くけれども使えない手

課題②:(紙の)しわ伸ばし　　課題⑤:あずき掬い　　課題⑥:ボウル支え(片手)

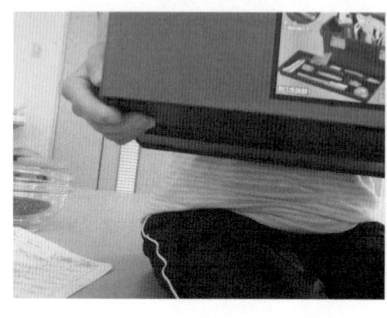

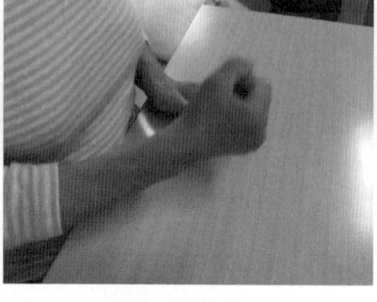

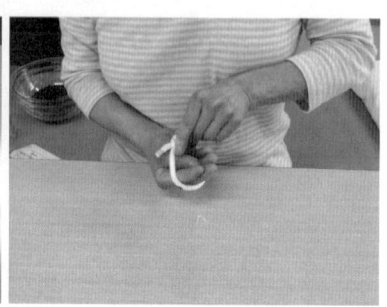

課題⑧:(大箱の)両手支え　　課題⑫:肩たたき　　課題⑬:輪くぐり

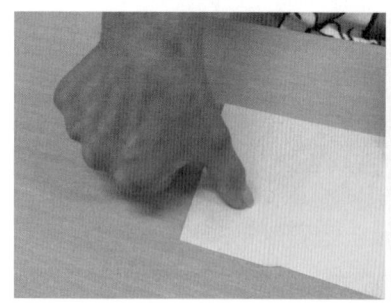

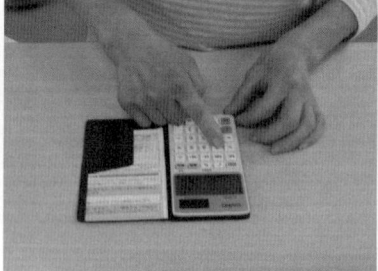

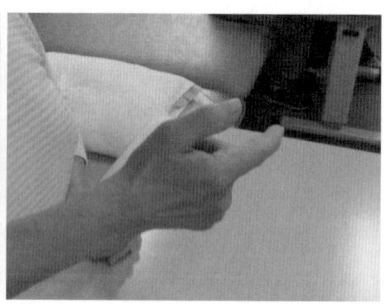

課題⑭:母指突き出し　　課題⑮:キー押し　　課題⑯:ピストル

**図 12-2** 患者 P が「NOMA の検査 B-2：非把握のフォーム」において示した手のフォーム(一部)
所見については本文を参照.

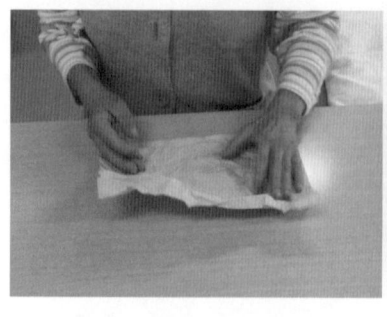

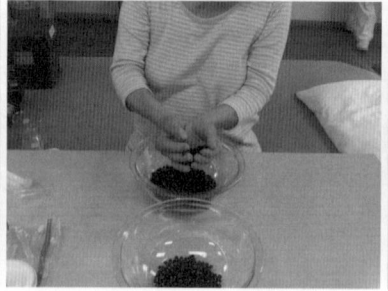

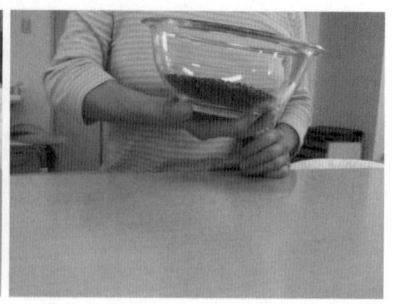

み上げはできなかった(Trace).

### B-2 非把握のフォーム

この下位検査は,「らっぱ系」など8系に属する全23類型について,適切なフォーム形成ができるかをしらべるものである.

らっぱ系・凸面系に関し,Pは,「課題①:荷物の押し上げ」,「課題②:(紙の)しわ伸ばし」とも,MP関節はほぼ伸展位になるものの,浮腫のため全体的に屈曲傾向を示し,過伸展位にすると痛みを訴えるため,朝顔型(Bel-1),やつで型(Mpl),へらⅠ型(Sla-1)などのフォーム形成は困難であった(**図 12-2**, 課題②).

平面系・凹面系に関しては,「課題③:紙押さえ」から「課題⑦:(大箱の)両手支え」にい

たる5つの課題において，平板型（Plt），平板特殊型（Plt-V），スプーン型（Spn），半球型（Bwl），段違い型（Trh）のフォーム形成はほぼ可能であった．しかし，前腕回内の動きは不十分であり，対象物に手を運ぶ際に肩関節や体幹の代償的な動きを伴っていた．また手指伸展や内転の力が入らないために，「課題⑤：あずき掬い」の際に指の隙間からあずきがこぼれてしまったり（同図，課題⑤），「課題③：紙押さえ」においては紙が，「課題④：定規押さえ」においては定規が動いてしまったりがあり，実用性に欠ける場面がみられた（Poor）．

鉤系・深屈曲系に関しても，「課題⑧：（大箱の）両手支え」から「課題⑪：手袋脱ぎ」にいたる4種の課題において，各種鉤型（Hk-M，Hk-Pなど）と握りゆるみ型（LsF）のフォーム形成が可能であったが，手指に負荷のかかるような物品の場合はフォームを保持することが困難であった（Poor）．同図・課題⑧では容器の重さを介助しているためフォーム形成が可能であるように見えるが，実際は実用性がなかった．

塊り系に関しては，「課題⑫：肩たたき」において，手指を完全に屈曲させることは困難であるが，フォームを維持することは可能であった（Fair）（同図，課題⑫）．「課題⑬：輪くぐり」においては，全指の指腹が触れあっていないが輪をくぐらせるために円錐を形成しようとする動きはみられており，機能に実用性があった（Fair）（同図，課題⑬）．

突起形成系・単指分離に関しては，「課題⑭：母指突き出し」「課題⑮：キー押し」「課題⑯：ピストル」において，母指，示指それぞれの突き出しが可能であることを示したが（Fair）（同図，課題⑭⑮⑯），「課題⑰：中指分離」「課題⑱：環指分離」「課題⑲：小指分離」の場合は，該当する指の先端を他から分離させることは困難であった（Poor）．

## C．手の動きのパターン

本検査は，XYZ連記法で表される手の動きの中の代表的なパターン9種について，被検者がそれを実行できるかをしらべるようになっている．このために14課題が準備されている．

"指の分離"が起こらないXXXXX型に関し，患者Pは，課題①〜④におけるそれぞれの開始フォームを作ることはできるものの，操作の段階になると全身の筋緊張が高まり，肩や体幹による代償運動が加わることを示した．「課題②：ハサミの操作」においては，XXXXX型（X＝曲げ）とXXXXX型（X＝伸ばし）によるハサミの操作が可能であったが（**図12-3**，課題②），曲げ・伸ばしともに動きの幅が小さく，繰り返しとともに動きが小刻みになり，かつ努力性になった（Fair）．「課題①：広口瓶の把握」「課題③：手袋はめ」「課題④：ボールの放り上げ」の3つはいずれも，XXXXX型（X＝伸ばし＋外転）を要する課題であるが，Pが示す伸ばしの動きは不完全であり，対象に見合う手指の外転も困難であった（Poor）（同図，課題①③④）．

母指と示指の間で"指の分離"が起こるパターンに関しては，「課題⑤：ペットボトルの持ち上げ」（XYYYY型），「課題⑦：カード繰り出し」（XYYYY型）の実行は可能であった．しかし「課題⑧：ケータイのキー押し」（XOOOOまたはXYYYY型）においては，母指の内外転やつきだしなどの分離した動きを起こすことは困難であった．

母／示指間，示／中指間での2か所の"指の分離"を期待するパターンに関しては，「課題

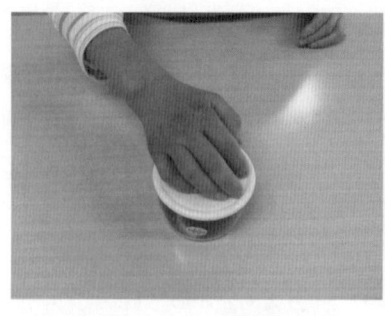

課題①：広口瓶の把握　　　課題②：ハサミの操作

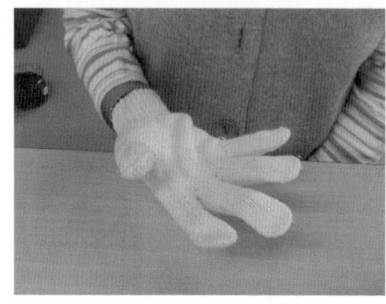

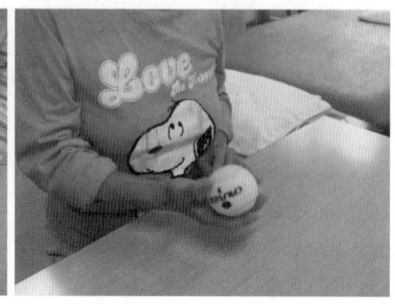

課題③：手袋はめ　　　　　課題④：ボールの放り上げ

**図 12-3** 患者 P が「NOMA の検査 C：手の動きのパターン」において示したパターン
（本来は動画，一部）．所見については本文を参照．

⑩：スプレーの使用（OXOOO 型）」において，示指のみを分離させて押す力はなく，スプレー使用は困難であった（Trace）．全体として，スピードや反復を必要とする課題での"指の分離"は不十分であり，操作も努力性であった．

この他の動きのパターンについては検査を行わなかった．

## H．両手の協調

本検査は「H-1 タオルたたみ」「H-2 巻き取り」「H-3 紐結び」の 3 つの下位検査から成っており，そこでの患者のパフォーマンスをしらべるようになっている．

「H-1 タオルたたみ」においては，左腕の動きが先行し，右腕は遅れて参加するものの，手を空中に保ったまま操作を行うことが困難であるために把持が不確実となり，タオルをたわめたり落としたりしてしまい，課題の遂行は不完全であった（**図 12-4**，H-1）．「H-2 巻き取り」では，両手を交互にゆっくり動かすことは可能であったが（同図，H-2），手の空中保持と両手の交互運動の継続が不十分であるため，課題の遂行は困難であった．

### ・手・上肢に関する初期評価のまとめ

ここまでの調査，検査，観察の結果をまとめると次のようになった．

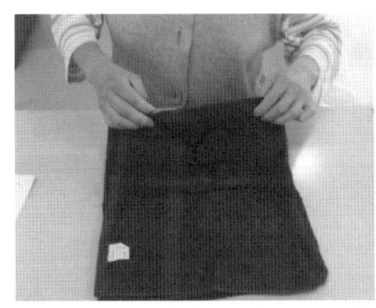

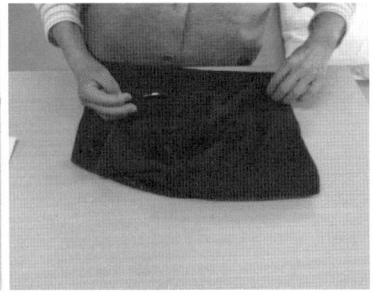

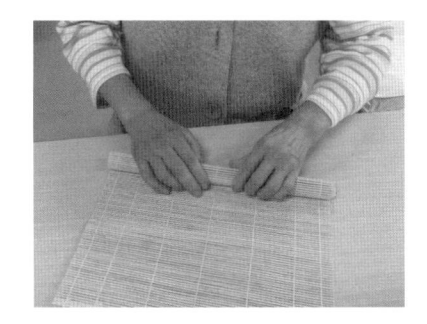

H-1 タオルたたみ　　　　　　　　　　　　　　　　H-2 巻き取り

**図 12-4　患者 P が「NOMA の検査 H：両手の協調」において示した両手の動き（一部）**
所見については本文を参照．

　患者 P は，日常生活動作において麻痺側である右上肢を使わず，すべてを左上肢で行っていることが確認された．P の姿勢は常に非対称性であり，麻痺側上肢はぶら下がったように置かれている．

　右上肢・手の随意性は比較的良好であるが，動かそうとすると，背部に緊張が生じ，体幹が側屈して肩甲帯が挙上・後退するのが見られる．手指には浮腫が残存している．

　右手・上肢は，身体前面への到達・保持と軽い物品の把持を行うことができるが，浮腫による動きの制限のため，力が入りにくく，重い物品を扱うことができない．三面把握各種，指尖把握など微細な肢位調整を要するフォームの形成は困難である．

　非把握については，指の過伸展が必要なフォームの形成ができないほか，スプーン型のように完全な"閉じ"を要するフォームの形成が不十分である．また中指・環指・小指それぞれの単指分離が困難である．

　動きのパターンに関しては，XXXXX 型および XYYYY 型など"指の分離"の要求があまり高くないパターンの実行がある程度可能である．しかし繰り返しや時間経過につれてパターンの実行が困難になるのが認められる．物品の大きさに合わせるなど，必要に応じて動きの幅を調整することも困難である．XOOOO 型，OXOOO 型など，単指分離を要するパターンの実行は困難である．

　両手の協調を要する課題では，右上肢の動作の遅れや，右手・上肢を空中に位置づけたまま使うことの困難があるために，課題遂行困難という問題が生じている．

### 治療目標

　以上の初期評価の結果を考慮し，治療目標を，1) 片麻痺特有の非対称姿勢や運動パターンの改善を図り，麻痺側上肢が動作に参加しやすい環境を整えること，2) 麻痺側手のフォーム形成や動きのパターンの改善をはかること，3) 日常生活で麻痺側上肢を主体的に使用できるように導くこと，に置いた．

### 治療の展開

　2010年5月12日に始まり同年9月29日まで行われた治療の内容と展開は以下のとおりである．なお治療頻度は週6回，1回あたりの時間は40～60分であった．

・姿勢の調整と上肢粗大運動の促進

　Pの座位姿勢は，骨盤の後傾・右回旋，右肩甲帯の下制後退を示していた．右上肢を動かそうとすると左腰背部が伸展固定し，右肩が挙上した非対称姿勢となった．この姿勢では目的の位置に手を運んだり，固定したり，操作する機能を十分に発揮できないことが予想できた．そこで，毎回治療開始時に，徒手的な姿勢調整を図り，安定した座位を確保してから上肢の治療を施行することにした．

　手のフォームや動きの形成に必要な可動域を確保するために，上肢の筋緊張を整え，筋の柔軟性・伸張性を引き出し，アライメントの調整を図ることを意図した．このため上肢と体幹の協調的な動きを誘導するように患者を介助しながら，上肢のプレーシング（＝上肢を空中に保持・滞空させる動作）やワイピング（＝手掌を机上などの平面で滑らせる動作），およびその他のリーチ動作の訓練を実施した．上肢のプレーシングでは肩関節の内転・内旋を伴いやすく，肩甲骨の上方回旋が起こりにくい状態にあったが，瞬発的な空中保持は可能であった．しかし，時間の経過とともに体幹を左側屈させ，肩関節内旋，肘関節屈曲を強め，空中での上肢の保持が困難となった．これは上肢の重さに見合うだけの筋力が回復していないことが原因と考えられたため，机上で上肢の重さを取りのぞいた状態でのワイピングを行わせ，体幹と上肢の協調した動きの獲得を求めた．ワイピングやリーチ動作では，肘関節が十分伸展しない状態で肩や体幹の動きを先行させる動きが見受けられたため，最初はセラピストが体幹や上腕を介助しながら訓練を行った．徐々に介助を減らし，空中での操作へと移行した．また，自己身体へのリーチ訓練を行わせるとともに，セルフケアにかかわる動作，すなわち洗顔や洗体動作の中での麻痺側の使用を促すようにした．

・物品の把握訓練　治療2週目～

　把握に必要な手指の随意運動や分離運動は不十分ながら可能であったが，自動運動の範囲が狭く，把握のフォーム形成が不完全な状態にあった．そこで，最初はコーンやお手玉を利用したリーチ訓練の中で，物品操作の基本となる握力把握の確実化を図った（図12-5）．この時，手関節を軽度背屈させることで安定したフォームを作り，物品の形状に合わせて確実に指を巻きつけるように指示した．浮腫が残存しており手指の屈曲が不完全であったが，コーンの形状が手にフィットしやすかったため，これを選択した．把握を維持した状態で手関節の屈伸と橈尺屈の動きを加えることにより，しっかり握ることを意識するように促した．

　お手玉はかたちが変化しやすいという特性があるので，手掌全体で包み込むように把握させることで手指の内外転や屈伸を促すことができ，また視覚的なフィードバックを受けやすいために，指先の力の加減を調整するのに利用することができた．

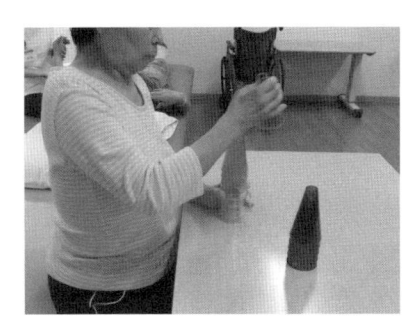

**図 12-5 患者 P に実施した握力把握の確実化のための訓練**
詳しくは本文参照.

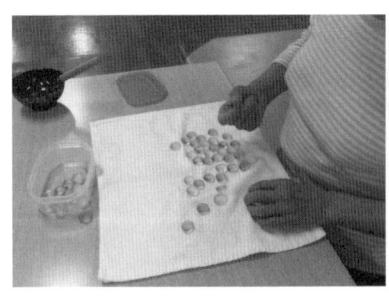

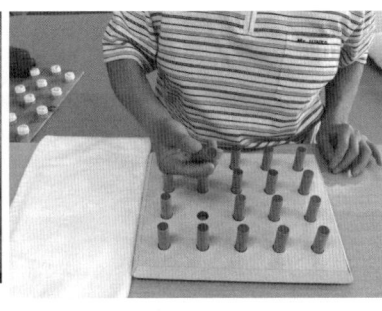

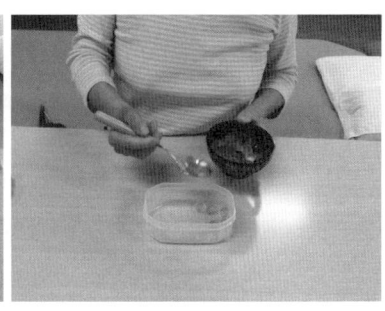

a．おはじきのつまみ上げ　　b．ペグのつまみ上げと反転　　c．スプーン使用

**図 12-6 患者 P に実施した手指の分離と操作性獲得のための訓練**
詳しくは本文参照.

## ・手指の分離訓練　治療2週目〜

　握力把握系の把握がある程度可能であったため，中間把握系や精密把握系の訓練として，母指と示指の指腹を使ったつまみを行わせ，物品操作のための手指の分離した動きに対しては，ペグ，おはじき，コイン，スプーンを使用した訓練を実施した（**図 12-6**）.

　おはじきは，母指と示指の指腹を使ってのつまみ上げ（OXOOO；X＝まきあげ）や，さらにつまみ上げたおはじきを中指・環指・小指での把持に変える持ち替え（XYZZZ；X＝つきだし＋外転，Y＝つきだし，Z＝曲げ）や，手の中に保持したおはじきをひとつずつ母指で送り出す繰り出し（XYYYY；X＝つきだし，Y＝曲げ）に利用でき，これにより手指の分離した動きを促すことができた（同図）．最初は，おはじきをひとつつまんで箱に入れる作業を行わせ，確実につまみ上げることができるようになったら，手の中におはじきを保持するようにさせた．手の中に保持し，手指の屈伸を繰り返すことで，浮腫の改善や握力の改善が進むことを期待した．

　ペグは母指―示指でつまみ上げさせ（XYOOO または XYYYY；X＝伸展＋内転，Y＝曲げ），次にそれを手の中で反転させる（XYZZZ；X＝内転，Y＝押し出し，Z＝曲げ）ことで手指の分離を促すことを目指した（同図 b）．最初はつまむだけの訓練を行い，母指と示指の対立が確実

事例1：動くけれども使えない手

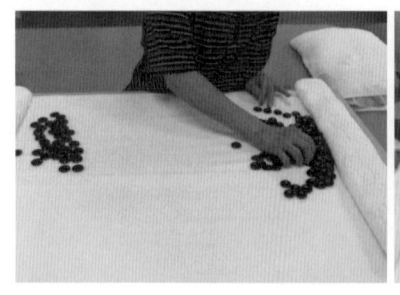

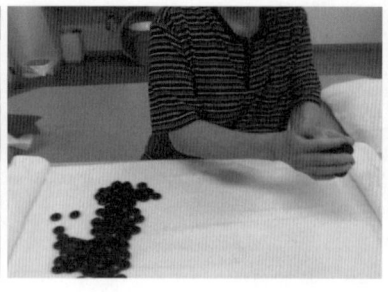

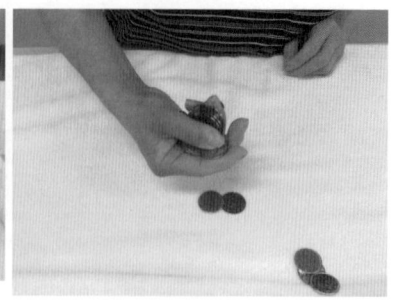

**図 12-7 患者 P に実施した非把握フォームの形成と維持のための訓練**
詳しくは本文参照.

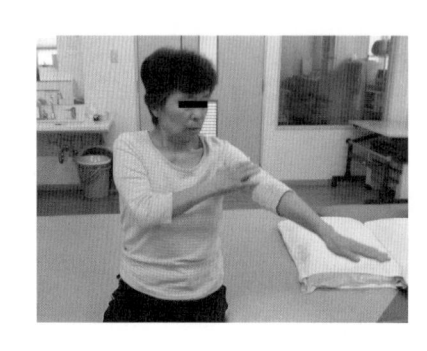

**図 12-8 患者 P に実施した非把握フォームの形成とリーチ動作の複合訓練**
詳しくは本文参照.

になってから，手内での保持や反転をさせるようにした.

　精密把握系や中間把握系のフォーム形成が可能となった時点で，スプーン操作や塗り絵などの作業を開始し，スプーンや鉛筆を介しての抵抗を感じながら道具の把持を継続させることで，フォームを維持することを期待した（**同図 c**）．スプーン使用訓練ではあずきやおはじきなどを混ぜたり掬ったりさせ，その際にフォームを崩したり，スプーンの先端を回転させることがないように注意をさせた.

　中～小指の分離した動きを導くことは難しく，獲得には時間を要した.

・非把握の訓練　治療 3 週目～

　非把握の問題は，浮腫が残存し手指全体が屈曲傾向にあること，指の分離が不十分であること，屈伸・内外転のパワーがないことに関係していた．そこで，平面系や凹面系のフォームを形成し維持するための訓練として，たくさんの碁石を広げたり，かき集めたり，掬ったりさせた（**図 12-7**）．また非把握フォームの訓練と身体表面への到達・維持訓練を組み合わせて実施するために，自分の上下肢を撫でる動作をさせ，この時手のひら全体が身体表面にフィットしているように意識させた（**図 12-8**）．手洗い動作や洗体動作等でも意識して手掌や手指を対象部位にフィットさせるよう，また力をコントロールしながらそれを行うよう指導した．これは，入浴時に腕を洗うことをイメージしてもらいながら実施した．

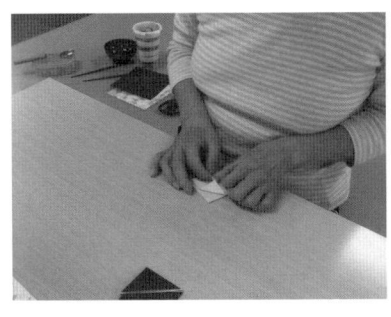

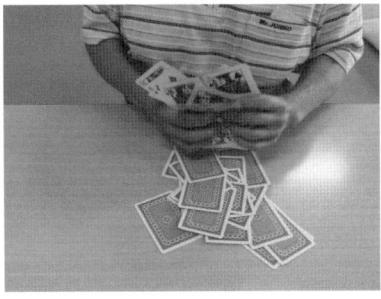

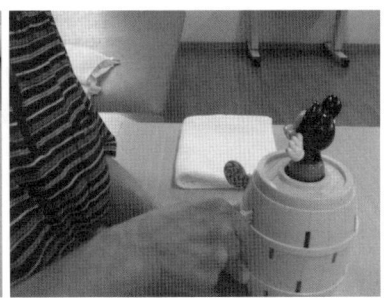

a．折り紙を使って　　　　b．トランプを使って　　　　c．ゲームを使って

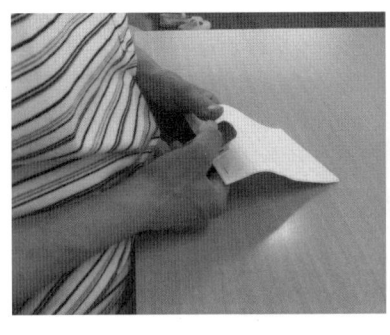

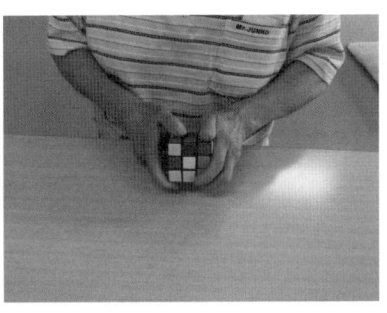

d．ホッチキスを使って　　e．ルービックキューブを使って

**図 12-9　患者Pに実施した応用動作と両手協調動作の訓練**
詳しくは本文参照．

### ・応用動作，両手協調動作の訓練　入院3か月目〜

　適切な手のフォームや動きのパターンが応用動作の中で使われるようにするための作業活動を実施した．指先のより精密な動きや力のコントロール，また両手の協調動作を獲得できるようにするため，折り紙やトランプカードを使った訓練を取り入れた（**図 12-9a，b**）．折り紙は小さく薄いため掴みにくく，指先の繊細な動きが必要であり，折り目をつける時も指先の圧の微調整が必要な作業である．トランプも薄く，指先の分離した動きや感覚が保たれていないと扱いが困難であるが，机上に広げて操作したり，一枚ずつ配ったり，めくったり，ずらしたりと多様な動きを導くことができ，指列の曲げ／伸ばし，内外転のほか，まきあげやつきだしの練習にも使うことができる道具である．

　ピンチ力や握力の弱さに対しては，ロープを結ぶことや紙を丸めることをさせるほか，日常生活で使用する道具，たとえばタオル，鋏，ホッチキス，ゲームを利用することで，実用動作の中でのパワー獲得を目指した（**図 12-9c〜e**）．

### ・家事動作訓練　入院5か月目

　退院1か月前には在宅生活に必要な家事動作に向けた訓練を実施した．調理では，包丁操作や箸操作など右手が主体となった動作が必要となる．実際の調理場面では，自然に右手が動き出し，野菜を洗ったり，やわらかい野菜を切ったりすることは可能となった（**図 12-10a，b**）．

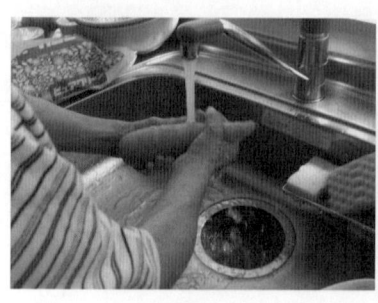

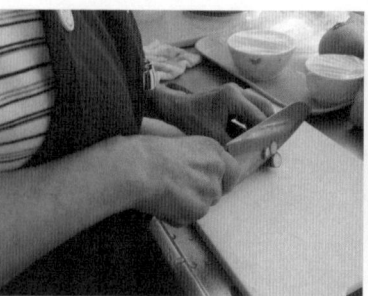

a．野菜を洗う　　　b．野菜を切る　　　c．野菜の皮をむく

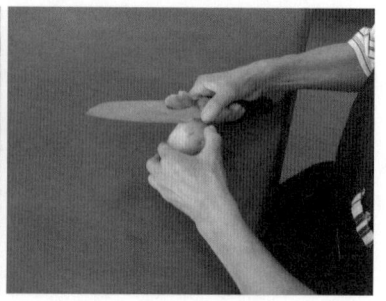

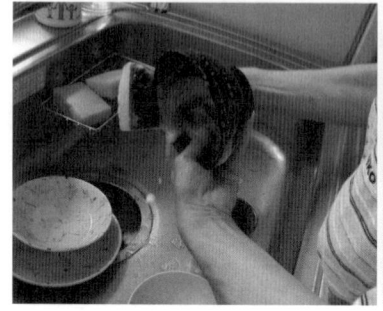

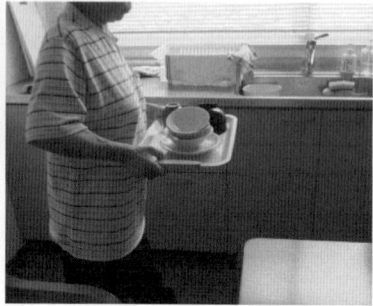

d．食器洗い　　　e．食器の運搬　　　f．掃除機をかける

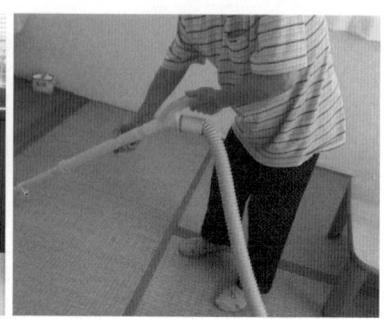

**図 12-10　患者 P に実施した家事動作訓練**
詳しくは本文を参照．

　最も難易度が高かったのは，皮をむく作業である．握力把握―標準型（PoS）で包丁を把持し，母指で包丁の刃先を素材に押し当てて固定し，前腕の回内外の動きを利用しながら両手を協調させて包丁を動かしていくことが必要である．右手で包丁を持つフォームは適切であったが，刃を動かす力の調整が難しく，最初は時間を要した（**図 12-10c**）．

　そのほか，食器洗いや食器の運搬，掃除機の操作なども，右上肢を参加させて行うようになった（**図 12-10d〜f**）．

## 訓練終了時の状態

　浮腫も軽減し，わずかに可動域制限は残存しているものの，把握時に指先にも力が入るようになった．握力把握系から中間把握系，精密把握系までの各種フォームが，開始時よりも改善し，把持の安定性が増した（**図 12-11a〜d**）．非把握についても，指先で押す力や支えるフォームに改善がみられた（**同図 12-11e**）．

　日常生活でも，右手の使用頻度が増した．食事も右手でスプーンや箸を使用して摂取するようになり，更衣も，以前は左手のみで操作していたが，この時点では両手で衣服を掴んで着脱するようになった．何よりも，本人から，「右手でいろいろできるようになった」という発言を得た．「頑張って使っている」と言い，病棟でも，右手で字を書いたり，ブラシで髪を整えたり

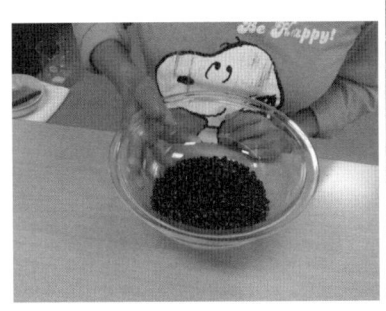

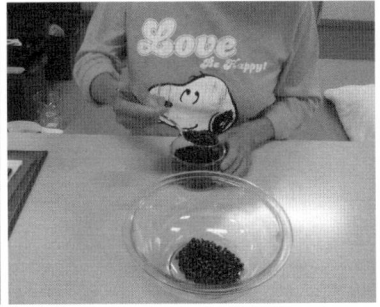

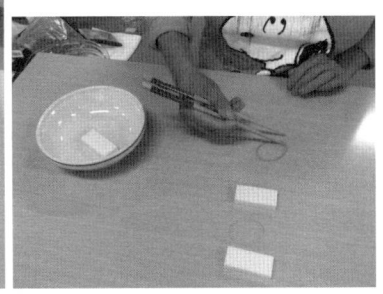

a．握力把握—伸展型（PoE）　　b．三面把握—亜型Ⅰ（TVⅠ）　　c．三面把握—亜型Ⅱ（TVⅡ）

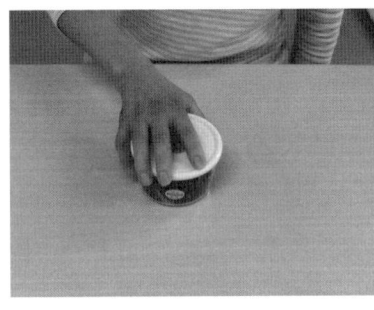

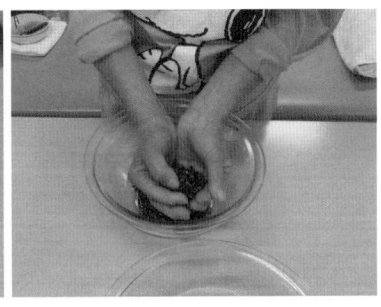

d．包囲軽屈曲把握（CMF）　　e．スプーン型（Spn）

**図 12-11　患者Pの訓練終了時の状態**
詳しくは本文参照．

している場面を目にする機会が増えた．

　家事動作については，調理訓練・掃除訓練などを何度か行い，動作的に可能であることを確認した．しかし，包丁操作等には恐怖心があり，実用レベルに達するには，なお繰り返しの練習が必要だと思われる．

　このほか，荷物を持って歩いたり高所に手を伸ばしたりする際には今なお左手が中心になる，瞬発的な力はついてきているが持久力が低い，などの問題が残存している．

## 考察

　片麻痺者の場合，麻痺側上肢は動くにもかかわらず日常生活ではそれを使わないという事例はよく目にする．Pもそのひとりであり，当初は，「右手は動かない，重たい」などの発言もあった．感覚障害や注意力低下などの関与も否定できないが，麻痺側中枢部の低緊張のため，上肢を重く感じ，長時間の空中保持が困難になっていた可能性は大きい．また，把握する力も弱く，道具の操作となれば全身に力が入りやすいという問題もあった．それらに対し今回は，さまざまな道具や素材を用いての訓練を試みた．

　手は単純に握ったり，放したりを繰り返すだけでは，操作性の獲得に到らない．もののかた

ちや素材に合わせて5本の指と手掌がフォームを形成し，力をコントロールしつつ捉え，上肢全体が複合的に動くことで操作性を発揮している．Pの治療過程では，もののかたちに応じて手のフォームを形成し，動きへと移行するよう誘導したが，結果として徐々に，力のコントロールができるようになった．正しいフォームを獲得することは，筋緊張や筋のアライメントが整うことにつながり，本来の筋の機能が発揮しやすくなることだと考える．また，末梢の機能が向上したことにより，日常での使用頻度が増え，中枢部の安定性も徐々に改善したと考えられる．

　しかし，訓練を終了した時点でもなお，手指全体は軽度ながら屈曲過度の状態を呈しており，また内在筋の働きを十分発揮できない状態にある．フォームや動きを誘導する際に，外来筋に注目しすぎたことが原因となった可能性がある．回復段階にあるケースの場合，単純に掴む・握るなどの動きに注意を奪われやすいが，対象物に応じて手のフォームや動きを調整することにもっと関心をはらうべきであったと反省している．

　入院当初Pは右手に不自由を感じていなかったが，『NOMA手・上肢機能診断』を用いたことが，実生活上の道具の操作が左手だけでは難しいことや，自分の右手が思っていたより使えることに気づいてもらうよい機会となった．

　『NOMA手・上肢機能診断』のもうひとつの有用性としては，セラピストの視点として，手のフォームや動きの詳細な評価が可能になるということがある．また生活で使用する道具が検査用品になっているので，患者自身も自分の機能を把握しやすいということが言える．これらにより，セラピストと患者は，目標を共有しつつ治療を展開することが可能になると考える．

## 事例2：示指が動作に参加しない手

### 患者Q

　患者Qは，脳梗塞後の右片麻痺がある40代前半の男性である．発症より5か月が経過しており，復職に向けた機能獲得を目的に当院入院となった．復職後の仕事内容は，商品の梱包と運搬とのことで，手・上肢の筋力と機械を操作するうえでの巧緻性が必要とのことであった．

　身体機能は，Brunnstrom stageが上肢・手指・下肢ともにⅣ～Ⅴと麻痺は比較的軽度であり，表在覚・深部覚もおおむね正常であった．時々，ふらつきやつまずきを認めるものの独歩が可能であり，日常生活動作はほぼ自立していた．座位・立位とも静的には安定していたが，腹部の筋活動は低下していて，腰背部の筋緊張を高めた状態で姿勢を保持しており，右への外乱刺激に対してはバランスを保つことが困難であった．肩甲骨周囲筋の筋緊張は低下しており，肩甲骨は下制・後退していた．麻痺側上肢を挙上する際は体幹を非麻痺側へ側屈させ，背部の固定を強め，肩甲帯後退・肩関節内旋を伴っていた．上肢は屈筋群に筋の短縮を認め，特に手関節背屈，母指・示指の伸展が困難であり，顔を洗う，水を掬うなどの手指を伸展させて

行う動作は困難であった．道具を使う際には，示指以外の指を使って把持しており，力を加えるとさらに示指屈曲や手関節掌屈を強めてしまい，物品を安定して固定できず，操作は拙劣となっていた．

日常生活では，必要に応じて右手と左手を使い分けており，食事・書字などには左手を使用していた．右手での動作は示指以外を使って行っていたが，片麻痺の運動パターンの影響が残存しており，肩や体幹の代償運動を伴いやすく，力も入りにくく，非効率的な動きになっていた．

詳細な上肢機能を知るため，『NOMA 手・上肢機能診断』（以下，『NOMA 診断』）を用いて評価を実施した．

## 『NOMA 診断』における検査の所見

握力把握系については，握力把握—標準型（PoS），同—鉤型（PoH），同—遠位型（PoD）のフォーム形成は可能であった．握力把握—示指伸展型（PoI）と伸展型（PoE）に関しては，示指が伸展すると手関節が掌屈し，手関節を背屈位にすると示指が屈曲するという共通現象があった．「課題②：ナイフ使用」では，中指でカッターナイフの背を押さえたが，示指で押さえるよう指示されると，開始フォームは作れるものの，示指に力を加えると示指がカッターナイフの背から外れてしまい，フォームの維持は困難であった（図 12-12，課題②）．握力把握—伸展型（PoE）を診るための課題「ボウルの保持」（B-1 課題④）では，示指が屈曲して外れ，母指と中・環・小指での把握となってしまい，母指・母指球での押さえは不十分であった．手関節もボウルの重さが加わることで掌尺屈し，空中に保持できなかった（Poor）（同図，課題④）．

中間把握系の側面把握（Lat）は，母指掌側面と示指の橈側面で鍵をはさむことは可能であった．三面把握—標準型（Tpd）を診るための課題「鉛筆使用」（B-1 課題⑦）では，母指末節掌側面と示指末節掌側面の 2 面と示指基節の橈側面とで保持しており，力を加えると示指が押さえから外れ，母指末節尺側面と中指 DIP 関節周辺の橈側面での保持となり，鉛筆の動きをコントロールすることは困難であった（同図，課題⑦）．三面把握—亜型Ⅰ（TVⅠ）を診るための課題「テーブルスプーン使用」では，手関節は掌屈し，柄を中指末節掌側面と示指基節橈側面に載せ，母指と示指末節で押さえ込む形となっており，フォームとしては歪みありと判断した．掬う動作も，手関節や前腕を固定したまま，体幹や肩の動きで行っており，少しの抵抗でフォームの維持ができなくなった（Poor）．三面把握—亜型Ⅱ（TVⅡ）を診るための課題「箸使用」（B-1 課題⑨）では，箸の位置補正をしてやればフォームを形作ることができるが，手関節は掌屈し，母指で強く箸を押さえており，箸を V 字に保つことは困難であった（Poor）（同図，課題⑨）．

精密把握系については，他の手で物品の位置補正をすれば開始のフォームを作ることができるが，手関節掌屈と示指屈曲が増強してしまうため，並列軽屈曲把握（PMF）および包囲軽屈曲把握（CMF）を維持することはできなかった（Fair）（同図，課題⑩，⑫）．指尖把握（Tip）

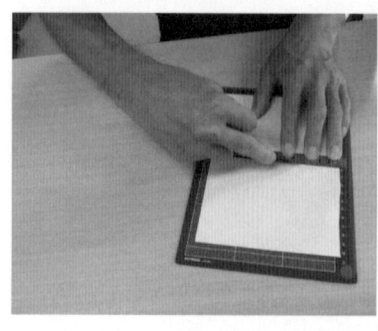

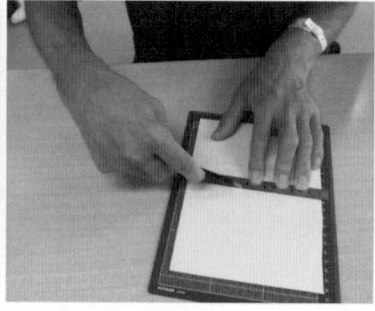

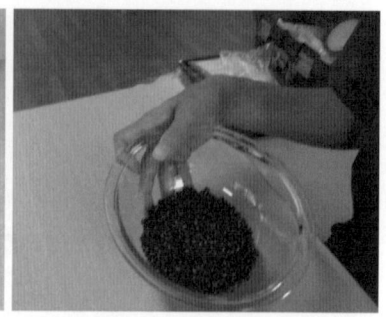

| | | |
|---|---|---|
| 課題②：ナイフ使用 | | 課題④：ボウル保持 |
| 課題⑦：鉛筆使用 | 課題⑨：箸使用 | 課題⑩：ペットボトル把持 |
| 課題⑫：広口瓶把持 | 課題⑬：あずきつまみ | |

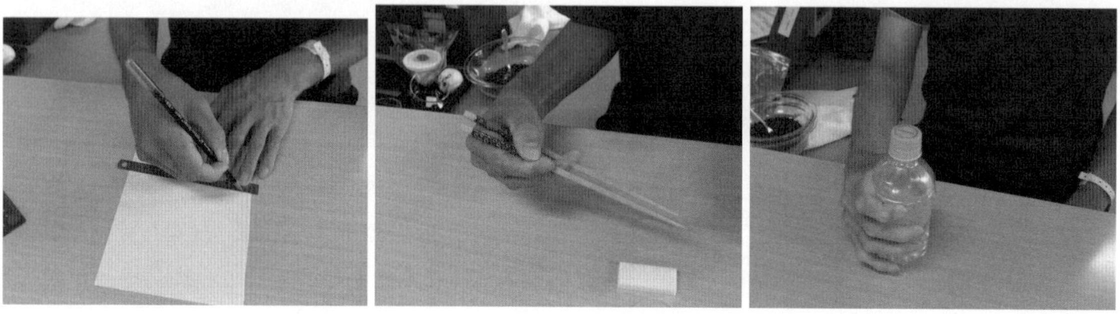

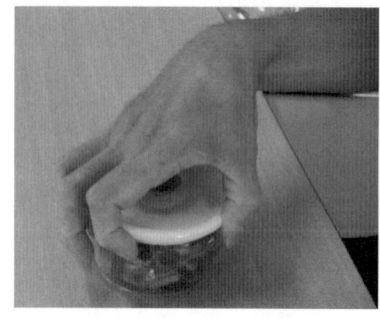

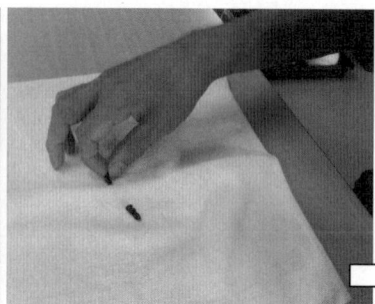

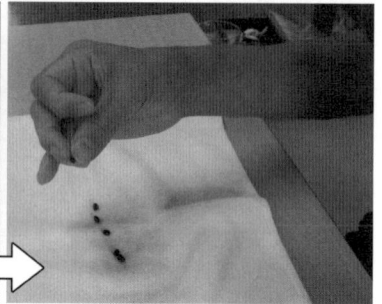

図 12-12　患者Qが「NOMA検査 B-1：把握フォーム」において示した手のフォーム（一部）
所見については本文を参照．

についても開始のフォームは作れるが，つまもうとして力を加えると示指が屈曲してしまい，つまむことができなかった（Trace）（同図，課題⑬）．

非把握のフォームにおいても，動作を始めると示指が屈曲してしまうことで，「荷物の押し上げ」（B-2課題①），「（紙の）しわ伸ばし」（同課題②），「ボウル支え」（同課題⑥）などにおけるらっぱ系や凸面系，平面系のフォームに歪みを生じ，機能として不十分であった（Poor）（図12-13，課題①，②，⑥）．「あずき掬い」（同課題⑤）では手をスプーン型（Spn）に閉じる際も，示指PIP関節が屈曲してあずきがこぼれてしまい（Poor），突起形成系については，「（電卓の）キー押し」（同課題⑮）において示指を突き出すことは可能（Fair）だが，母指と示指を突

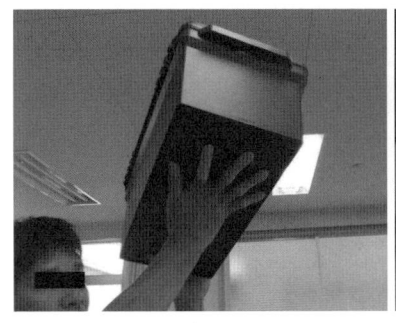

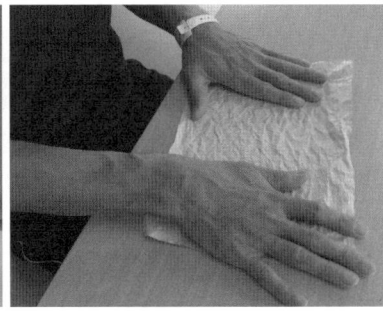

課題①：荷物の押し上げ　　課題②：(紙の) しわ伸ばし　　課題⑤：あずき掬い

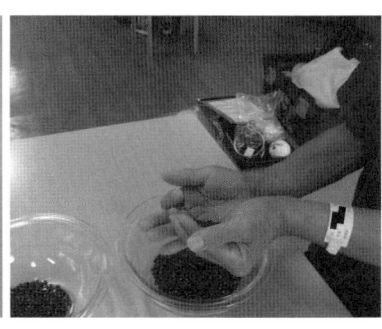

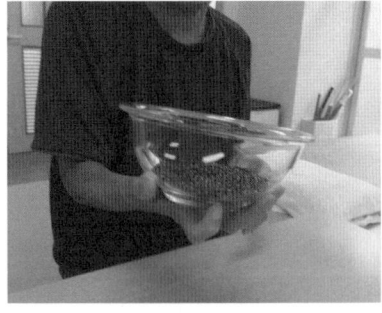

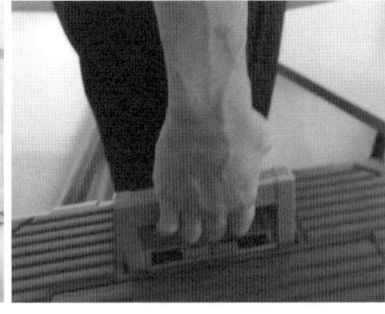

課題⑥：ボウル支え　　課題⑩：吊り下げ持ち　　課題⑮：キー押し

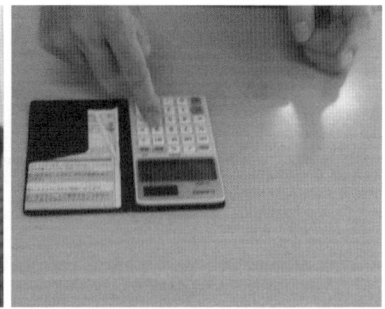

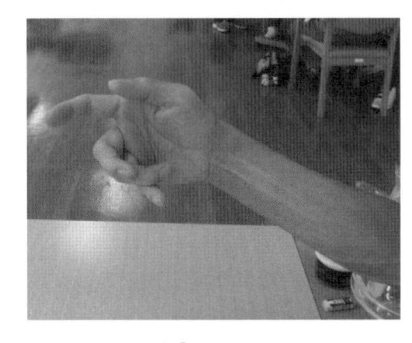

課題⑯：ピストル

**図 12-13　患者 Q が「NOMA の検査 B-2：非把握のフォーム」において示した手のフォーム（一部）**
　　　　　所見については本文を参照．

き出す「ピストル（形成）」（同課題⑯）では，示指を伸展すると手関節も掌屈してしまい，中・環・小指の屈曲を保つことができなかった（Trace）（同図，課題⑤，⑮，⑯）．一方，鉤系については，「（大箱の）両手支え」（同課題⑧），「（留め具の）引きはがし」（同課題⑨），「吊り下げ持ち」（同課題⑩）において，手関節掌屈が若干生じるが，フォーム形成の実用性という点では問題がなかった（Fair）（同図，課題⑩）．

　手の動きのパターンにおいても，示指は動きの範囲が不十分であり，対象に合わせた調整が困難であった．「広口瓶の把握」（C 課題①），「手袋はめ」（同課題③）など，XXXXX（X＝伸ばし）の動きでは，示指の伸ばしが困難であり，「ボールの放り上げ」（同課題④）などスピード

事例 2：示指が動作に参加しない手　　181

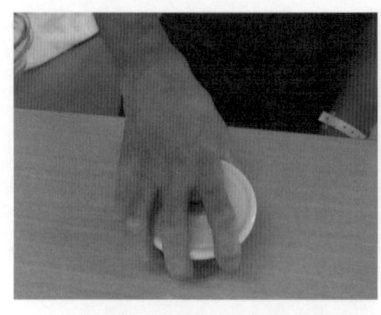

| 課題①：広口瓶の把握 | 課題③：手袋はめ | 課題④：ボールの放り上げ |

| 課題⑩：スプレー使用 | 課題⑫：箸の開閉 |

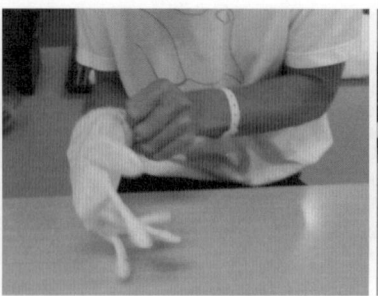

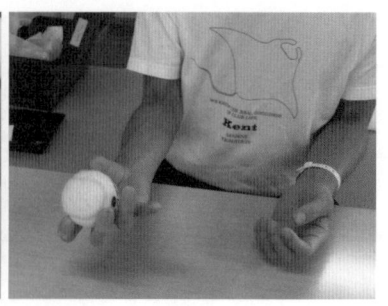

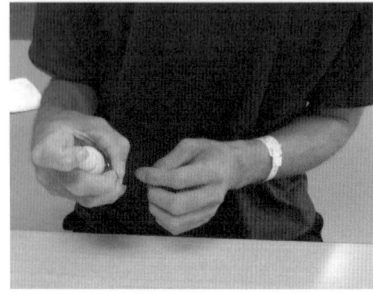

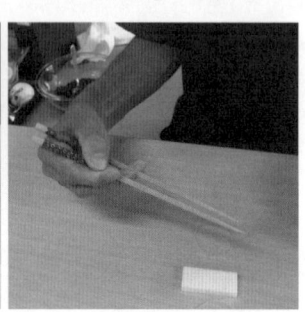

**図 12-14** 患者 Q が「NOMA の検査 C：手の動きのパターン」において示したパターン（本来は動画，一部）
所見については本文参照．

が要求される場合は伸ばしや指の開閉が不十分となり，実用性がなかった（Trace）（**図 12-14**，課題①，③，④）．XYYYY の動きを求める「ボトルキャップのひねり」（同課題⑥）では，示指が動きに参加せず，OXOOO あるいは XYXXX の動きを求める「スプレー使用」（同課題⑩）では，示指の曲げを独立して行うことができず，XYYZZ の動きを求める「箸の開閉」（同課題⑫）では，開始フォームの維持が困難であった（Poor or Zero）（同図，課題⑫）．

その他，握力は左 41 kg に対し，右は 11 kg，ピンチ力は左 8.6 kg に対し，右 3.1 kg と非麻痺側と比べ低下しているという結果であった．

・手・上肢に関する初期評価のまとめ

以上を総括すると次のようになった．

患者 Q の右片麻痺の回復は比較的良好であるが，動作時に片麻痺特有の姿勢運動パターンが現れている．座位姿勢での麻痺側体幹は筋緊張低下により骨盤が後傾後退，肩甲帯も下制し後方へ引かれた非対称姿勢となっている．また，上肢を空中で保持しようとすると，非麻痺側へ重心を移して体幹が側屈し，肩甲帯は挙上・後退を強める．手指に関しては，麻痺による筋緊張のアンバランスと筋の短縮による示指の運動制限があり，他指の動きにも影響を及ぼしている．このため，日常生活では示指の代わりに中指を使用しているが，道具を安定して保持できないという問題を生じ，作業効率を妨げている．

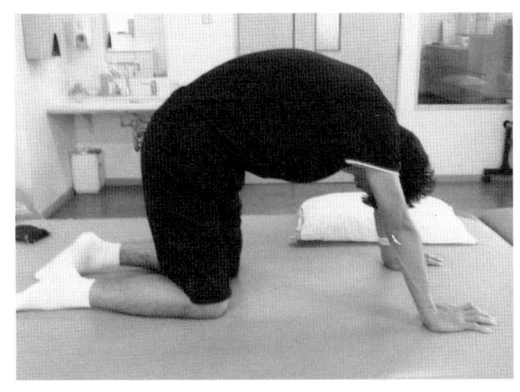

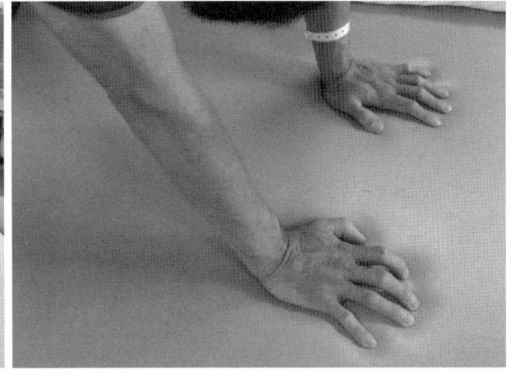

図 12-15　患者 Q に実施した四つ這い位での筋伸張訓練とその際の手指の状態
詳しくは本文参照.

## 治療方針

治療方針は，1）安定した座位や立位の中での体幹と協調した上肢の操作性を獲得すること，また 2）手（手指）の正しいフォームや動きのパターンを獲得させ，効率のよい道具操作を行えるようにすること，これによって 3）日常生活動作における麻痺側上肢の使用度を高めること，とした．

## 治療的介入

訓練は月曜日から土曜日まで毎日，1 日あたり 40〜60 分程度実施することになった．2010 年 8 月 25 日から同年 11 月 29 日まで行われた治療的訓練の展開は以下のとおりである．

・準備的介入

手・上肢に対する異常姿勢の影響を抑える目的で，座位バランス訓練を実施した．訓練開始時には，短縮している筋をセラピストが徒手的に伸張する術も実施した．座位だけでは体幹や肩周囲の運動性と支持性を引き出すことが不十分だったため，うつ伏せ姿勢や四つ這い姿勢をとらせ，この状態で上肢に体重をかけさせ，屈筋群の伸張を図るとともに，体幹，肩周囲の筋収縮を図った（**図 12-15**）．この時上肢にかかる体重を調整して過負荷を避け，徐々に負荷をかけることを，また上肢で体幹を押し上げるように肢位を保持することを意識させた．また，姿勢や姿勢変化の影響を最小にするようにセラピストが体幹や上肢をサポートしながら，ワイピングやリーチ訓練をさせた．これらは，毎回の訓練開始時に施行した．

・手指のフォームと動きのパターン

　手指のフォーム形成や動きのパターンに関しては，大きく3つに分けて治療を展開した．1つめは手関節の動きから示指の動きをコントロールすること，2つめは他指と示指の協調的使用から示指の動きを誘導すること，3つめは示指の分離した動きと操作性を高めていくことである．

　1つめの手関節の動きから示指の動きをコントロールする方法としては，示指～小指でコーンを把握してから手関節の掌背屈運動をするという方法を用いた．最初は，コーンを把握する時，手関節が掌屈していたが，示指が屈曲してコーンから離れることがない範囲まで徐々に手関節を背屈させていくことをさせ，これを繰り返し行うことで筋の伸張と運動パターンの学習が起こることを期待した．その結果，手関節背屈位での示指の伸展が不十分ながら可能となり，手関節と示指の分離した動きが可能となった．

　動きに慣れてきたら，さまざまな形状・質量の物品を把持させ，手関節の掌背屈や橈尺屈の多面的な動きを意識して行うように段階づけした．このために手関節を背屈位にしたまま手指で碁石をかき集める作業をさせたり，大ボールを両手で保持してから投げるなど，手関節と手指の協調性を伴う動作を導入した（図12-16a）．

　2つめの手法としては，示指を他の指の動きに添えて動かすことで示指の動きをコントロールする方法を選択した．手指全体を同時に動かす動き（XXXXX, XYYYYなど）として紙をたたんだり，丸めてから広げたり，破ったりの作業を用いた（図12-16b）．机上で紙を伸ばす作業では，手指や手掌全体を机に押し当てることを利用して，手関節掌屈を軽減し，肩の挙上を抑えることができる．紙を破る作業は，母指と示・中指で紙を挟み，他の2指を添えることで母指が紙を破る抵抗を他4指で受け止めることを意図した．このほかに，ペットボトルや瓶の蓋の開閉，ルービックキューブの操作なども行い，示指が他指と協力することで力を発揮できる場面の練習をした．

　3つめは，示指の分離した動き（XYXXXもしくはOXOOO, XYZZZ）を利用し，示指でおはじきをつまみ上げることや，示指を伸展位で机面に押しつけて滑らせるなどを行わせて，示指の伸ばし，まきあげ，つきだし，押しつけ，引きよせ，押し出し，内転，外転等が行われるように促した（図12-16c）．この時，示指の指腹に意識を向けることで圧のコントロールを図るようにさせ，例えばナイフ使用時に示指の押さえを利かせることや，鉛筆把持のための三面把握―標準型（Tpd）の維持がより適切に行えるようになることを期待した．

　これらの訓練を踏まえたうえで，右上肢によるスプーン・箸の使用訓練，書字訓練，更衣・整容等の日常生活動作訓練を実施した．

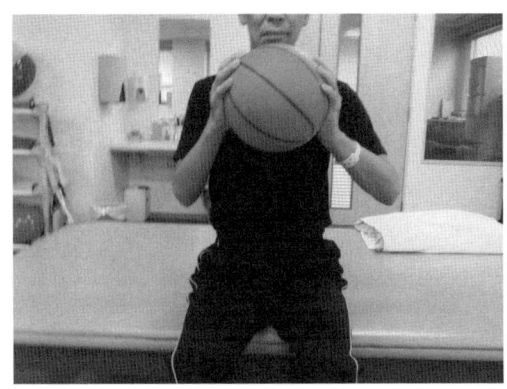

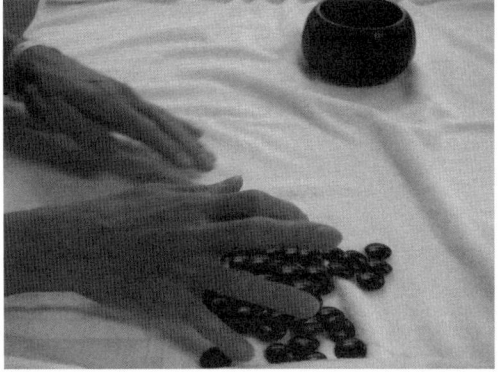

a．手関節の動きから示指の動きをコントロールする（ボール，碁石を使用）

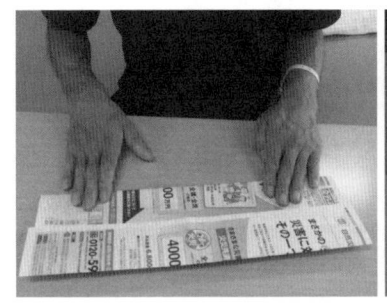

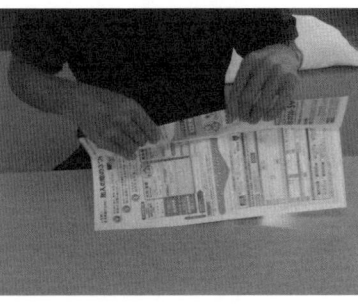

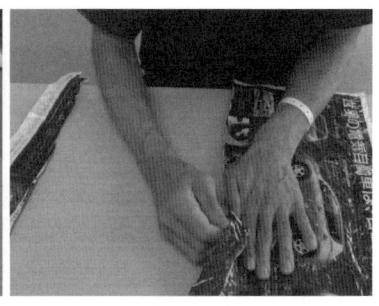

b．他指との協調的使用から示指の動きをコントロールする（広告紙を利用）

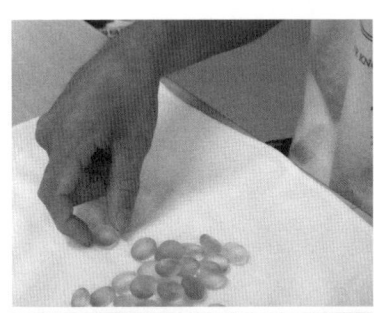

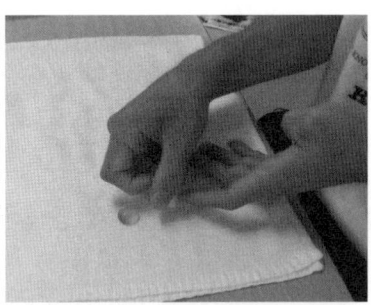

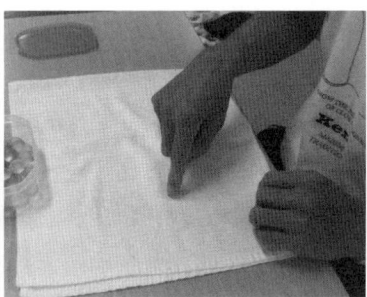

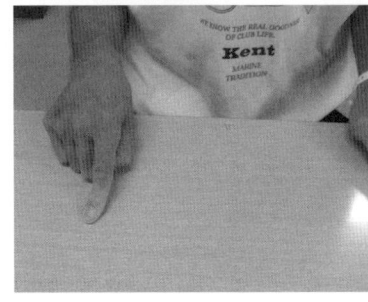

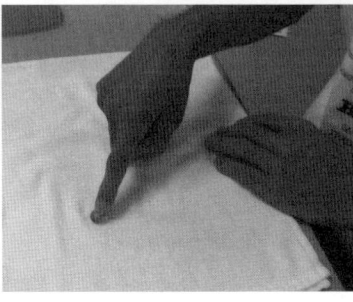

c．示指の分離した動きと操作性を高める（おはじきなどを使用）

**図 12-16　患者 Q に実施した手のフォームと動きのパターンを改良するための訓練**
詳しくは本文参照．

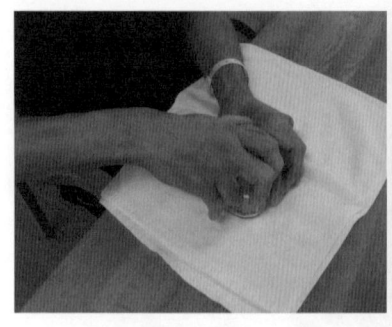

a. 広口瓶把持（包囲軽屈曲把握，CMF）

b. 「タオルたたみ」でのタオルの把持（側面把握，Lat）

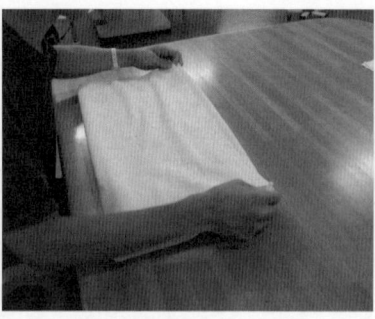

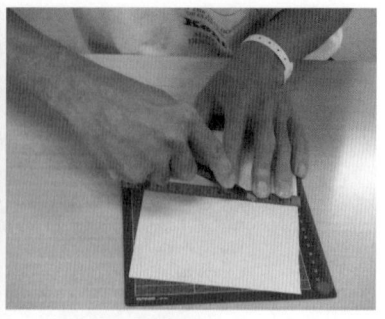

c. ナイフ使用（握力把握—示指伸展型，PoI）

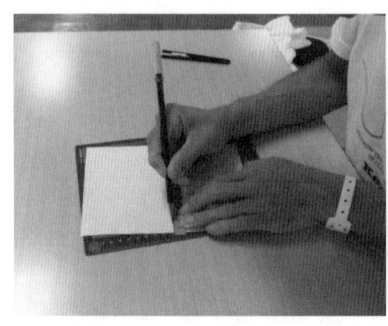

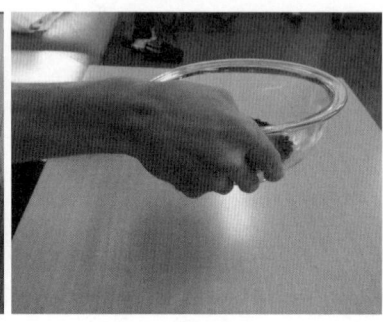

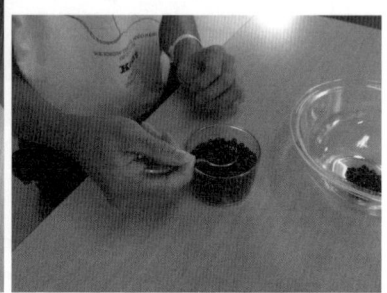

d. 鉛筆使用（三面把握—標準型，Tpd）

e. ボウル保持（握力把握—伸展型，PoE）

f. スプーン使用（三面把握—亜型Ⅰ，TVⅠ）

図 12-17 患者 Q の訓練終了時の状態（把握と非把握）
詳しくは本文を参照．

## 訓練終了時の状態

入院より約 3 か月が経過した時点で Q は退院となった．

示指の屈曲はなお残存しているものの，握力把握—示指伸展型（PoI），三面把握—標準型（Tpd），三面把握—亜型Ⅰ（TVⅠ），指尖把握（Tip）他の各フォームにおいて，示指を参加させることが可能となった（**図 12-17a〜f**）．また訓練場面だけでなく，日常生活においても，右手で食事や書字を行う頻度が増えたのを認めた．握力やピンチ力についても，握力右 18 kg，ピンチ力右 6.2 kg と改善した．しかし，質量のある物品の保持や操作，スピードを要する動きや指先での加圧調整等には不十分さを残した．

## 考察

患者 Q に見られた麻痺側手関節掌屈の過剰と示指屈曲の過剰は，片麻痺者にしばしば見られるものである．共同運動の影響により筋緊張のバランスが崩れ，その中で動かすことを余儀なくされ，本来の示指や手関節の機能を発揮できなくなった結果だと考えられる．筆者は，準

備として全身の筋緊張やアライメントを整えたうえで，上肢・手指の操作機能獲得へと治療を進めた．入院時は諦めていた示指の使用であるが，手関節との協調運動，他指との協調的使用，示指の分離した動きの訓練を丁寧に行うことにより，手のフォームや動きに示指が参加するという変化を得ることができた．他指も，示指の動きが加わることで操作性や力を発揮しやすくなった．また握力やピンチ力にも改善が得られた，と考える．

　ひとの手の機能は手指を分離して動かすことができるという特徴がある．しかも手指すべてが単独に働くのではなく，分離と同調の一定のパターンを持ち，その調和の中で動いている．Qの場合は，示指が過度に屈曲して動作に参加できないために，代替手段として中指を使用していたが，示指が参加できないことで中指のパワーも発揮しにくく，鉛筆やスプーンなどの把持が拙劣になっていた．示指には，母指や小指のように固有の示指伸筋が存在し，単独で伸展することが可能である．示指伸筋の筋緊張が内在筋よりも高く，このためにPIP，DIP関節が屈曲していたものと考え，訓練では，上肢全体の筋緊張を整えるとともに，示指を動作に参加させることを積極的に促すようにした．その結果として，把持が安定し，握力やピンチ力もわずかながら改善したと考えられる．指一本でも，その機能が欠ければ他の指に大きな影響を与える．特に利き手側の示指の場合，その役割は大きく，改善の波及効果が大きいことを知った．

　今回，『NOMA手・上肢機能診断』を用いたことで，日常生活動作の中での示指の動きとその役割を深く考える機会が生まれ，示指の機能に注目しながら訓練を進めることができた．もしも通常の評価手段を使っていたら，おそらくは多くの動きを見落とし，機能獲得を諦めて，示指以外の手指での代替訓練や利き手交換に走っていたと考える．手のフォームや動きのパターンに注目して手を診ていけば，動きを阻害している要素に気づくことができ，改善に向けての治療手段を選択することができる．『NOMA手・上肢機能診断』を用いたことの利点は，その点にあると思われた．

（山口美樹）

# 演習

# 13 ケータイを操作する手

13・1 母指の動きの分析 ……………………………………… 190
13・2 母指はどのような動きで
　　　ケータイのキーを押しているのか? ………………… 191
13・3 ケータイを操作する母指の動きの演習 …………… 191
13・4 ケータイを操作する時の手（XYZ連記法）………… 192

# 13 ケータイを操作する手

　ここまで読み進んできた読者は，手の動きのパターンやXYZ連記法について慣れてきたことと思うが，これらを臨床で使いこなすには，いま少し目を慣らし，理解を深める必要がある．臨床場面で徒手筋力検査や関節可動域の測定ができるようになるまで，これらの技術習得にどれだけの時間を費やしたか思い出してほしい．

　ここでは，ケータイを操作する母指の動きを観察して，その動きのパターンがどの「指列の動き」に該当するかを判断する演習を行う．母指の動きはとらえにくく，とりわけ手根中手（CM）関節の動きが小さいため，難しいと感じるかもしれないが，母指の動きが診れるようになればシメタものである．ぜひ，最後まで粘り強く挑戦していただきたい．

　なお，ここでの記述はケータイを右手で把握し，その前腕は中間位を保持していることを前提としている．また，ここで記述している指の動きは，4名の被験者が同一のケータイを使用したときの指の動きについて観察したものであるため，ケータイの機種やキー配列の種類などによっては異なる動きのパターンが出現する可能性がある．

　また最近では，電話やメールの送信などに多機能携帯電話（スマートフォン）が用いられている．一部のスマートフォンを使用し，ケータイと同様に片手で数字を入力する操作を行ったところ，ここで記述されている指の動きと同じ動きを確認することができたことを付け加えておく．

## 13・1　母指の動きの分析

　指列の動きでは，各指のMP，PIP，DIP関節の動きをパターン化して，曲げ，伸ばし，まきあげ，つきだし，などと呼ぶ（「5・3・1項　1本の指列の動きを表記する方法」参照）が，母指の動きでは，これをCM，MP，IP関節に読み換えて分析する．たとえば，母指の場合にはCM関節伸展，MP関節屈曲，IP関節屈曲の動きのパターンを「まきあげ」，CM関節屈曲，MP関節伸展，IP関節伸展を「つきだし」と呼ぶ．

　母指列の動きについては，いまいちど「5・3・2項　母指列についての特記．（68頁）」を参照してほしい．そのうえで，自らの母指を使って曲げ，伸ばし，まきあげ，つきだし，内転，外転の動きを行い，動きのパターンを眼に焼き付けたら，ケータイのキー押しの分析にとりかかろう．

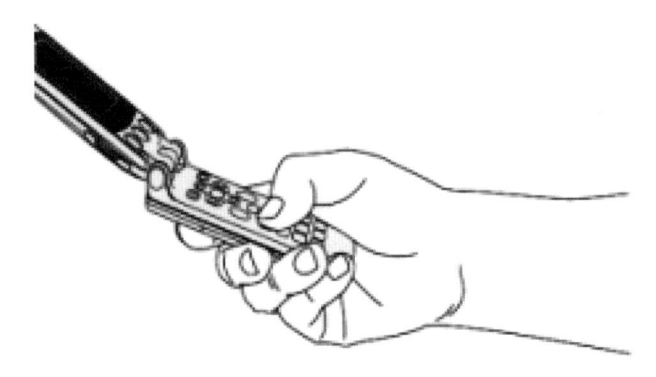

図 13-1 ケータイを操作する手

## 13・2　母指はどのような動きでケータイのキーを押しているのか？

　ケータイを把握して7のキー（以下，□の番号はケータイのキー番号を表す）の真上から2 cmほど離れた上空に母指を置き，ゆっくり7を押してみよう（**図 13-1**）．そのときの母指全体の動きのパターンを観察すると，「曲げ」の動きでキーを押しているのがわかる．わかりにくい場合には，CM関節，MP関節，IP関節でそれぞれの動きをまず観察してみよう．すべての関節で屈曲が生じているのがわかる．つまり動きのパターンは「曲げ」になる．

　つぎに7のキーから母指を持ち上げ，そのキーの真上で待機する．そこから1に軽く接触するまで親指を移動してみよう．移動した時の母指全体の動きのパターンは何だろうか．動きのパターンがわからない場合には，再び母指の各関節の動きを見て，パターンを理解しよう．そう，CM屈曲，MP伸展，IP伸展，つまり，「つきだし」が生じたのである．まだ，コツがつかめない場合には1から母指を7に戻してみよう．動きを戻した時に，「まきあげ」（CM伸展，MP屈曲，IP屈曲）が生じたのだとわかれば，先ほどの動きはその逆であるから，「つきだし」であることが確認できる．動きのパターンが分析しにくい時に，いまのような方法で容易に確認できる場合がある．

## 13・3　ケータイを操作する母指の動きの演習

　演習問題（**図 13-2**）に挑戦し，ここで動きのパターンを理解してしまおう．そろそろ目が慣れてきていると思われるので，各関節の動きではなく，母指末端がどの方向へ動くかを観察し，表記してみよう．

　まず，下記の演習問題の解答欄の上段に示された動き（1→7，1→3，0→3……）を観察し，母指の動きの名称を同欄に書き入れてみよう．

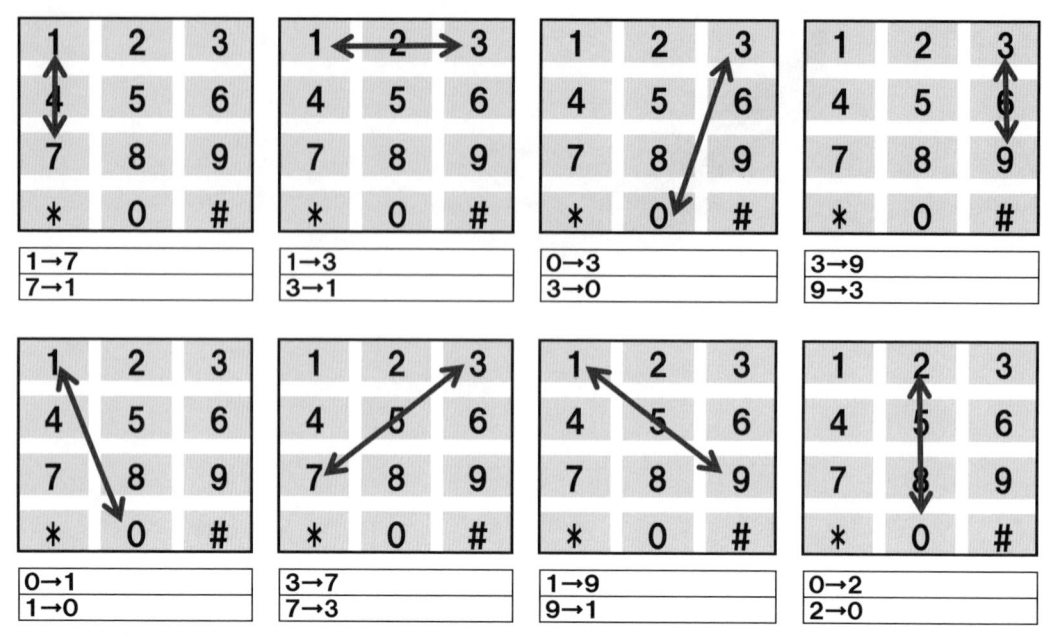

図 13-2　ケータイを操作する際の，母指の動きのパターン分析

　次いで，解答欄の下段に示された動き（7→1，3→1，3→0……）を観察し，母指の動きの名称を該当欄に書き入れてみよう．

　それぞれが正しく観察できていれば，解答欄の上段と下段の欄に書かれた母指の動きのパターンは相反する動きが書かれているはずである（解答は208頁参照）．

## 13・4　ケータイを操作する時の手（XYZ連記法）

　本章の最初で観察したように，ケータイを把握して，母指を7の真上から2 cmほど離れた上空に置き，そのままキーを押した時の母指の動きは「曲げ」であった．それでは，次にそのときの手全体の動きをXYZ連記法を使って表してみよう．

　母指は「曲げ」で，示指から小指も「曲げ」の動きが生じていた場合には，XXXXX型（X＝曲げ）と表記できる．つまり7を押すときには，母指は「曲げ」の動きでキーを押し，そのとき示指から小指は「曲げ」の動きで，ケータイの把握を強化したことが予想される．もし示指から小指までの指が静止していれば，XOOOO型となる．

　さらに母指を7から1に移動させた場合には，母指は「つきだし＋内転」となり，もし示指から小指に「曲げ」の動きが生じた場合にはXYYYY型（X＝つきだし＋内転，Y＝曲げ）となる．母指をさまざまなキーに移動した場合，XYYYY型あるいはXOOOO型となり，そのキーの位置によってXあるいはYにはさまざまな動きが生じることになる（あるいは静止している場合もある）．

『NOMA 手・上肢機能診断』の「C．手の動きのパターン」は，さまざまな日常品を扱う際に必要な手（5本の指）の動きのパターンの基本類型を実行できるかどうかをしらべる検査である．その中の課題⑧は「ケータイのキー押し」動作を用いて，対象手の XYYYY 型あるいは XOOOO 型の動きのパターンの完成度・安定度をしらべる課題になっている（付録1『NOMA 手・上肢機能診断』参照）．

〔中田眞由美〕

# 演習

# 14 把握フォーム これはなに？

14・1　コーンの把握フォーム ……………………………… 196

14・2　ステフ（STEF；上肢機能評価）の検査器具を
　　　 把握した時のフォーム ………………………………… 198

14・3　日常物品を把握した時のフォーム …………………… 202

# 14 把握フォーム これはなに？

14，15章は，演習問題を解くことで，手の静的なフォーム（把握のフォーム），動的なフォーム（動きのパターン）について「知っている」というレベルから，「臨床で使える」レベルになることを目的にしている．そのため，ここでは ① 典型的な静的なフォームを目に焼き付けてもらうこと，② 臨床の場面に結び付けて手を診るときのイメージを養うこと，③ 汎用性の高い臨床現場でも使えるよう，想定される初歩的な疑問を解決しておくこと，などをねらっている．ぜひ，自身の臨床での評価，治療場面を思い浮かべながら，取り組んでいただきたい．

ここではまず手の静的フォームとして把握についての演習を行う（解答は208～210頁参照）．

## 14・1　コーンの把握フォーム

作業療法の場面では，アクリル製のコーンを掴んで移動する練習をよく見かける．以下に示すのは円錐型の木製ブロックをさまざまな把握フォームで把握した図である．手のフォームの特徴をよく観察して，それらがどの把握フォームに該当するか考えてみよう．できるだけ類似の円錐形の物体を把握して，手のフォームをよく観察することが望ましい．

また，この演習問題を通じて，同一の物体であってもさまざまなフォームで把握できる（できてしまう）ことを理解し，それを臨床の練習プログラムに役立てていただきたい．より多くの把握フォームが獲得できれば，その手の多様性はさらに広がるはずである．

**問 14-1①**　図 14-1①の把握フォームの名称はなに？　同様のフォームを示す日常物品の把握例を考え，その物品名と使用状況を記述してみよう．たとえば，釘抜きを持って釘を抜く時，など．

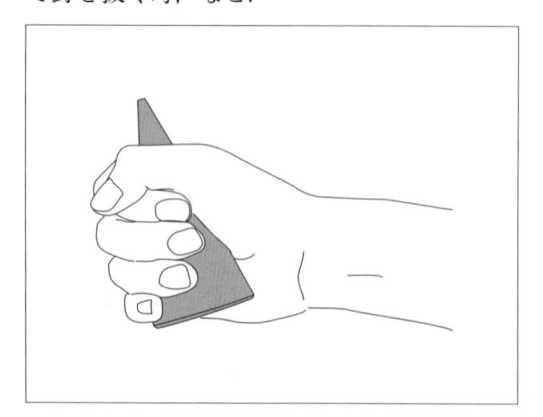

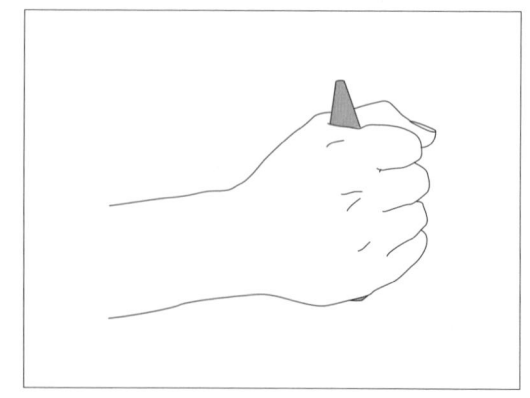

図 14-1①　把握フォームの例

**問 14-1②** 図 14-1②の把握フォームの名称はなに？ 同様のフォームを示す日常物品の把握例を考え，その物品名と使用状況を記述してみよう．

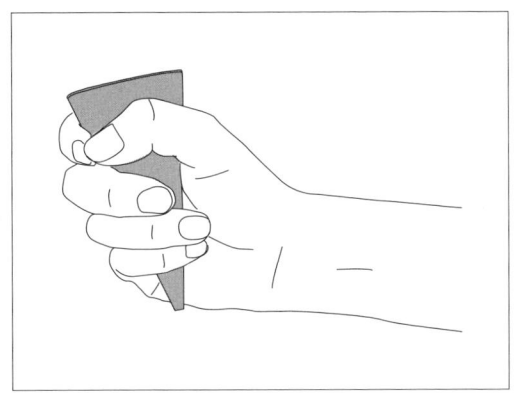

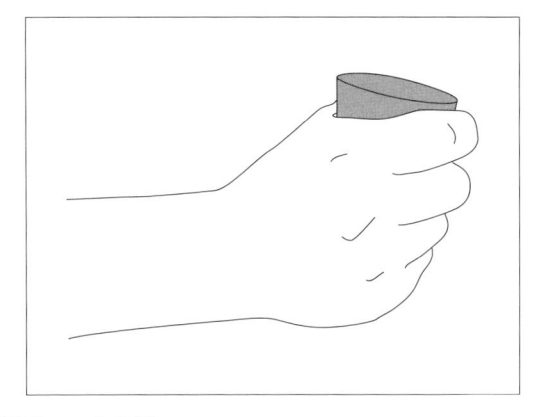

図 14-1② 把握フォームの例

**問 14-1③** 図 14-1③の把握フォームの名称はなに？ 同様のフォームを示す日常物品の把握例を考え，その物品名と使用状況を記述してみよう．

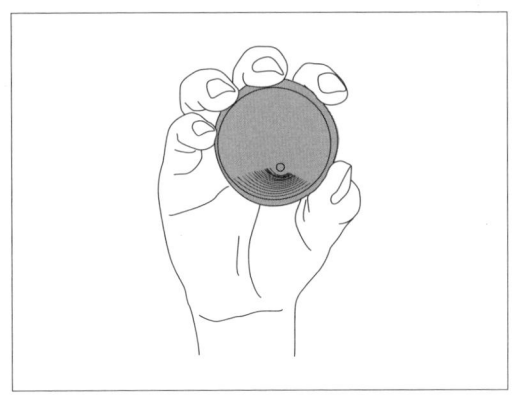

図 14-1③ 把握フォームの例

**問 14-1④** 図 14-1④の把握フォームの名称はなに？ 同様のフォームを示す日常物品の把握例を考え，その物品名と使用状況を記述してみよう．

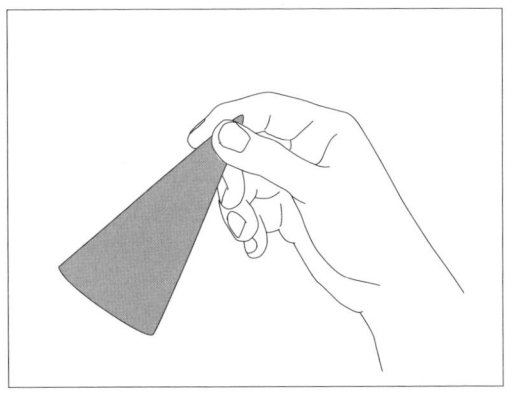

図 14-1④ 把握フォームの例

**問 14-1⑤** 図 14-1⑤の把握フォームの名称はなに？ 同様のフォームを示す日常物品の把握例を考え，その物品名と使用状況を記述してみよう．

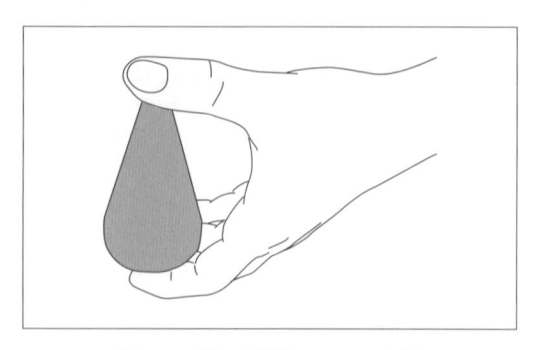

図 14-1⑤　把握フォームの例

## 14・2　ステフ（STEF；上肢機能評価）の検査器具を把握した時のフォーム

　ステフ（STEF）は作業療法の現場で広く使用されている検査法であり，作業療法士にとってその検査器具の把握フォームはイメージしやすいものである．以下の図 14-2①から図 14-2⑩はステフで使用する10種類の物体を把握した時の把握フォームの例である．それぞれの図を参照し，その把握フォームの名称を考えてみよう．

　なお，ステフは把握フォームをしらべることを目的とした検査ではないが，作業療法などの臨床現場で日常的に使われており，課題物品について共通理解を得やすいこと，さらにステフを実施している際，被検者がどのような把握フォームで物品を把握したか，どのような把握フォームが出現しなかったのか，など把握フォームについても診ることができれば，その後の作業療法の展開にも有用性があると考え，この演習問題の把握物品に採用した．

　なお，14・2，14・3の例図の中には，類型からはみ出すフォームもある．その場合には，中間記号や複合記号を用いて表記してみよう（「3・5・1項　表記法として活用」を参照）．

**問 14-2①**　大球の把握フォームの名称はなに？

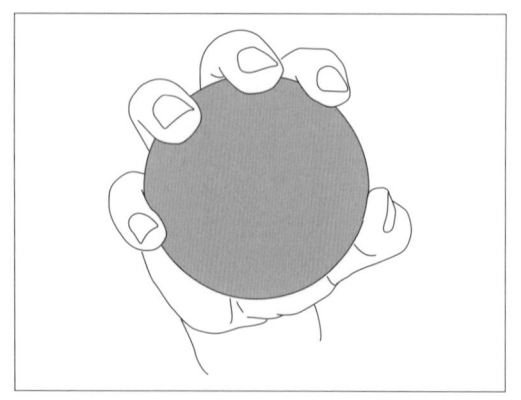

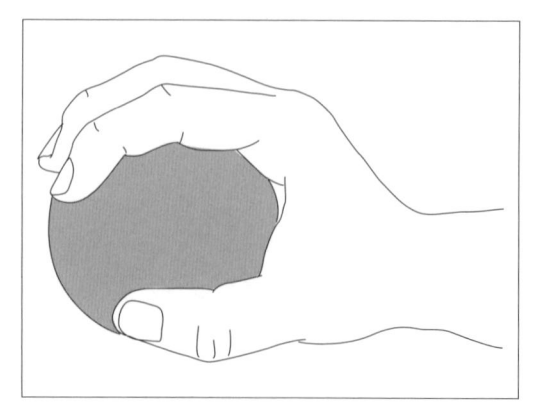

図 14-2①　大球の把握フォーム例

**問 14-2②** 中球の把握フォームの名称はなに？

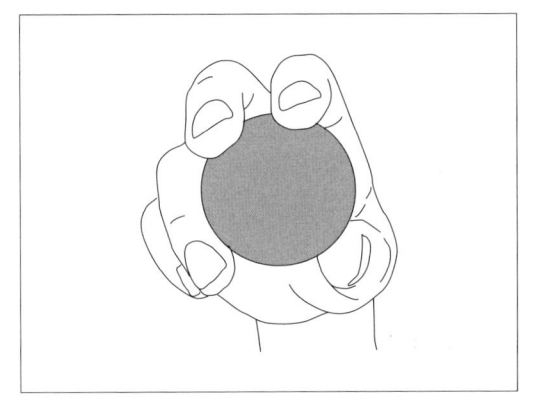

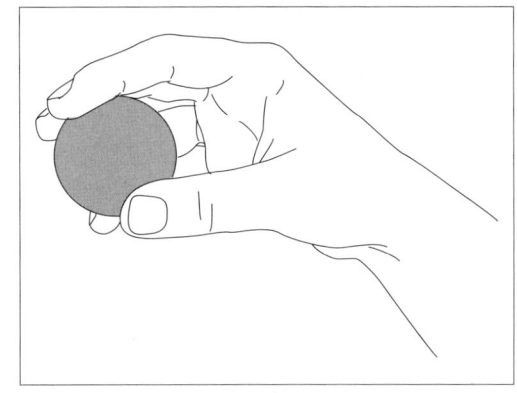

図 14-2② 中球の把握例

**問 14-2③** 大直方の把握フォームの名称はなに？

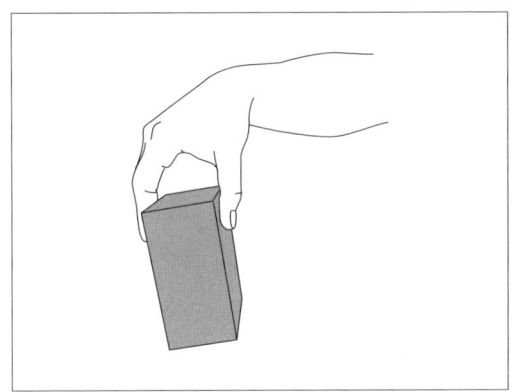

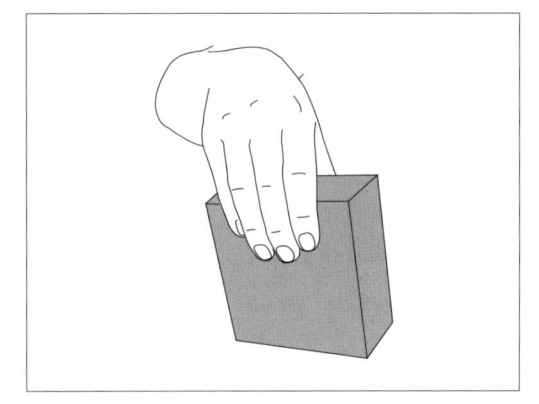

図 14-2③ 大直方の把握例

**問 14-2④** 中直方の把握フォームの名称はなに？

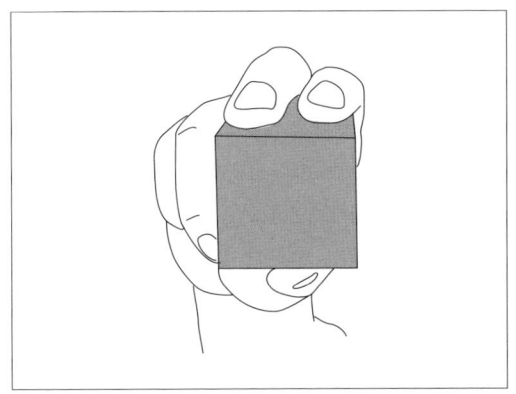

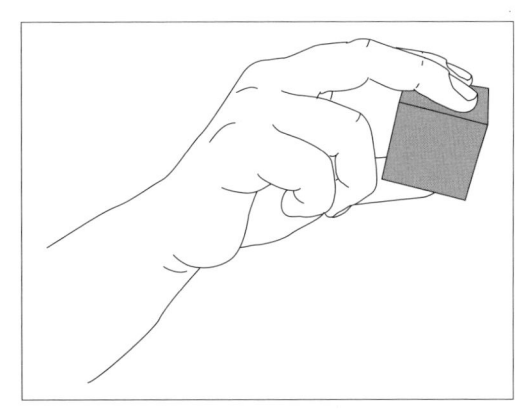

図 14-2④（A） 中直方の把握例

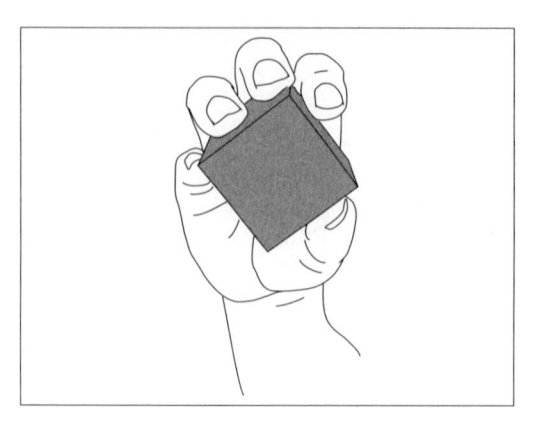

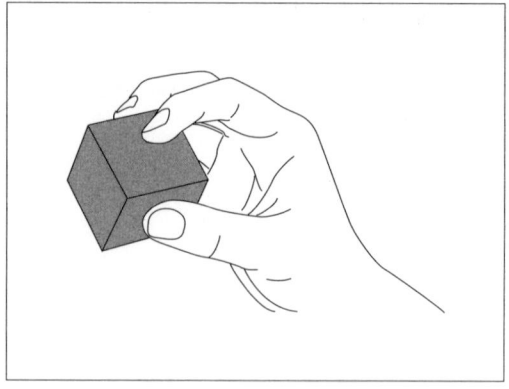

図 14-2④（B） 中直方の把握例

**問 14-2⑤** 木円板の把握フォームの名称はなに？

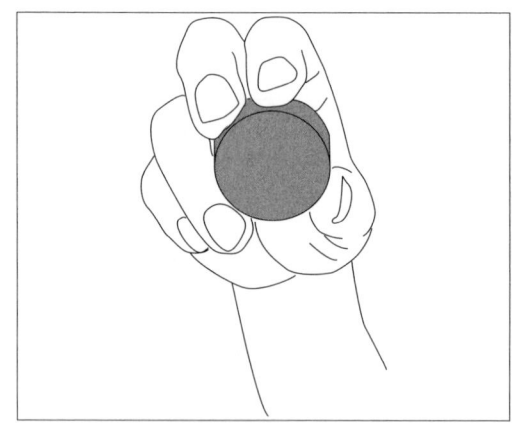

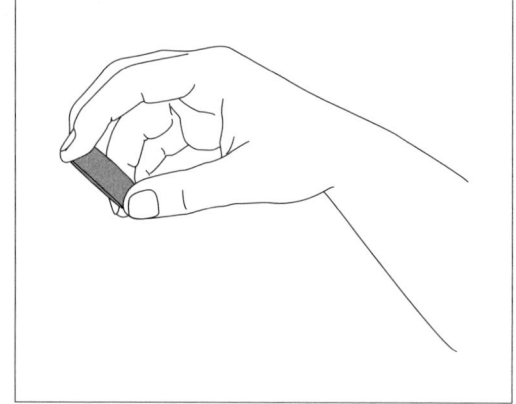

図 14-2⑤ 木円板の把握例

**問 14-2⑥** 小立方の把握フォームの名称はなに？

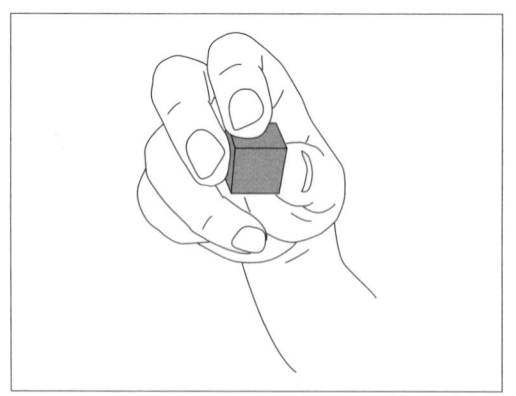

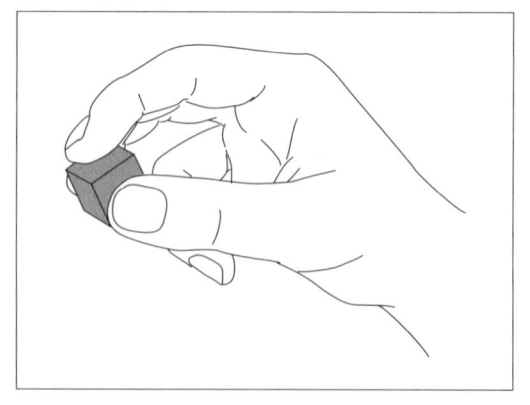

図 14-2⑥ 小立方の把握例

問 14-2⑦ 布の把握フォームの名称はなに？

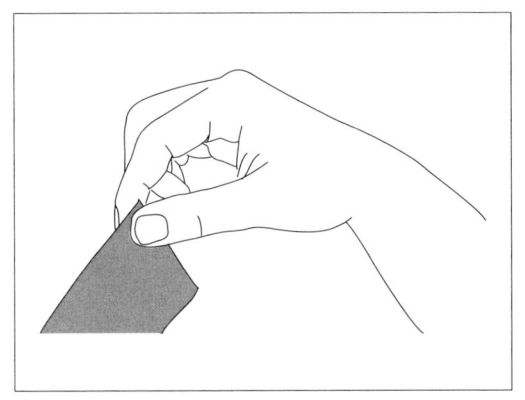

図 14-2⑦ 布の把握例

問 14-2⑧ 金円板の把握フォームの名称はなに？

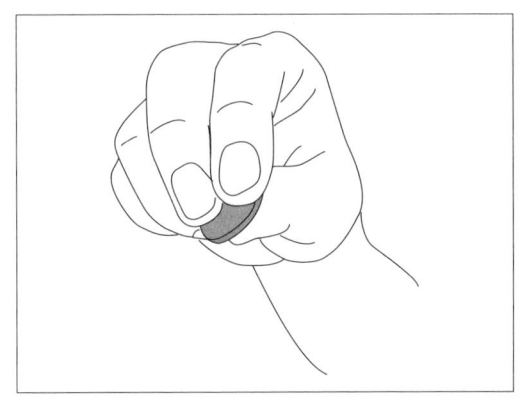

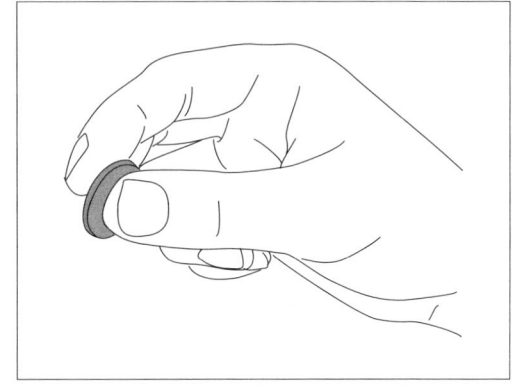

図 14-2⑧ 金円板の把握例

問 14-2⑨ 小球の把握フォームの名称はなに？

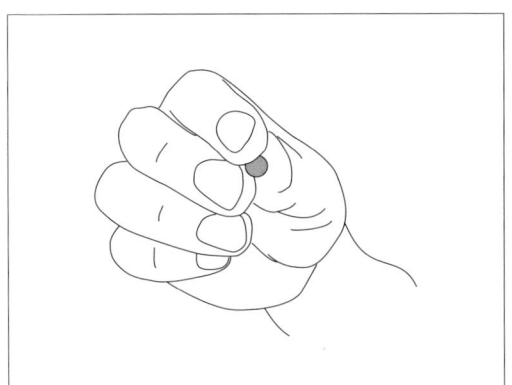

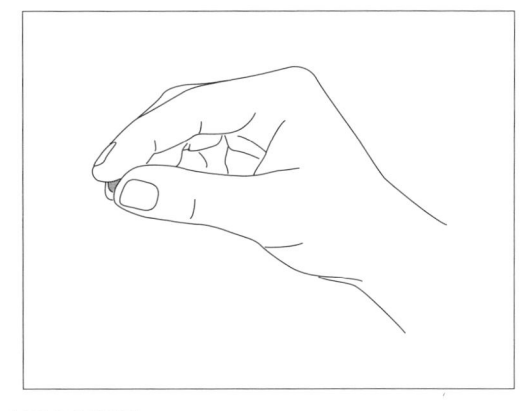

図 14-2⑨ 小球の把握例

**問 14-2⑩** ピンの把握フォームの名称はなに？

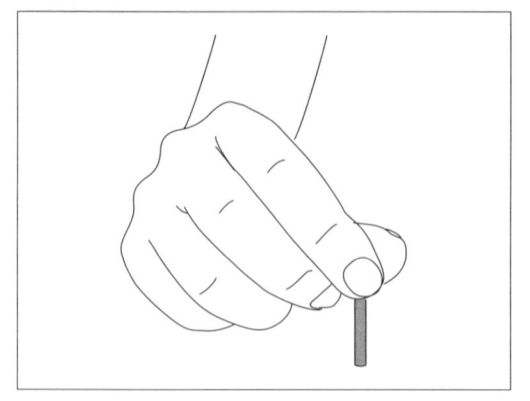

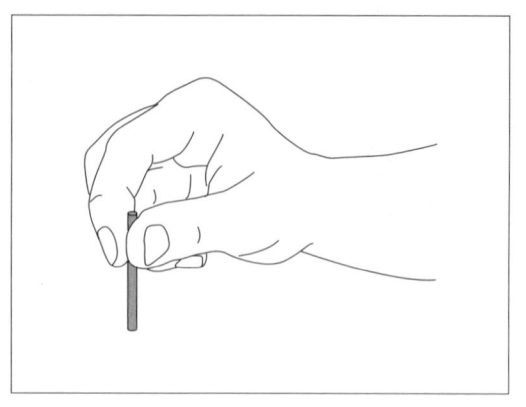

図 14-2⑩　ピンの把握フォームの例

## 14・3　日常物品を把握した時のフォーム

日常的に使用する用具の把握フォームをみてみよう．

**問 14-3①** 次の把握フォームの名称はなに？

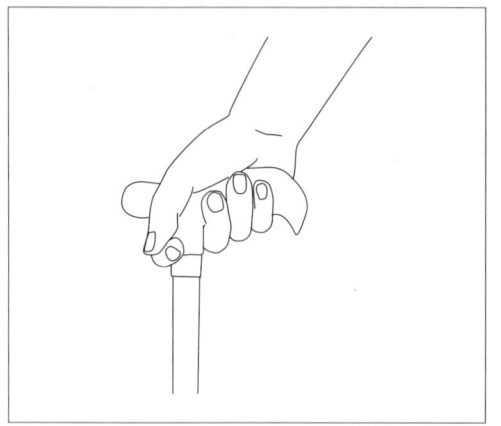

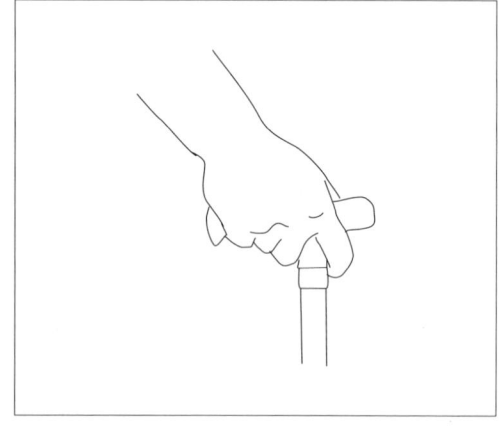

図 14-3①　三点杖の把握例

**問 14-3②** 次の把握フォームの名称はなに？

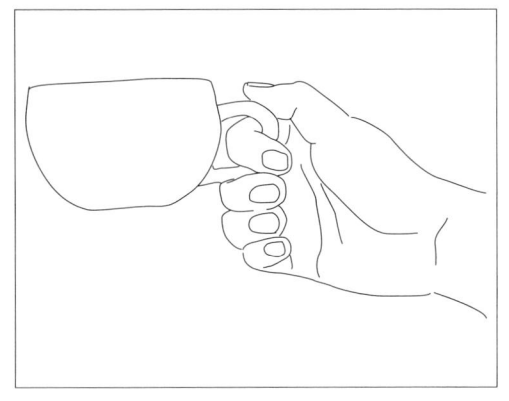

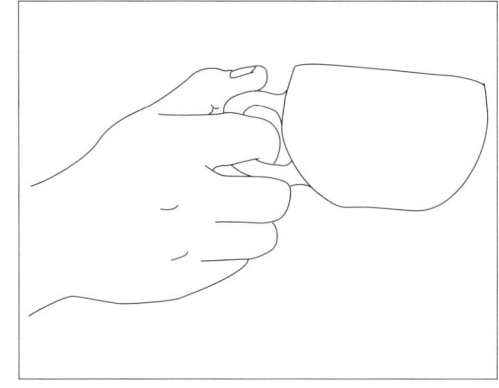

図 14-3② カップの把握例

**問 14-3③** 次の把握フォームの名称はなに？

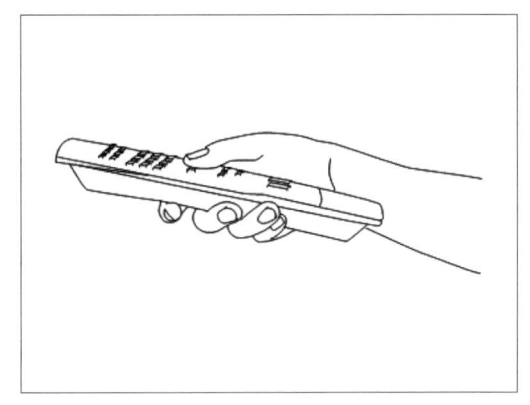

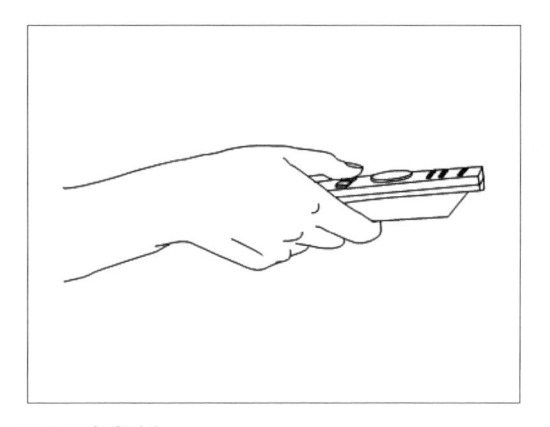

図 14-3③ リモコンの把握例

**問 14-3④** 次の把握フォームの名称はなに？

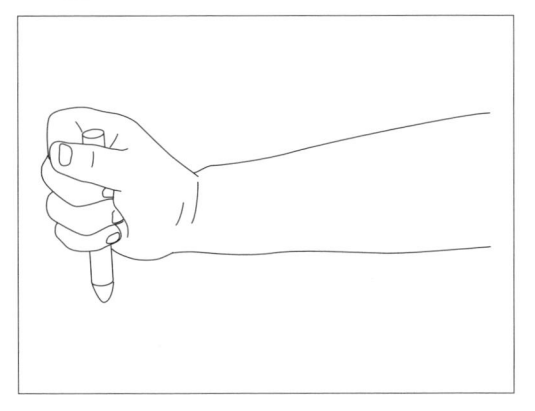

図 14-3④ クレヨンの把握例

**問 14-3⑤** 次の把握フォームの名称はなに？

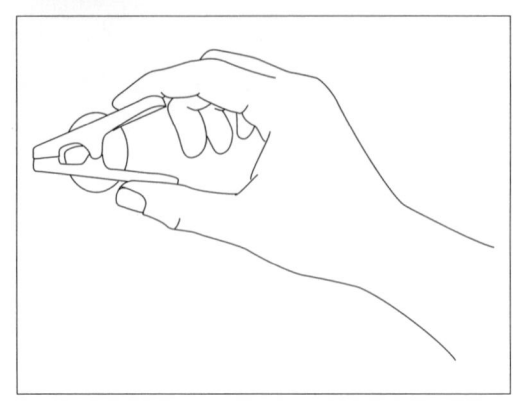

図 14-3⑤　洗濯バサミの把握例

（中田眞由美）

# 演習

## 15 把握フォーム・動きのパターン これはなに？

15・1　容器の蓋の開閉 …………………………… 206

# 15 把握フォーム・動きのパターン これはなに？

15章ではさらに発展的演習として，静的フォームと（把握のフォーム）と動的フォーム（動きのパターン）の両方を含んだ問題に取り組んでもらいたい．

容器の蓋を開閉するという動作も，蓋の形状が異なればおのずと手の使いかたは異なり，その時に出現する手の静的，動的フォームは異なってくる．それが理解できると，作業療法の場面でも障害の状況や獲得してもらいたい動作に合わせて，使用する容器や道具を選ぶことができる．そしてその動作の練習メニューを作る時にも役立てることができる．

ここでは，2種類の容器の蓋を開けるという動作を比較することで，蓋を開ける動作の手の使いかたについて，把握フォーム・動きのパターンが動作の中でどのように出現するのか，さらにその動作を獲得するためにはどのような練習メニューを組み立てたらよいのか，についても考えてみよう．

## 15・1　容器の蓋の開閉

以下の図は市販されている目薬の容器である．容器A（**図 15-1** ①）は蓋を1回ひねるだけで蓋が弛み，開けられる容器である．一方，容器B（**図 15-1** ②）は蓋を繰り返し回転して開ける容器である．

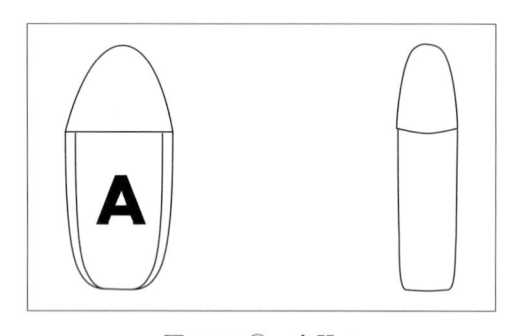

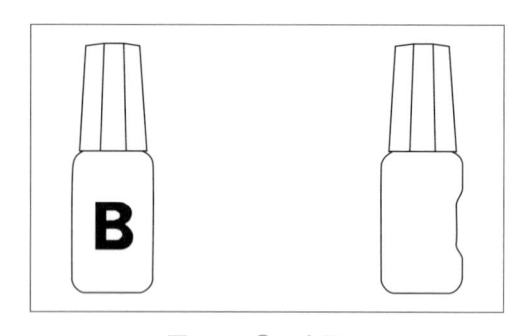

　　　　図 15-1 ①　容器A　　　　　　　　　　図 15-1 ②　容器B
　　　　左：容器正面，右：容器側面　　　　　　左：容器正面，右：容器側面

臨床場面で，作業療法士が患者に「この2つの容器をそれぞれ手に持って蓋を開けてください」と依頼したところ，その患者は容器Aの蓋を開けることは可能であった．しかし，容器Bの蓋を開けることはできなかった．

そのような場面設定で，2種類の容器の蓋を開ける動作の手の使いかたについて，以下の問いについて考えてみよう．なお，動作の分析に際して，容器は垂直の状態で本体を左手で把握

し，右手で蓋を開けることとする．

**問 15-1①** 表 15-1①は，容器 A の蓋を開けることはできたが，容器 B は開けることができなかった患者の，容器 A の蓋を開ける動作を健常手で再現したものである．まず，この表①〜④の動作区分について，手のフォームや動きのパターンを記述してみよう（解答は210頁参照）．

表 15-1① 容器 A の蓋を開ける動作（患者の動作を健常手で再現したもの）

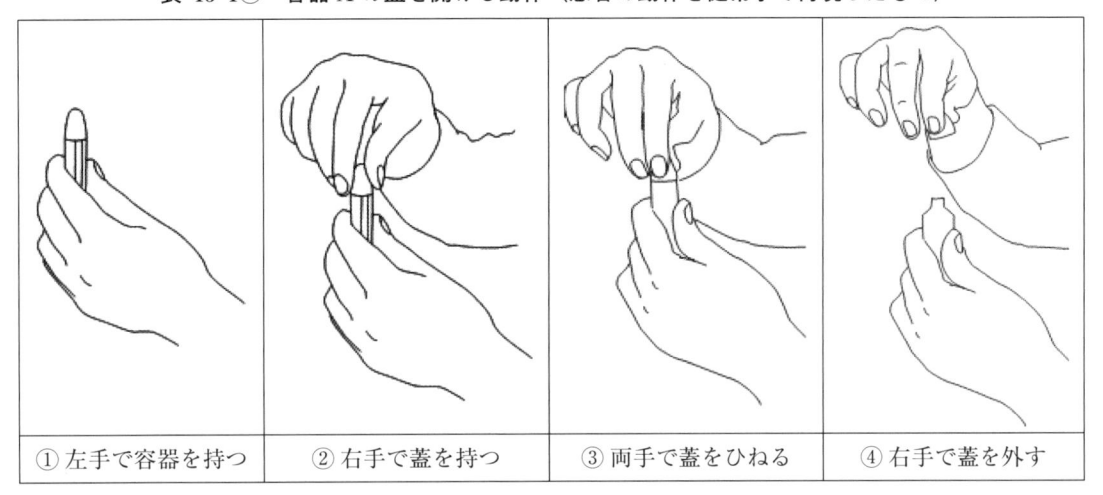

| ① 左手で容器を持つ | ② 右手で蓋を持つ | ③ 両手で蓋をひねる | ④ 右手で蓋を外す |
| --- | --- | --- | --- |

**問 15-1②** 表 15-1②は，容器 B の蓋を開ける時の健常手の動作の例である．まず，この表①〜④の動作区分について，手のフォームや動きのパターンを記述してみよう．さらに容器 A の蓋を開ける動作（表 15-1①）と容器 B の蓋を開ける動作（表 15-1②）を比較することで，容器 A の蓋は開けられたが容器 B は開けることができなかった患者の手に不足していると思われる機能をあげてみよう（解答は211頁参照）．

表 15-1② 容器 B の蓋を開ける動作（健常手の動作の例）

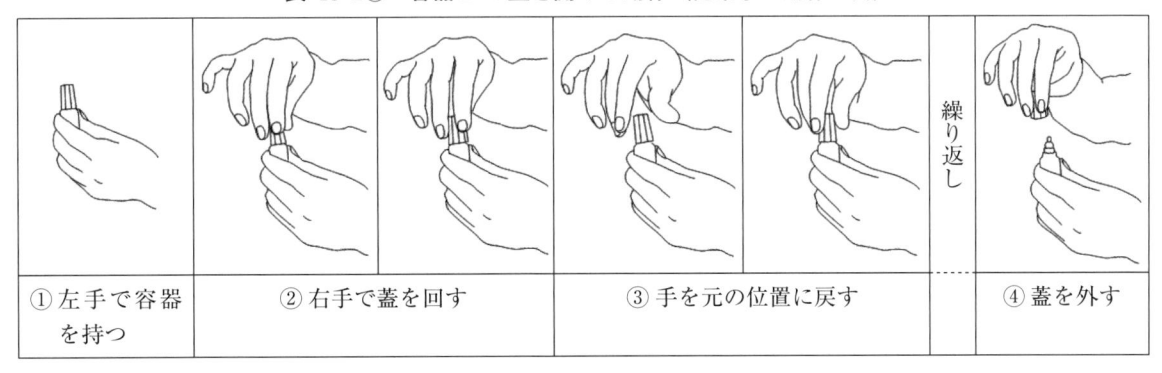

| ① 左手で容器を持つ | ② 右手で蓋を回す | ③ 手を元の位置に戻す | 繰り返し | ④ 蓋を外す |
| --- | --- | --- | --- | --- |

**問 15-1③** 上記の推論を踏まえ，患者が容器 B の蓋を開けられるようになるための練習メニューについて下記の①，②を参考に考えてみよう（解答の掲載はなし）．
① 母指，示指，中指に必要な動きのパターンを獲得するために必要な練習メニューは？
② 母指，示指間の分離を促すために必要な練習メニューは？

# 演習の解答

## ■ 13.3 ケータイを操作する母指の動きの演習

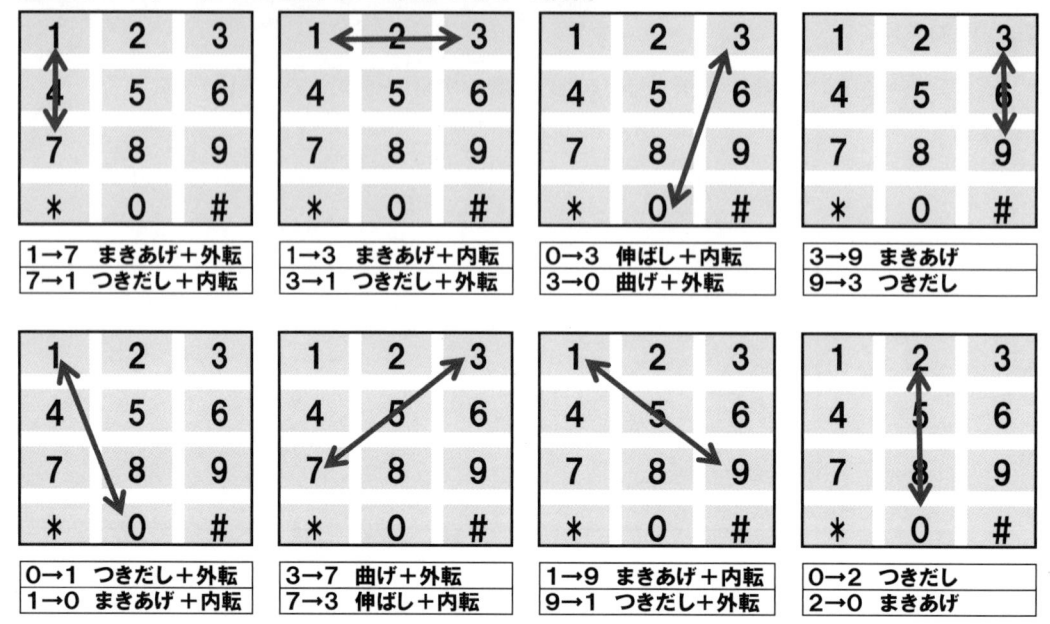

| 1→7 | まきあげ＋外転 |
|---|---|
| 7→1 | つきだし＋内転 |

| 1→3 | まきあげ＋内転 |
|---|---|
| 3→1 | つきだし＋外転 |

| 0→3 | 伸ばし＋内転 |
|---|---|
| 3→0 | 曲げ＋外転 |

| 3→9 | まきあげ |
|---|---|
| 9→3 | つきだし |

| 0→1 | つきだし＋外転 |
|---|---|
| 1→0 | まきあげ＋内転 |

| 3→7 | 曲げ＋外転 |
|---|---|
| 7→3 | 伸ばし＋内転 |

| 1→9 | まきあげ＋内転 |
|---|---|
| 9→1 | つきだし＋外転 |

| 0→2 | つきだし |
|---|---|
| 2→0 | まきあげ |

図 13-2 演習問題解答：ケータイを操作する際の母指の動きのパターン分析

## ■ 14.1 コーンの把握フォーム

| 問 14-1①．解答 | |
|---|---|
| 把握フォーム名称 | 握力把握―鉤型（PoH）（示指から小指の MP 関節屈曲の度合いに注目．尺側・橈側間で MP 関節の屈曲差がほとんどない．） |
| 同じフォームが使われる例 | アイスピックを使って氷を砕く，電車内の垂直の手すりを前腕水平位で掴んで体を支える，など． |

| 問 14-1②．解答 | |
|---|---|
| 把握フォーム名称 | 握力把握―標準型（PoS）（示指から小指の MP 関節屈曲の段差に注目．尺側の指ほど屈曲の度合いが強い．） |
| 同じフォームが使われる例 | 包丁を握って大根を切る，片手鍋の柄を持って運ぶ，受話器を持って耳に当てる，スパナを使ってボルトを締める，など． |

| 問 14-1③．解答 | |
|---|---|
| 把握フォーム名称 | 包囲軽屈曲把握（CMF）（関与するすべての指先が物体の中心に向かって取り囲んでいる） |
| 同じフォームが使われる例 | 小鉢を上から持って移動させる，鍋の蓋を持って開ける，など． |

| 問 14-1④. 解答 | |
|---|---|
| 把握フォーム名称 | 三面把握―標準型（Tpd）（母指，示指，中指がどのように物体をとり囲んでいるのか注目） |
| 同じフォームが使われる例 | チョークで黒板に字を書く，クレヨンを持って描く，印鑑を押す，など． |

| 問 14-1⑤. 解答 | |
|---|---|
| 把握フォーム名称 | 並列軽屈曲把握（PMF）（示指から小指をそろえて面を作り，母指はその面の対側中央に置かれている） |
| 同じフォームが使われる例 | 湯呑からお茶を飲む，缶コーヒーを持って飲む，コップの中に入ったストローを持ってジュースを飲む，マッチ棒を擦って火をつけるなど． |

## ■ 14.2　ステフ（STEF；上肢機能評価）の検査器具を把握した時のフォーム

「／」「＋」の表記については3章の3・5・1の項を参照．

| 問 14-2①. 解答 | |
|---|---|
| 把握フォーム名称 | 包囲軽屈曲把握（CMF） |

| 問 14-2②. 解答 | |
|---|---|
| 把握フォーム名称 | 包囲軽屈曲把握（CMF） |

| 問 14-2③. 解答 | |
|---|---|
| 把握フォーム名称 | 並列軽屈曲把握（PMF） |

| 問 14-2④（A）. 解答 | |
|---|---|
| 把握フォーム名称 | 並列軽屈曲把握（PMF） |

| 問 14-2④（B）. 解答 | |
|---|---|
| 把握フォーム名称 | 包囲軽屈曲把握（CMF） |

| 問 14-2⑤. 解答 | |
|---|---|
| 把握フォーム名称 | 包囲軽屈曲把握（CMF） |

| 問 14-2⑥. 解答 | |
|---|---|
| 把握フォーム名称 | 包囲軽屈曲把握（CMF） |

| 問 14-2⑦. 解答 | |
|---|---|
| 把握フォーム名称 | 指尖把握／側面把握（Tip/Lat）（基本的には指尖把握であるが母指先端と示指橈側面で拘束している） |

| 問 14-2⑧. 解答 | |
|---|---|
| 把握フォーム名称 | 並列軽屈曲把握（PMF） |

| 問 14-2⑨. 解答 | |
|---|---|
| 把握フォーム名称 | 包囲軽屈曲把握／指尖把握（CMF/Tip）（基本的には包囲軽屈曲把握であるが3本の指の最先端で拘束している） |

| 問 14-2⑩. 解答 | |
|---|---|
| 把握フォーム名称 | 指尖把握／側面把握（Tip/Lat）（基本的には指尖把握であるが，示指橈側面と母指先端で拘束している） |

### ■ 14.3 日常物品を把握した時のフォーム

「／」「＋」の表記については3章の3・5・1の項を参照．

| 問 14-3①. 解答 | |
|---|---|
| 把握フォーム名称 | 握力把握—標準型＋内転把握（PoS+Add）（基本的には握力把握—標準型で杖の柄を持っているが，さらに示指と中指の間で杖を挟んで補強している） |

| 問 14-3②. 解答 | |
|---|---|
| 把握フォーム名称 | 側面把握＋内転把握（Lat+Add）（基本的には側面把握でカップの柄を持っているが，さらに示指と中指で柄の下部を挟んで拘束している） |

| 問 14-3③. 解答 | |
|---|---|
| 把握フォーム名称 | 握力把握—標準型（PoS） |

| 問 14-3④. 解答 | |
|---|---|
| 把握フォーム名称 | 握力把握—鉤型（PoH） |

| 問 14-3⑤. 解答 | |
|---|---|
| 把握フォーム名称 | 並列軽屈曲把握／指尖把握（PMF/Tip）（基本的には並列軽屈曲把握で持っているが母指と示指の先端を使っている） |

### ■ 15.1 容器の蓋の開閉

問 15-1①. 解答

容器Aの蓋を開ける動作の①〜④区分の把握フォームと動作のパターンは以下である．

　① 左手で**並列軽屈曲把握（PMF）**の把握フォームを作り，容器Aを把握する．

　② 右手で**並列軽屈曲把握（PMF）**の把握フォームを作り，蓋を拘束する．

　③ 左右の手関節や前腕の動きによって，蓋を反時計回りに，容器を時計回りにひねる．（蓋が弛む）

　④ 右手で蓋を**並列軽屈曲把握（PMF）**で把握し，取り外す．

※容器Aの蓋が開けられた患者の手は，以下の機能を有していると推論できる．
・左手は必要な把握フォームを作り，維持することが可能である．
・右手は必要な把握フォームを作り，維持することが可能である．
・手関節や前腕などの動きによって，容器と蓋を逆方向にひねることができる．
・容器をひねっている間，両手のフォームは崩れずに，維持することができる．

## 問 15-1②．解答

健常手の蓋を開ける動作の①〜④区分の把握フォームと動作パターンは以下である．

① 左手で**並列軽屈曲把握（PMF）**の把握フォームを作り，容器Bを把握する．

② 右手の母指，示指，中指を使って蓋を反時計回りに回転する．その時の手の動きを分析し，XYZ連記法で表すと，**XYYYY（またはXYYOO）型**となり，X＝押しつけ＋外転，Y＝伸ばし，となる．

③ いったん，蓋を回転したら，母指，示指，中指を元の位置に戻す．その時の手の動きを分析し，XYZ連記法で表すと**XYYYY（またはXYYOO）型**となり，動きは②の逆，X＝弛緩と伸ばし＋内転，Y＝曲げ，となる．

蓋が弛むまで，②と③を繰り返す．

④ 蓋が弛んだら，右手で蓋を**並列軽屈曲把握**で把握し，取り外す．

容器Bの蓋を開ける動作で，容器Aと異なるのは②③である．容器Aの蓋を開けるときには，右手の指で蓋を回転するという操作は必要ないが，容器Bでは，右手の母指，示指，中指で蓋を反時計回りに回転しなければならず，そのために必要な動きのパターンを行わなくてはならない（容器Aの場合と同じような手関節または前腕の動きを繰り返すこともできないわけではないが，極端に効率がわるい）．さらに，蓋を弛めるためには，いったん回転したら，逆の動きで指を元の位置に戻し，再び蓋を回転するという操作を数回繰り返せなければならない．

したがって，右手には以下の機能が求められることがわかり，この患者の手に不足していた機能はこの中のどれか（あるいはすべて）であろうと推論することができる．

・母指で"曲げ（押しつけの基本形）＋外転"とその逆の動き"伸ばし（弛緩と伸ばしの基本形）＋内転"の指列の動きが行えること．
・示指・中指で"伸ばし"とその逆の動き"曲げ"の指列の動きが行えること．
・上の指列の動きをXYYYYの動きのパターンとして組み合わせることができること．
・これらの動きのパターンを連続して行えること．

（中田眞由美）

# 付録1

この付録はNOMAハンド・ラボの公式ホームページ http://www.noma-handlab.com に掲載されているコンテンツの中から主要部分を再掲したものです．

## 『NOMA 手・上肢機能診断』

- 『NOMA 手・上肢機能診断』の公開にあたって ……………  214
- 『NOMA 手・上肢機能診断』とは ………………………………  216
- 『NOMA 手・上肢機能診断』の実施上の注意 ………………  219
- フェース・シート〔PDF〕…………………………………………  220
- 手・上肢使用状況〔PDF〕…………………………………………  222
- 検査A〜Hの検査手順・記録紙〔PDF〕………………………  226
- NOMA診断で用いる検査用品とその仕様Ⅰ・Ⅱ〔PDF〕…  255
- 検査用品チェックリストⅠ・Ⅱ〔PDF〕………………………  261

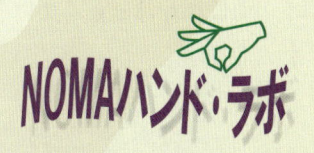

NOMAハンド・ラボ

# 『NOMA 手・上肢機能診断』の公開にあたって

　作業療法士にとって手と上肢は特別な意味をもっています．なぜなら手と上肢はひとと世界を結ぶインターフェースのひとつであり，ひとが作業を行うための必須アイテムだからです．

　手と上肢は形態可変性に富み，これに感覚，パワー，スピード，微調整機能，両手協調機能が加わって多様な機能を生み出しています．大脳皮質の運動，感覚両野における手・上肢の領野が際立って広いのは，手・上肢の運動・感覚機能が際立って複雑であることの証しです．しかし，作業療法臨床において，この複雑な機能を診断することは決して容易なことではありません．

　手・上肢の機能について，作業療法臨床でほんとうに役立つ診断をするにはどうすればよいか．私たちはずっとそのことを考えてきました．鎌倉は脳性まひ児や脳血管障害後遺症の人びとを診ながら，あるいは運動失行症の人びとを診ながら，また中田はハンセン病や糖尿病の人びとを診ながら，あるいはいわゆる「手の外科」の患者さんたちを診ながら，そのことをずっと考えていました．1980 年代から二人は頻繁に共同研究を行うようになり，次いで機能診断法の開発に取り組むようになりました．

　一般に評価法（ここでは診断）には，万全を期せば期すほど時間的不経済が生じるというジレンマがあります．そこで私たちは，トップ・ダウン思考を取り入れ，「ある程度詳しい検査メニューを取り揃えておくが，患者の"問題"に応じてそれらを使い分ける」方式を基本に置くことにしました．また照準を，"ある程度の動きをそなえてはいるが動きの不全さが問題となるような手"に，すなわち軽〜中等度機能障害の手に合わせ，機能訓練の立案に役立つ情報が得られるような評価法（＝診断法）を開発することにしました．その努力は，長い年月を経て 2006 年に一応の完成をみました．

　次に私たちは，できあがった『診断』を何人かの作業療法士の方々に試していただき，この『診断』が作業療法の立案に影響を与えるかを調べました．結果は yes でした（中田・鎌倉，2007 年日本作業療法学会ポスター発表）．これに力を得て私たちは，今後もっと多くの方々にこの診断法を使っていただき，さらなる改良を加えたいと考えるようになりました．

　そこで私たちは，ただちにこの『診断』の研究・普及活動を行うグループとして『NOMA ハンド・ラボ』を立ち上げ，同年 8 月にワークショップという形の普及活動を開始しました．またホームページの開設とともに，『NOMA 手・上肢機能診断』検査手順・記録紙などの PDF 版を公開することを決意しました．そしてこのたび，実現にこぎつけることができました．

　このホームページには，『NOMA 手・上肢機能診断』の概要のほか，実施上の注意，検査手順・記録紙，『NOMA 診断』で用いる検査用品とその仕様Ⅰ，Ⅱを掲載しています．ご質問・ご意見もお受けできるようになっています．たくさんの方々に使っていただきながら，『NOMA 手・上肢機能診断』をよりよいものに育てていきたいと考えています．どうかよろしくお願いいたします．

2008 年 4 月

NOMA ハンド・ラボ*）

代表　鎌倉矩子・中田眞由美

＊）：〒343-8540 埼玉県越谷市三野宮 820 番地　埼玉県立大学作業療法学科気付

電話/FAX：048-973-4178

URL：http://www.noma-handlab.com

◎ 2013 年 6 月における追記

　『NOMA 手・上肢機能診断』の臨床的有用性に関する調査研究の報告書が，「作業療法」誌，31 巻第 3 号，297-306，2012 に掲載されています．あわせて御覧いただければ幸いです．

# 『NOMA 手・上肢機能診断』とは

〈名称の由来〉
●私たちが初めてこの診断法を公にしたとき，名称は「手・上肢機能診断」としていました（中田眞由美・鎌倉矩子，2007 年日本作業療法学会ポスター発表）．しかしこれでは普通名詞と変わりがありません．構想ならびに具体的方法の多くがオリジナルであることを示すためには，名称を固有名詞らしくする必要がありました．そこで考案者二人の名の中から「の」と「ま」の一字ずつを取り，ローマ字化した NOMA（ノーマ）を頭につけることにしました．耳慣れないと思いますが馴染んでいただければ幸いです．
●評価法ではなく「診断」としたのは，この評価法が問題発見型であることを強調するためです．手や上肢の機能に不具合がある時にその不具合の原因をつきとめること，それが本評価法のねらいです．身体不調を訴えてきた人に，医師がその原因をつきとめて（または推論して）病名をつけることを診断と言いますが，それと同じ意味を込めて「診断」としました．

〈用途〉
●軽～中等度の機能障害を有する手・上肢について，障害の質を特定し，治療的機能訓練において解決すべきポイントを明らかにすることを目的としています．
●個々の患者の機能改善の経過を記述するのにも役立ちます．
●軽微障害の場合（＝作業速度や作業効率の精査が主目的になる場合），および最重度障害の場合は他の評価法の利用をお勧めします．
●『NOMA 手・上肢機能診断』は"機能診断"ですから，関節可動域評価や徒手筋力検査，あるいは作業速度の測定を行う各種検査との併用を阻むものではありません．

〈特徴〉
●『NOMA 手・上肢機能診断』は，鎌倉とその共同研究者が行ってきた手のかたちと動きに関する研究の成果を基盤にしています．これに，感覚・知覚評価に関する中田の経験知と，上肢機能評価全般に関する二人の経験知を加えてできあがったのが本『診断』の全体像です．
●『NOMA 手・上肢機能診断』は次の 4 つを基本原則としています．
　1）詳しい聞き取りによる生活上の問題（不自由）の特定を出発点とする．
　2）「手の位置決め」「手のフォーム」「手の動きのパターン」ほか計 8 種類の検査メニューを用意し，それらを 1）の聞き取りの結果によって使い分ける（選んで使う）．
　3）検査は日常物品と日常活動に近似した課題によって行う．
　4）検査結果の表記にあたっては，数値表記（量的表記）のみにこだわらず，記述的表記（質的表記）を重用する．
●検査法の大部分はオリジナルですが，感覚・知覚評価の一部，パワー評価，スピード評価には先行研究者のアイデアを取り入れています．

〈構成〉

● 『NOMA 手・上肢機能診断』は，手・上肢使用状況の調査，検査メニュー 8 種（A～H），および総合診断によって構成されます．このうちの検査メニュー 8 種については，評価者が必要なものを選んで使うようになっています（十分な理由がある場合は，手・上肢使用状況についても，選択実施または省略することができます）．

● 記録紙の構成は次のとおりです．

1) フェース・シート：いわゆる表紙ですが，全体のプロフィールを示すページでもあります．被検者 ID のほか，調査／検査概況，総合診断がここに記入されます．

2) 手・上肢使用状況：日常生活における手と上肢の使用状況を詳しく聞き取るための「調査記録紙」です．4 ページから成っており，のべ 145 項あまりの動作のそれぞれが，① 問題なく実行している，② 問題はあるが実行している，③ 困難または不能のため実行していない，④ 該当しない（不問）のいずれであるかを尋ねるようになっています．答が②または③に該当する場合は，問題・困難・不能の推定原因を 10 の選択肢（A～J）から選んで✓をつけるようになっています．

3) 検査メニュー 8 種：前項の推定原因 A～J のうち A～H に対応する検査が準備され，それぞれの手順と記録書式がセットになって提示されています．

A. 手の位置決め：手を到達させ，そこに保持することができる空間の範囲をしらべる検査です．検査空間として，A-1 身体面，A-2 机上面，A-3 机上空間の 3 種が準備されています．成績は図内に記入します．

B. 手のフォーム：さまざまな日常品を扱う際に必要な手のフォームについてその基本類型を形づくることができるかをしらべる検査です．B-1 把握のフォーム，B-2 非把握のフォームの 2 種類が準備されています．成績は，フォームの完成度と安定度を Good, Fair, Poor, Trace, Zero の 5 段階で表示します．

C. 手の動きのパターン：さまざまな日常品を扱う際に必要な手（5 本の指）の動きのパターンについてその代表的パターンを実行できるかをしらべる検査です．成績は，パターンの完成度と安定度を Good, Fair, Poor, Trace, Zero の 5 段階で表示します．

D. 感覚・知覚：物品の操作や手の位置決めにおいて，触覚・位置覚・運動覚等の感覚性フィードバックをどのくらい正確に利用できるかをしらべる検査です．D-1 つまみ上げ検査，D-2 母指さがし試験（平山ら）の 2 種類が準備されています．成績は，前者は小物品の探索・つまみ上げ・移動の可否によって，後者は運動肢の位置ずれの大きさによって表示します．

E. パワー：手（5 本の指）全体，または少数の指が生み出すことのできる力をしらべる検査です．E-1 握力，E-2 つまみ力の 2 種類が準備されています．専用の機器を使って測定します．

F. スピード：母指屈伸および上肢屈伸の速さをしらべる検査です．F-1 タッピング，F-2 手の移動の 2 種類が準備されています．成績は，指定時間内に実行できる往復運動の回数によって表示します．

G. 正確さ：位置の微調整を要する動作を正確に実行できるかをしらべる検査です．G-1 釘打ち，G-2 注ぎ入れ，G-3 マス目内記入の 3 種類が準備されています．成績は下位検査それぞれの取り決めに従って記入します．

H. 両手の協調：両手による同時同種動作，同時対称動作，交互同種動作，異種複合動作などが問題なく実行できるかをしらべる検査です．H-1 タオルたたみ，H-2 巻き取り，H-3 紐結びの 3 種類が準備されています．成績は下位検査それぞれの取り決めに従って記入します．

〈『診断』の実施手順〉
●大まかな流れは次のとおりです（下図参照）．
　1）『手・上肢使用状況』の調査を行います．これはその後に行う検査の種目を決めるための重要なステップです．しかしかなりの時間を要しますので，十分な理由がある場合は選択実施または省略することができます．
　2）検査種目を選択します．1）の調査記録紙の最右欄にあるA～Jのどれに✓がつけられたかに注目し，同じ記号が付されている検査を実施候補としたうえで，その全部または一部を選択してください．1）を実施せずに検査に進む場合は，それぞれの理由に従ってください．
　3）検査を実施します．各検査の実施手順は，それぞれの「検査手順・記録紙」の中に述べられています．
　4）フェース・シートを完成させます．調査結果の概況，検査結果の概況，総合診断の欄には，評価者の見解を自由形式で述べてください．

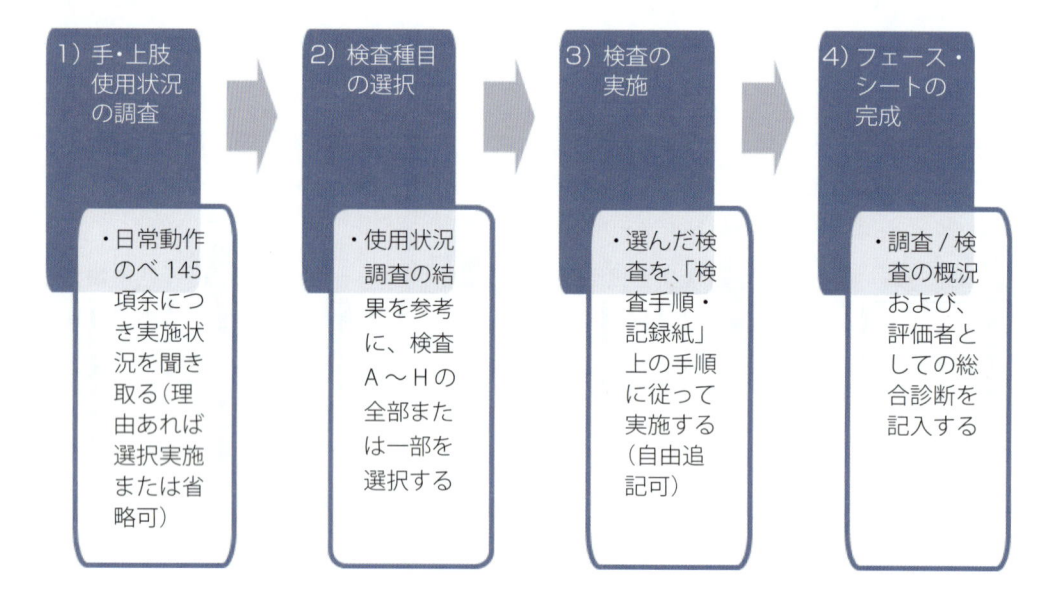

| 1）手・上肢使用状況の調査 | 2）検査種目の選択 | 3）検査の実施 | 4）フェース・シートの完成 |
|---|---|---|---|
| ・日常動作のべ145項余につき実施状況を聞き取る（理由あれば選択実施または省略可） | ・使用状況調査の結果を参考に，検査A～Hの全部または一部を選択する | ・選んだ検査を，「検査手順・記録紙」上の手順に従って実施する（自由追記可） | ・調査/検査の概況および，評価者としての総合診断を記入する |

〈検査用品〉
●握力計，ピンチメーターのほかは，多種類の日常物品を使用しています．
●検査条件を一定にするため，すべての検査用品の仕様を特定しています．詳しくは『NOMA診断で用いる検査用品とその仕様Ⅰ・Ⅱ』を参照してください．

2009年06月18日/2013年6月28日改訂

# 『NOMA 手・上肢機能診断』実施上の注意

## 〈最新バージョンの確認〉
● 『NOMA 手・上肢機能診断』は，予告なしにバージョン更新が行われることがあります．更新情報と最新バージョンは常に「NOMA ハンド・ラボ」のホームページに掲載されます．
● バージョン名は，各記録紙の右肩に記されています（例．070826b 鎌倉・中田）．内容が大きく更新された場合はバージョン名前半の日付数字が，微細な修正である場合は日付末尾のアルファベット文字だけが変わります．バージョン名後半は，当該記録紙の作成または更新に関与した者の名を示します（鎌倉＝鎌倉矩子，中田＝中田眞由美，和田＝和田哲也）．
● 更新は調査または検査の一部に限って行われることがあります．その場合は該当する検査手順・記録紙のバージョン名のみが変わります．
● 本ホームページより検査手順・記録紙をダウンロードして使う場合は，ダウンロードした日付を必ず付記しておいてください．論文等で引用する場合も，ホームページをダウンロードまたは参照した日付を明示してくださるようお願いします．

## 〈検査用品の調達〉
● 『NOMA 手・上肢機能診断』で用いる検査用品のセット頒布は行っていません．いずれも市販されているものですので，『NOMA 診断で用いる検査用品とその仕様Ⅰ・Ⅱ』に従い，各自で調達してください．
● 用品調達にあたっては，『NOMA 診断で用いる検査用品とその仕様Ⅰ・Ⅱ』に記載されている仕様を参照し，これに従って下さい．規格外の物品を使うとデータ間比較ができなくなる怖れがあります．
● 標準規格どおりの用品を見つけることができない場合について：多少の逸脱は検査結果に影響を与えない場合がありますが，これについては具体的に物品を挙げて，NOMA ハンド・ラボまで問い合わせてください．この際，本ホームページ内の『お問い合わせ』を使ってくださるようお願いします．早急にお返事するとともに，『よくある質問』欄に掲載いたします．

## 〈著作権について〉
● 『NOMA 手・上肢機能診断』の著作権は NOMA ハンド・ラボ（代表：鎌倉矩子・中田眞由美）に帰属します．
● 本『診断』を臨床現場で用いる場合は，本ホームページに収載の『検査手順・記録紙』PDF 版をダウンロードしたもののみを使ってください．
● 使用にあたっては一切の改変，修正を禁じます．
● 販売目的での複写を禁じます．

2008 年 06 月 09 日／2013 年 6 月 28 日改訂

NOMA ハンド・ラボ　　　　　　　　　　　　　　　　　　　　　　080609 鎌倉・中田/130628 鎌倉・中田

# NOMA 手・上肢機能診断
―略称：『NOMA 診断』―
（フェース・シート）

〈この『診断』を利用する方へ〉

- 『NOMA 手・上肢機能診断』は，軽〜中等度の機能障害を有する手・上肢の障害の質を特定し，治療的機能訓練の個別化，焦点化に役立てることを目的としています．作業速度や作業効率の精査を目的とするものではありません．
- 軽微障害，最重度障害の場合は，公刊されている別の検査，診断法をお使いください．
- 最初に『手・上肢使用状況』の調査を行い，その結果をみていずれの検査が必要であるかを判断し，『検査 A〜H』の一部または全部へ進むことを推奨します．しかし十分な理由がある場合は，『手・上肢使用状況』の調査を選択実施または省略することができます．
- 各検査の実施手順は，それぞれの検査手順・記録紙の中に述べられています．実施に際しては注意深い観察を心がけ，気づいたことがあれば欄外に記入するようにしてください．
- 検査用品については，NOMA ハンド・ラボのホームページの『NOMA 診断で用いる検査用品とその仕様Ⅰ・Ⅱ』を参照してください．

| 氏名： | 　 | 年　月　日生（　歳）（男・女） | カルテ NO. |
|---|---|---|---|
| 疾患名： | （発症：　　　） | 障害名： | |

＊調査結果

| | 実施日 | 概況： |
|---|---|---|
| 手・上肢使用状況 | | |

＊検査結果

| 検査 | | | 実施日 | 概況 | 治療的訓練の必要 |
|---|---|---|---|---|---|
| A．手の位置決め | A-1 | 身体面への到達と保持 | | | （要・不要） |
| | A-2 | 机上面での到達と保持 | | | |
| | A-3 | 机上空間への到達と保持 | | | |
| B．手のフォーム | B-1 | 把握のフォーム | | | （要・不要） |
| | B-2 | 非把握のフォーム | | | （要・不要） |
| C．手の動きのパターン | | | | | （要・不要） |
| D．感覚・知覚 | D-1 | つまみ上げ検査 | | | （要・不要） |
| | D-2 | 母指さがし試験 | | | |

フェース・シート 1/2　　　　　　　　　　　　　　　※複製可　但し変更を禁ず（NOMA, 2007）

NOMA ハンド・ラボ　　　　　　　　　　　　　　　　　　080609 鎌倉・中田／130628 鎌倉・中田

| | | | | | |
|---|---|---|---|---|---|
| E．パワー | E-1 | 握力 | | | （要・不要） |
| | E-2 | つまみ力 | | | |
| F．スピード | F-1 | タッピング | | | （要・不要） |
| | F-2 | 手の移動 | | | |
| G．正確さ | G-1 | 釘打ち | | | （要・不要） |
| | G-2 | 注ぎ入れ | | | |
| | G-3 | マス目内記入 | | | |
| H．両手の協調 | H-1 | タオルたたみ | | | （要・不要） |
| | H-2 | 巻き取り | | | |
| | H-3 | 紐結び | | | |

＊総合診断

記入年月日：　　　　年　　月　　日　　　　　　　　　　記入者署名：＿＿＿＿＿＿＿＿

フェース・シート 2/2　　　　　　　　　　　　　　※複製可　但し変更を禁ず（NOMA, 2007）

NOMA ハンド・ラボ　　　　　　　　　　　　　　　　　　　　　　　　　　　　　070826d 鎌倉・中田

## 手・上肢使用状況

氏名：　　　　　　　　　　　　　　　　　　　　　利き手：（右・左）
記録時の生活環境：入院，自宅，その他（　　　　　　　　　　　　　　　　　　　　　）
情報提供者（　　　　　　　　　）　記録日（　　年　　月　　日）　記録者：（　　　　　　　）

◆患者／家族から日常生活における手・上肢動作の実行状況を聞き取り，実行状況欄①〜④のいずれにあてはまるかを判断して該当欄にチェック（✓）を入れる．①〜③の補足説明を「備考」欄に記載する．また，実行状況が②または③にあたる場合は，問題／困難／不能の原因を推定して「推定原因」欄のA〜Jに✓を入れる．

◆聴取方法：次の例を参考にして各動作について聴取する．例：「これから，○○さんが普段行っている生活についてお聞きします．手で持って食べることをしていますか？　その際，問題や具合の悪さがありますか？」

| 動作項目 | | 実行状況 ※該当欄に✓ | | | | 備考 ※実行状況①〜③の補足説明 | 実行②または③の問題／困難／不能の推定原因 ※該当欄に✓ | | | | | | | | | |
|---|---|---|---|---|---|---|---|---|---|---|---|---|---|---|---|---|
| | | ①問題なく実行 | ②問題はあるが実行している | ③困難のため実行していない | ④該当しない（不問） | | A 手の位置決め | B 手のフォーム | C 手の動き | D パターンの | E 感覚・知覚 | F パワー | G スピード | H 正確さ | I 両手の協調 | 高次神経機能 | その他 |
| Ⅰ 口への動作 | 1 手で持って食べる | | | | | | | | | | | | | | | | |
| | 2 箸で食べる | | | | | | | | | | | | | | | | |
| | 3 スプーンで食べる | | | | | | | | | | | | | | | | |
| | 4 フォークで食べる | | | | | | | | | | | | | | | | |
| | 5 コップで飲む | | | | | | | | | | | | | | | | |
| | 6 椀で飲む | | | | | | | | | | | | | | | | |
| | 7 煙草を吸う | | | | | | | | | | | | | | | | |
| | 8 粉薬を飲む | | | | | | | | | | | | | | | | |
| | 9 ナプキンを使う | | | | | | | | | | | | | | | | |
| | 補（ | | | | | | | | | | | | | | | | |
| Ⅱ 口腔ケア | 1 歯を磨く | | | | | | | | | | | | | | | | |
| | 2 入れ歯を入れる・外す | | | | | | | | | | | | | | | | |
| | 補（ | | | | | | | | | | | | | | | | |
| Ⅲ 顔面・頭部への動作 | 1 顔を洗う | | | | | | | | | | | | | | | | |
| | 2 鼻をかむ | | | | | | | | | | | | | | | | |
| | 3 顔や髭を剃る | | | | | | | | | | | | | | | | |
| | 4 髪を洗う | | | | | | | | | | | | | | | | |
| | 5 髪をとかす | | | | | | | | | | | | | | | | |
| | 6 ヘアードライヤーを扱う* | | | | | | | | | | | | | | | | |
| | 7 耳を掃除する | | | | | | | | | | | | | | | | |
| | 8 目薬をさす | | | | | | | | | | | | | | | | |
| | 9 眼鏡をかける | | | | | | | | | | | | | | | | |
| | 10 顔にクリームを塗る | | | | | | | | | | | | | | | | |
| | 11 化粧をする | | | | | | | | | | | | | | | | |
| | 補（ | | | | | | | | | | | | | | | | |
| | *「扱う」とはそれに関わる全ての動作をさす（以下，略） | | | | | | | | | | | | | | | | |

手の使用状況の調査 1/4　　　　　　　　　　　　　　　　　　　　　　※複製可　但し変更を禁ず（NOMA, 2007）

| 動作項目 | 実行状況 ※該当欄に✓ ① 問題なく実行している | ② 実行はしているが問題はある | ③ していないまたは不能のため実行困難 | ④ 該当しない (不問) | 備考 ※実行状況①〜③の補足説明 | 実行②または③の問題／困難／不能の推定原因 ※該当欄に✓ A 手の位置決め | B 手のフォーム | C パターンの | D 手の動き | E 感覚・知覚 | F パワー | G スピード | H 正確さ | I 両手の協調 | J 高次神経機能 | その他 |
|---|---|---|---|---|---|---|---|---|---|---|---|---|---|---|---|---|
| Ⅳ 身体面への動作 (Ⅰ〜Ⅲ以外) 1 手を洗う | | | | | | | | | | | | | | | | |
| 2 身体を洗う | | | | | | | | | | | | | | | | |
| 3 尻を拭く | | | | | | | | | | | | | | | | |
| 4 体にクリームを塗る | | | | | | | | | | | | | | | | |
| 5 バンドエイドを貼る | | | | | | | | | | | | | | | | |
| 6 衣類の着脱 | | | | | | | | | | | | | | | | |
| 7 ネクタイの着脱 | | | | | | | | | | | | | | | | |
| 8 留め具を扱う（ボタン，鉤ホック，ファスナー等） | | | | | | | | | | | | | | | | |
| 9 アクセサリーをつける | | | | | | | | | | | | | | | | |
| 10 手袋を着脱する | | | | | | | | | | | | | | | | |
| 11 腕時計のつけはずし | | | | | | | | | | | | | | | | |
| 12 靴下の着脱 | | | | | | | | | | | | | | | | |
| 13 履き物の着脱 | | | | | | | | | | | | | | | | |
| 14 装具，義肢の着脱 | | | | | | | | | | | | | | | | |
| 15 ポケットからの物の出し入れ | | | | | | | | | | | | | | | | |
| 16 生理用品を扱う | | | | | | | | | | | | | | | | |
| 補（ | | | | | | | | | | | | | | | | |
| Ⅴ 物品・道具の操作 1 みかんの皮をむく | | | | | | | | | | | | | | | | |
| 2 ラップ包装の開封 | | | | | | | | | | | | | | | | |
| 3 プラスチック包装(袋)の開封 | | | | | | | | | | | | | | | | |
| 4 プラスチック容器の蓋開閉 | | | | | | | | | | | | | | | | |
| 5 ペットボトルの開閉 | | | | | | | | | | | | | | | | |
| 6 プルトップを開ける | | | | | | | | | | | | | | | | |
| 7 牛乳パックを扱う | | | | | | | | | | | | | | | | |
| 8 ソースや醤油をかける | | | | | | | | | | | | | | | | |
| 9 ゆで卵のからをむく | | | | | | | | | | | | | | | | |
| 10 生卵を割る | | | | | | | | | | | | | | | | |
| 11 へらでバターを塗る | | | | | | | | | | | | | | | | |
| 12 汁物をよそる | | | | | | | | | | | | | | | | |
| 13 ラップを扱う | | | | | | | | | | | | | | | | |
| 14 包丁を扱う | | | | | | | | | | | | | | | | |
| 15 缶切りを扱う | | | | | | | | | | | | | | | | |
| 16 栓抜きを扱う | | | | | | | | | | | | | | | | |
| 17 台所洗剤を押し出す | | | | | | | | | | | | | | | | |
| 18 お米をとぐ | | | | | | | | | | | | | | | | |
| 19 フライパン／中華鍋を扱う | | | | | | | | | | | | | | | | |
| 20 布巾を絞る | | | | | | | | | | | | | | | | |
| 21 机上面を拭く | | | | | | | | | | | | | | | | |
| 22 テーブルのセッティング | | | | | | | | | | | | | | | | |
| 23 アイロンをかける | | | | | | | | | | | | | | | | |
| 24 洗濯物をたたむ | | | | | | | | | | | | | | | | |
| 25 封書の開封 | | | | | | | | | | | | | | | | |
| 26 署名をする | | | | | | | | | | | | | | | | |
| 27 印鑑を押す | | | | | | | | | | | | | | | | |
| 28 爪切りを扱う | | | | | | | | | | | | | | | | |
| 29 ホッチキスを扱う | | | | | | | | | | | | | | | | |
| 30 セロテープを扱う | | | | | | | | | | | | | | | | |

| 動作項目 | 実行状況 ※該当欄に✓ ① 問題なく実行している | ② 問題はあるが実行している | ③ 能力の困難または不能のため実行していない | ④ 該当しない（不問） | 備考 ※実行状況①～③の補足説明 | 実行②または③の問題／困難／不能の推定原因 ※該当欄に✓ A 手の位置決め | B 手のフォーム | C パターン | D 手の動きの感覚・知覚 | E パワー | F スピード | G 正確さ | H 両手の協調 | I 高次神経機能 | J その他 |
|---|---|---|---|---|---|---|---|---|---|---|---|---|---|---|---|
| **V 物品・道具の操作** | | | | | | | | | | | | | | | |
| 31 ナイフを扱う | | | | | | | | | | | | | | | |
| 32 輪ゴムを扱う | | | | | | | | | | | | | | | |
| 33 鋏を扱う | | | | | | | | | | | | | | | |
| 34 電卓を扱う | | | | | | | | | | | | | | | |
| 35 トランプで遊ぶ | | | | | | | | | | | | | | | |
| 36 オセロで遊ぶ | | | | | | | | | | | | | | | |
| 37 歯磨きチューブの蓋開閉 | | | | | | | | | | | | | | | |
| 38 テレビ（リモコン）の操作 | | | | | | | | | | | | | | | |
| 39 湯沸かしポットを扱う | | | | | | | | | | | | | | | |
| 40 財布とお金を扱う | | | | | | | | | | | | | | | |
| 41 カメラで撮影する | | | | | | | | | | | | | | | |
| 42 ビデオで撮影する | | | | | | | | | | | | | | | |
| 43 ボタンつけをする | | | | | | | | | | | | | | | |
| 44 縫いものをする | | | | | | | | | | | | | | | |
| 45 編みものをする | | | | | | | | | | | | | | | |
| 46 ケータイ・スマートフォンを扱う | | | | | | | | | | | | | | | |
| 47 本や新聞のページをめくる | | | | | | | | | | | | | | | |
| 補（ | | | | | | | | | | | | | | | |
| **VI 設備・備品・家具への動作** | | | | | | | | | | | | | | | |
| 1 水洗レバーまたはボタンを扱う | | | | | | | | | | | | | | | |
| 2 戸棚からの出し入れ | | | | | | | | | | | | | | | |
| 3 水道栓の開閉 | | | | | | | | | | | | | | | |
| 4 引き出しの開閉 | | | | | | | | | | | | | | | |
| 5 冷蔵庫の出し入れ | | | | | | | | | | | | | | | |
| 6 パソコンを扱う | | | | | | | | | | | | | | | |
| 7 ガスレンジを扱う | | | | | | | | | | | | | | | |
| 8 洗濯機の操作 | | | | | | | | | | | | | | | |
| 9 電子レンジの操作 | | | | | | | | | | | | | | | |
| 10 オーディオの操作 | | | | | | | | | | | | | | | |
| 11 電話機またはファックスの操作 | | | | | | | | | | | | | | | |
| 12 洋箪笥から衣類の出し入れ | | | | | | | | | | | | | | | |
| 13 和箪笥から衣類の出し入れ | | | | | | | | | | | | | | | |
| 14 浴槽に湯を張る | | | | | | | | | | | | | | | |
| 補（ | | | | | | | | | | | | | | | |
| **VII 天井・壁面への動作** | | | | | | | | | | | | | | | |
| 1 トイレットペーパーを扱う | | | | | | | | | | | | | | | |
| 2 電灯（スイッチ・紐など）の操作 | | | | | | | | | | | | | | | |
| 3 壁面のスイッチを押す | | | | | | | | | | | | | | | |
| 4 プラグの抜き差し | | | | | | | | | | | | | | | |
| 5 窓拭き | | | | | | | | | | | | | | | |
| 6 開き戸の開閉 | | | | | | | | | | | | | | | |
| 7 引き戸の開閉 | | | | | | | | | | | | | | | |
| 8 画鋲を使う | | | | | | | | | | | | | | | |
| 9 ドアの鍵をかける | | | | | | | | | | | | | | | |
| 10 棚への荷物の上げ下ろし | | | | | | | | | | | | | | | |
| 11 布団の出し入れ | | | | | | | | | | | | | | | |
| 12 洗濯物を干す | | | | | | | | | | | | | | | |
| 13 電球を取り替える | | | | | | | | | | | | | | | |
| 14 ハタキをかける | | | | | | | | | | | | | | | |
| 補（ | | | | | | | | | | | | | | | |

手の使用状況の調査 3/4

※複製可 但し変更を禁ず（NOMA, 2007）

NOMA ハンド・ラボ　　　　　　　　　　　　　　　　　　　　　　　　　　　070826d 鎌倉・中田

| 動作項目 | 実行状況 ※該当欄に✓ ① 問題なく実行している | ② 実行はしているが問題がある | ③ 困難または不能のため実行していない | ④ 該当しない（不問） | 備考 ※実行状況①〜③の補足説明 | 実行②または③の問題／困難／不能の推定原因　※該当欄に✓ A 手の位置決め | B 手のフォーム | C パターンの | D 手の動きの | E 感覚・知覚 | F パワー | G スピード | H 正確さ | I 両手の協調 | J 高次神経機能 | その他 |
|---|---|---|---|---|---|---|---|---|---|---|---|---|---|---|---|---|
| Ⅷ 床面での動作　1 床の雑巾がけ | | | | | | | | | | | | | | | | |
| 2 箒を使う | | | | | | | | | | | | | | | | |
| 3 掃除機を使う | | | | | | | | | | | | | | | | |
| 4 浴槽を洗う | | | | | | | | | | | | | | | | |
| 5 寝具を扱う（ベッドメーキングを含む） | | | | | | | | | | | | | | | | |
| 6 ゴミ袋の口を結ぶ | | | | | | | | | | | | | | | | |
| 7 古新聞を束ねる | | | | | | | | | | | | | | | | |
| 8 宅配便等の開封・梱包 | | | | | | | | | | | | | | | | |
| 補（ | | | | | | | | | | | | | | | | |
| Ⅸ 運搬動作　1 お盆を扱う | | | | | | | | | | | | | | | | |
| 2 買い物かごに品物を入れる | | | | | | | | | | | | | | | | |
| 3 買い物袋を運ぶ | | | | | | | | | | | | | | | | |
| 4 ゴミ袋を運ぶ | | | | | | | | | | | | | | | | |
| 5 米袋を運ぶ | | | | | | | | | | | | | | | | |
| 6 寝具の管理（布団干しを含む） | | | | | | | | | | | | | | | | |
| 補（ | | | | | | | | | | | | | | | | |
| Ⅹ 戸外での動作　1 キャッシング装置を扱う | | | | | | | | | | | | | | | | |
| 2 自動販売機を扱う | | | | | | | | | | | | | | | | |
| 3 公衆電話を扱う | | | | | | | | | | | | | | | | |
| 4 切符を扱う | | | | | | | | | | | | | | | | |
| 5 改札を通る | | | | | | | | | | | | | | | | |
| 6 吊革に掴まる | | | | | | | | | | | | | | | | |
| 7 車椅子操作 | | | | | | | | | | | | | | | | |
| 8 車のドアの開閉 | | | | | | | | | | | | | | | | |
| 9 車の運転 | | | | | | | | | | | | | | | | |
| 10 傘を扱う | | | | | | | | | | | | | | | | |
| 補（ | | | | | | | | | | | | | | | | |
| Ⅺ 育児　1 赤ん坊の服の着替え | | | | | | | | | | | | | | | | |
| 2 おむつを替える | | | | | | | | | | | | | | | | |
| 3 ミルクを調合する | | | | | | | | | | | | | | | | |
| 4 ミルクを飲ませる | | | | | | | | | | | | | | | | |
| 5 赤ん坊を抱く | | | | | | | | | | | | | | | | |
| 補（ | | | | | | | | | | | | | | | | |
| Ⅻ 表現　1 拍手をする | | | | | | | | | | | | | | | | |
| 2 握手をする | | | | | | | | | | | | | | | | |
| 3 ジャンケンをする | | | | | | | | | | | | | | | | |
| 補（ | | | | | | | | | | | | | | | | |
| ⅩⅢ その他　補（ | | | | | | | | | | | | | | | | |

手の使用状況の調査 4/4　　　　　　　　　　　　　　　　　※複製可　但し変更を禁ず（NOMA, 2007）

NOMA ハンド・ラボ　　　　　　　　　　　　　　　080327d 鎌倉・中田／130628 鎌倉・中田・和田

## A．手の位置決め：A-1　身体面への到達と保持

| 氏名： | 記録日： | 記録者： |

◆用意するもの：
① 椅子（座面が硬いもの，できればスツール※），被検者は薄手の衣服を身につける．※背もたれのない椅子

◆検者と被検者の標準位置：
1) 被検者はスツールに股関節，膝関節 90 度屈曲位で腰掛けるのを原則とする．あるいは背もたれのある椅子に背もたれから少し身体が離れるように腰掛けさせてもよい．足底全体は床に接地させ，手は大腿中央部に置く（開始姿勢）．
2) 指定の姿勢がとれない場合には，その旨を開始姿勢の図に付記する．
3) 検者は被検者と対面して座るが，適宜観察しやすい位置に移動する．

◆検査手順：
1) 検査は原則として健側（または利き側）から開始する．
2) 被検者に開始姿勢をとらせたのち，次のように言う：「これから，手で身体に触ることができる範囲をしらべます．私が指す箇所を中指の腹で触ってもらいたいのです」．「ではここを，中指の腹で，トントンと 5 回（毎秒 1 回），続けて触ってみてください」．
3) 手は，常に開始姿勢から標的部位へ向かって移動させ，再び開始姿勢に戻し，次の標的部位へ移動させる．
4) 左右両側の手についてしらべるか，片側のみとするかは検者の判断による．

◆記録：
該当番号に以下の符号をつける．
- G（Good）　：中指指腹を標的部位に到達させ，続けて 5 回，同じ部位に触れることができる
- F（Fair）　：中指指腹を標的部位に到達させることができるが，続けて 5 回同じ位置に触れることができない（1～4 回可）
- P（Poor）　：手の何れかの部分を標的部位に到達させることができるが，中指指腹をそこに接触させることができない（接触回数は不問）
  原因が手指フォームの不適切にある場合は "-fi"，手関節肢位の不適切にある場合は "-w"，前腕肢位の不適切にある場合は "-fo" を付記することができる（例．P-fo）
- T（Trace）　：多かれ少なかれ手の移動が認められるが，手のいかなる部分も標的部位に到達しない
- Z（Zero）　：手の移動が全く認められない

◆その他：
上記 T に該当する場合，必要ならば，到達位置を図に記入する（例．⑤↘●）

# NOMA ハンド・ラボ

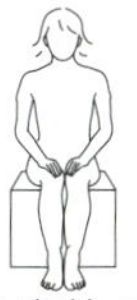

## 右　開始姿勢：手は大腿中央

① 両腸骨稜間
② 腸骨稜（同側）
③ 腸骨稜（対側）
④ 胸骨柄上端中央
⑤ 肩中央（同側）
⑥ 肩中央（対側）
⑦ 口
⑧ 耳穴（同側）
⑨ 耳穴（対側）
⑩ 頭頂
⑪ 後頚部中央部
⑫ 両肩甲棘付根間
⑬ 尾骨部
⑭ 第5腰椎（腰中央部）
⑮ 両肩甲骨下角間
⑯ 第Ⅱ足趾先端（同側）
⑰ 第Ⅱ足趾先端（対側）

**右手** 本来の（利き手・非利き手）（健側・患側）（優位手・非優位手）*

*優位手とは被検者が最も使いやすいと感じるほうの手

（矢印は手の移動方向を示す
↓：手は上から
↑：手は下から）

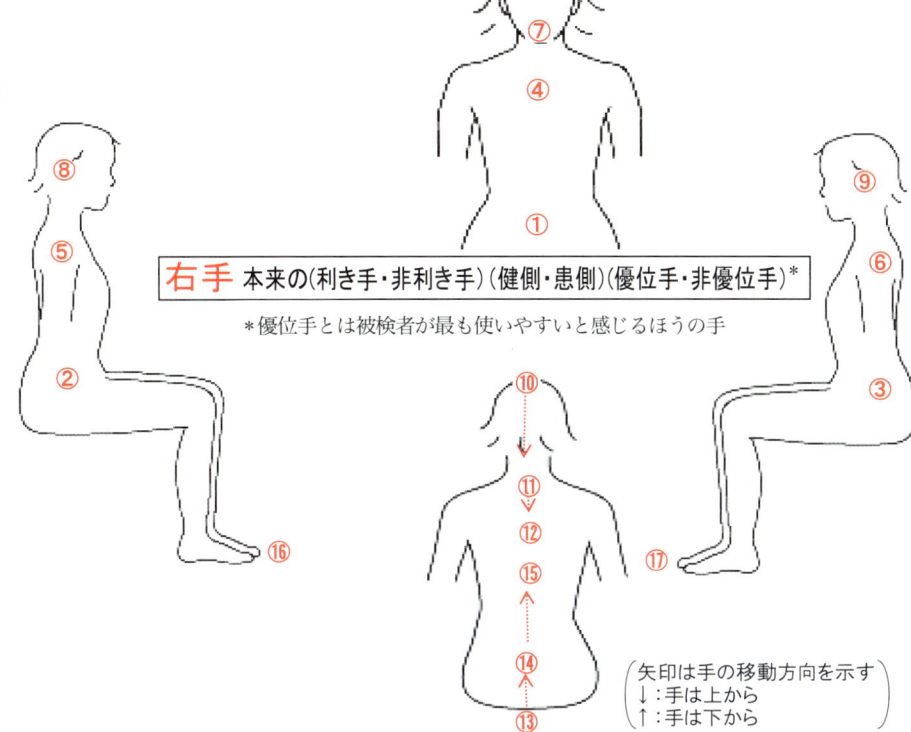

## 左　開始姿勢：手は大腿中央

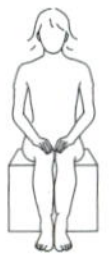

① 両腸骨稜間
② 腸骨稜（同側）
③ 腸骨稜（対側）
④ 胸骨柄上端中央
⑤ 肩中央（同側）
⑥ 肩中央（対側）
⑦ 口
⑧ 耳穴（同側）
⑨ 耳穴（対側）
⑩ 頭頂
⑪ 後頚部中央部
⑫ 両肩甲棘付根間
⑬ 尾骨部
⑭ 第5腰椎（腰中央部）
⑮ 両肩甲骨下角間
⑯ 第Ⅱ足趾先端（同側）
⑰ 第Ⅱ足趾先端（対側）

**左手** 本来の（利き手・非利き手）（健側・患側）（優位手・非優位手）*

*優位手とは被検者が最も使いやすいと感じるほうの手

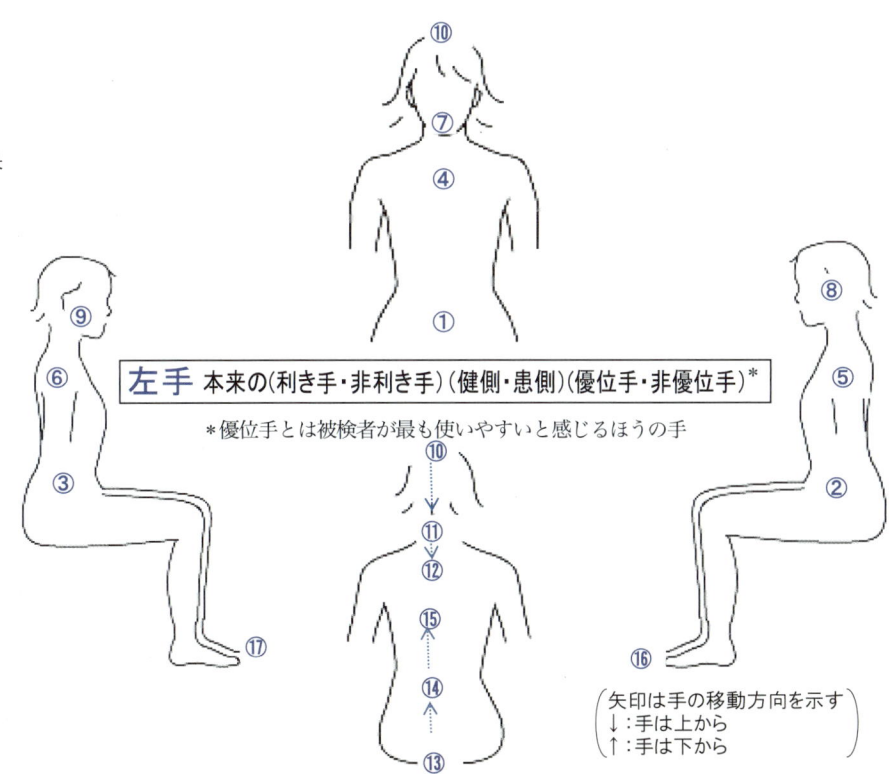

（矢印は手の移動方向を示す
↓：手は上から
↑：手は下から）

A. 手の位置決め 2/5　　※複製可　但し変更を禁ず（NOMA, 2007）

## A．手の位置決め：A-2　机上面での到達と保持

| 氏名： | 記録日： | 記録者： |

◆用意するもの：
① ラベルを貼った新聞，② 碁石5個，③ 付箋1枚（75 mm×75 mm）

◆検者と被検者の標準位置：
1) 被検者は，机に向かって座る．机の縁に腹部が軽く接触する位置に椅子を移動させる．手は大腿中央部に置く（開始姿勢）．
2) 指定の開始姿勢をとれない場合は，その旨を付記する．
3) 検者は被検者の正面に座るが，適宜観察しやすい位置に移動する．

◆検査手順：
1) 机の縁に付箋を置き，その端に合わせて新聞紙を置く（図参照）．
2) （右手をしらべる場合）RR5，R5，M5，L5，LL5 の位置に碁石を置き，次のように言う：「これから机上で手が届く範囲を調べます．ここにあるこの碁石を掴んで，この付箋の上に置いてもらいたいのです．掴めなければずらしても結構です．どうぞ！」．
3) 以下，RR4，R4，M4，L4，LL4，‥‥の位置に碁石を置いて，同様に実施する．
4) 左手をしらべる場合，右手の 2)，3) に準じる．ただし R は L に，L は R に読み替える．
5) 左右両側の手についてしらべるか，片側のみとするかは検者の判断による．

◆記録：
遂行状況を以下の符号を用いて図中の該当箇所に記入する．

- G（Good）　：手掌を机上面に向けて指々を標的部位に到達させ，碁石を指定の位置（付箋の位置）へ移すことができる
- F（Fair）　：手掌を机上面に向けて指々を標的部位に到達させることができるが，碁石を指定の位置（付箋の位置）へ移すことができない
- P（Poor）　：手の何れかの部分を標的部位に到達させることができるが，手掌を机上面に向けて指々で碁石に触れることができない（碁石移動ができるかは不問）．原因が手指フォームの不適切にある場合は "-fi"，手関節肢位の不適切にある場合は "-w"，前腕肢位の不適切にある場合は "-fo" を付記することができる（例．P-fo）
- T（Trace）　：多かれ少なかれ手の移動が認められるが，手のいかなる部分も標的部位に到達しない
- Z（Zero）　：手の移動が全く認められない

◆その他：
上記 T に該当する場合，必要ならば，到達位置を図に記入する

## 右手(本来の利き手・非利き手)(健側・患側)(優位手・非優位手)*

*優位手とは被検者が最も使いやすいと感じるほうの手

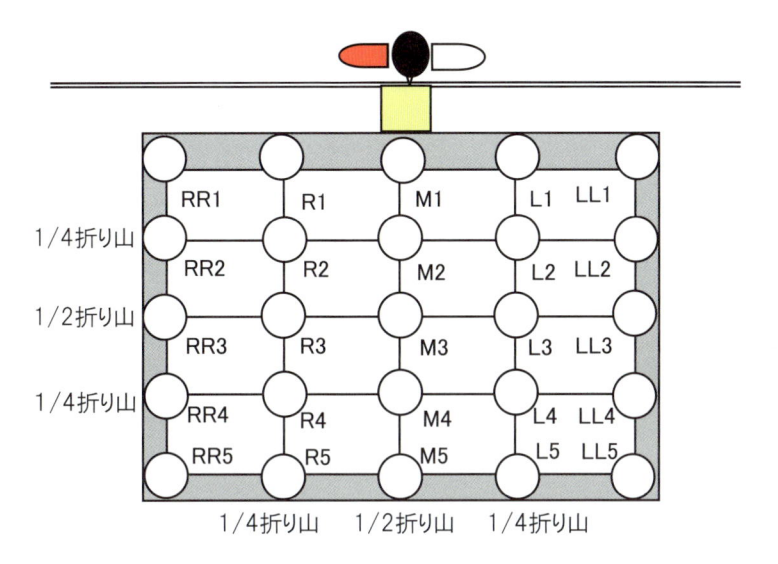

|  | RR | R | M | L | LL |
|---|---|---|---|---|---|
|  | RR1 | R1 | M1 | L1 | LL1 |
| 1/4折り山 | RR2 | R2 | M2 | L2 | LL2 |
| 1/2折り山 | RR3 | R3 | M3 | L3 | LL3 |
| 1/4折り山 | RR4 | R4 | M4 | L4 | LL4 |
|  | RR5 | R5 | M5 | L5 | LL5 |

1/4折り山　1/2折り山　1/4折り山

## 左手(本来の利き手・非利き手)(健側・患側)(優位手・非優位手)*

*優位手とは被検者が最も使いやすいと感じるほうの手

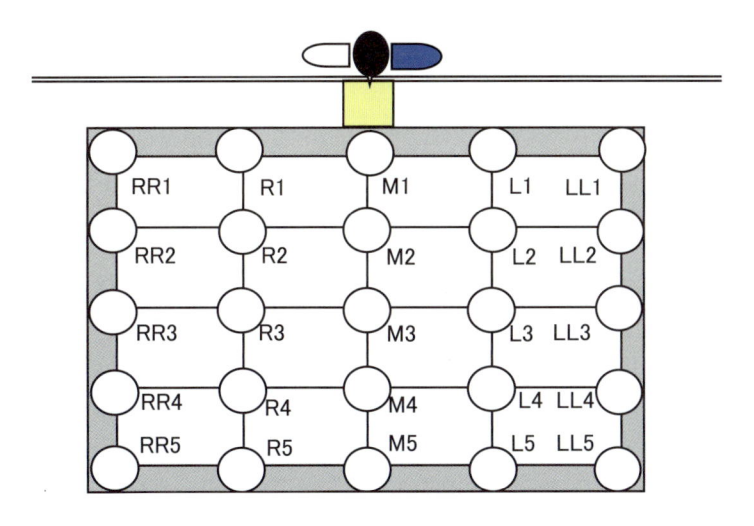

|  | RR | R | M | L | LL |
|---|---|---|---|---|---|
|  | RR1 | R1 | M1 | L1 | LL1 |
|  | RR2 | R2 | M2 | L2 | LL2 |
|  | RR3 | R3 | M3 | L3 | LL3 |
|  | RR4 | R4 | M4 | L4 | LL4 |
|  | RR5 | R5 | M5 | L5 | LL5 |

A. 手の位置決め 4/5　　　　　　　　　　　　※複製可　但し変更を禁ず（NOMA, 2007）

NOMA ハンド・ラボ　　　　　　　　　　　　　　　　　　　　080327b 鎌倉・中田／130628 鎌倉・中田・和田

## A．手の位置決め：A-3　机上空間への到達と保持

| 氏名： | 記録日： | 記録者： |

◆用意するもの：
① 缶コーヒー 6 個，② 付箋 1 枚（75 mm×75 mm）

◆検者と被検者の標準位置：
被検者は，机に向かって座る．机の縁に腹部が軽く接触する位置に椅子を移動させる．検者は被検者の検査側に座るが，適宜観察しやすい位置に移動する．

◆検査手順：
1) 机上の，被検者が最も到達しやすい位置に付箋を置き，その上に缶コーヒー 6 個を積み重ねる（図参照）．次のように言う：「**この一番上の缶を取って隣に下ろしてもらいたいのです．缶は真上からではなく横から，側面を持つようにしてください．どうぞ！**」．到達時に，手掌が缶の側面に正しく向いているかどうかを，すなわち手，手関節，前腕が自然な（＝正常な）肢位にあるかどうかを観察する．
2) 検者が缶を押さえたり，被検者が非対象手で缶を押さえたりしてはならない．
3) 最上位の缶（6 の缶）の 3 試行の成績がすべて G であった場合はこれより低い缶の検査を省略できる．
4) 6 の缶の 3 試行の成績が全て G でなかった場合は，5 の缶について 1)，2) を繰り返す．以下同じ．
5) 最下位の缶については付箋の外へ出すことができるかどうかを調べる．ただしずらしてはならない．

◆記録：
3 試行の遂行状況を以下の符号を用いて表に記入する
- G (Good)　：標的缶の側面に手を到達させ，塔を倒さずにそれを掴み，所定の位置に置くことができる
- F (Fair)　：標的缶の側面に手を到達させることができるが，掴んでいる最中または直後に，塔を倒してしまう
- P (Poor)　：手の何れかの部分を標的缶の側面に接触させることができるが，掴む態勢にいたらない（塔が倒れるか否かは不問）．原因が手指フォームの不適切にある場合は "-fi"，手関節肢位の不適切にある場合は "-w"，前腕肢位の不適切にある場合は "-fo" を付記することができる（例．P-fo）
- T (Trace)　：多かれ少なかれ手の移動が認められるが，手のいかなる部分も標的缶の側面に到達しない
- Z (Zero)　：手の移動が全く認められない

**右手**（本来の利き手・非利き手）（健側・患側）（優位手・非優位手）*

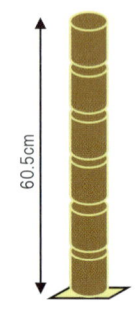

| 缶の高さ | 試行1 | 試行2 | 試行3 |
|---|---|---|---|
| 6 | | | |
| 5 | | | |
| 4 | | | |
| 3 | | | |
| 2 | | | |
| 1 | | | |

60.5cm

＊優位手とは被検者が最も使いやすいと感じるほうの手

**左手**（本来の利き手・非利き手）（健側・患側）（優位手・非優位手）*

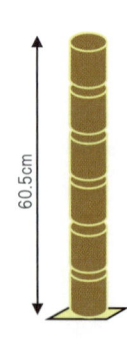

| 缶の高さ | 試行1 | 試行2 | 試行3 |
|---|---|---|---|
| 6 | | | |
| 5 | | | |
| 4 | | | |
| 3 | | | |
| 2 | | | |
| 1 | | | |

60.5cm

＊優位手とは被検者が最も使いやすいと感じるほうの手

※複製可　但し変更を禁ず（NOMA, 2007）

NOMA ハンド・ラボ　　　　　　　　　　　　　　081006b 鎌倉・中田/130628 鎌倉・中田・和田/200215 鎌倉・中田

## B．手のフォーム　B-1　把握のフォーム

| 氏名： | 記録日： | 記録者： |

◆用意するもの：
①「物品提示と検査指示」欄に示してある物品（一部は毎回事前調達），②フェルト（書道用下敷き）必要に応じて物品の下に敷く

◆検者と被検者の標準位置（全項共通）：
被検者は机に向かって椅子に腰掛け，対象手を楽な肢位で机上に置く．検者は，被検者のほぼ横に自分の位置を決める．

◆検査手順：
1）下表の各「検査課題」に従って物品を提示し，課題の実行を求め，その際に被検者が示す手の最終フォーム（＝静的フォーム）が，目標のフォーム類型に一致するかを判定する．
2）物品提示位置は，特に記載がない場合は正面机上とする．
3）物品を空中に提示する場合は，被検者が最も持ちやすい位置に，持ちやすい方向に向けて差し出す．
4）被検者は，一度持った後，位置補正（＝位置ずらし）をしてよい．
5）被検者はもともとの習性により，期待と異なるフォームを示すことがある．その場合は検者が見本のフォームを示して同じようにできるかを確認する．
6）被検者が物品の位置補正ができない場合はそれを手伝ってよい．（例．被検者が鉛筆の上のほうを掴んでしまったような場合，掴み位置が下方になるように，検者が鉛筆を上に引っ張り上げるなど）．
7）被検者が非対象手を補助手として使えない場合はその分を手伝ってよい．
8）左右両側の手についてしらべるか，片側のみとするかは検者の判断による．

◆記録：
1）手のフォーム：対象手のフォームが以下のどのレベルに最も近いかを判定し，該当符号を○で囲む（各課題の正常フォームを熟知していない検者は前もって予習されたい．☞参考書：①『手のかたち　手のうごき』（医歯薬出版，1989 ⇒オンデマンド万能書店），②『手を診る力をきたえる』（三輪書店，2013）
　　G（Good）　：正常またはほぼ正常なフォームを安定して維持できる
　　F（Fair）　：フォームにわずかな歪みがある，またはフォームの維持に努力を伴うが，機能に実用性がある
　　P（Poor）　：フォームの歪みが著しい，またはフォームの維持が困難であり，機能に実用性がない
　　T（Trace）：フォーム形成の動きがある程度認められる
　　Z（Zero）　：Trace のレベルに達しない
2）補足所見：上記判定の際，手関節，前腕が課題の目的に適った肢位をとっているかにも注目し，次のうち該当するものがあれば□内に✓を記入する．
　　□手関節肢位不適切
　　□前腕肢位不適切
3）その他の所見：余白，図内などに自由形式で記入する．◎高次脳機能障害の関与を疑わせる所見も，もしあれば具体的に記入する．

| フォーム類型 | | No | 検査課題 | | 成績（手のフォームと補足所見） | |
| --- | --- | --- | --- | --- | --- | --- |
| | | | | | 右手 | 左手 |
| | | | 課題名称 | 物品提示と検査指示 | 本来の（利き手・非利き手）<br>（健側・患側）<br><br>（優位手・非優位手）* | 本来の（利き手・非利き手）<br>（健側・患側）<br><br>（優位手・非優位手）* |
| 握力把握系 | 握力把握―標準型<br>PoS | ① | 手鏡使用 | 手鏡の鏡面を下に向け，机上の上空で水平に，かつ柄が持ちやすい位置になるように差し出して言う：「この鏡にご自分の顔を映してください」． | G　F　P　T　Z<br><br>□手関節肢位不適切<br>□前腕肢位不適切 | G　F　P　T　Z<br><br>□手関節肢位不適切<br>□前腕肢位不適切 |
| | 握力把握―示指伸展型<br>PoI | ② | ナイフ使用 | 机上のカッティングマットの上に，A5版紙片（縦中央に折り筋をつけて開いたもの）を折り筋が前額面と平行になるように置く．さらにこの折り筋に沿って定規を置き，カッターナイフ（刃を押し出しておく）を空中に差し出して言う：「この折り筋に沿って紙を切り離してください」． | G　F　P　T　Z<br><br>□手関節肢位不適切<br>□前腕肢位不適切 | G　F　P　T　Z<br><br>□手関節肢位不適切<br>□前腕肢位不適切 |
| | 握力把握―鉤型<br>PoH | ③ | 水差し使用 | 垂直ハンドル付き水差しにあずき約200gを入れたものを対象手の前の机上に，また広口瓶（蓋をはずしておく）を正面机上に置いて次のように言う：「水差しの中のあずきを広口瓶に移してください」． | G　F　P　T　Z<br><br>□手関節肢位不適切<br>□前腕肢位不適切 | G　F　P　T　Z<br><br>□手関節肢位不適切<br>□前腕肢位不適切 |
| | 握力把握―伸展型<br>PoE | ④ | ボウル保持 | ガラス製ボウルにあずき約200gを入れ，机上に提示する．「このボウルを片手で1回で持ち上げ（持ち直しをしないの意），5秒間空中に保ってください」． | G　F　P　T　Z<br><br>□手関節肢位不適切<br>□前腕肢位不適切 | G　F　P　T　Z<br><br>□手関節肢位不適切<br>□前腕肢位不適切 |
| | 握力把握―遠位型<br>PoD | ⑤ | 事務鋏使用 | 事務鋏を対象手の前に，またA5版紙片（縦中央に折り筋を入れておく）をもう一方の手の前に，ともに空中に提示して言う：「この縦線に最初の切り込みを入れてください」．必要なら紙を固定してやってよいが，その旨を付記する．<br>☆この直後に，C. 手の動きのパターン② を実施するとよい． | G　F　P　T　Z<br><br>□手関節肢位不適切<br>□前腕肢位不適切 | G　F　P　T　Z<br><br>□手関節肢位不適切<br>□前腕肢位不適切 |
| 中間把握系 | 側面把握　Lat | ⑥ | 鍵使用 | 南京錠をツールボックスIの錠孔にさして施錠した後，鍵を空中に提示して言う：「この鍵を使って錠を開けてください」．錠の向きは適宜変えてよい． | G　F　P　T　Z<br><br>□手関節肢位不適切<br>□前腕肢位不適切 | G　F　P　T　Z<br><br>□手関節肢位不適切<br>□前腕肢位不適切 |
| | 三面把握―標準型<br>Tpd | ⑦ | 鉛筆使用 | 紙片を机上に置く．空中で，対象手の前に鉛筆を提示して言う：「ここに名前を書いてください」．必要なら紙を固定してやってよいが，その旨を付記する．<br>☆同時にB-2. 非把握のフォーム③ を行うとよい． | G　F　P　T　Z<br><br>□手関節肢位不適切<br>□前腕肢位不適切 | G　F　P　T　Z<br><br>□手関節肢位不適切<br>□前腕肢位不適切 |

（つづく）

| フォーム類型 | | 検査課題 | | | 成績（手のフォームと補足所見） | |
|---|---|---|---|---|---|---|
| | | No | 課題名称 | 物品提示と検査指示 | 右手 | 左手 |
| | | | | | 本来の（利き手・非利き手）（健側・患側） | 本来の（利き手・非利き手）（健側・患側） |
| | | | | | （優位手・非優位手）* | （優位手・非優位手）* |
| 中間把握系（つづき） | 三面把握―亜型Ⅰ TV Ⅰ | ⑧ | テーブルスプーン使用 | 広口瓶（③で使用したもの）の中にあずき約200gを入れ，対象手前方の机上に置く．次にボウル（④で使用したもの）を正面机上に置く．テーブルスプーンを対象手の前に空中に提示して言う：「これであずきを掬ってボウルに移してください．3回繰り返してください」． | G F P T Z<br><br>□手関節肢位不適切<br>□前腕肢位不適切 | G F P T Z<br><br>□手関節肢位不適切<br>□前腕肢位不適切 |
| | 三面把握―亜型Ⅱ TV Ⅱ | ⑨ | 箸使用 | 箸1膳（割り箸は不可）を尖端が閉じたV字型にして空中に提示する．「この箸を持って，5つ数える間そのままでいてください」．☆この直後にC. 手の動きのパターン⑫を実施するとよい． | G F P T Z<br><br>□手関節肢位不適切<br>□前腕肢位不適切 | G F P T Z<br><br>□手関節肢位不適切<br>□前腕肢位不適切 |
| 精密把握系 | 並列軽屈曲把握 PMF | ⑩ | ペットボトル把持 | ペットボトル1本（水200cc入り）を机上に置いて言う：「このボトルから飲むまねをしてください．3回繰り返してください」．☆同時にC. 手の動きのパターン⑥も実施するとよい． | G F P T Z<br><br>□手関節肢位不適切<br>□前腕肢位不適切 | G F P T Z<br><br>□手関節肢位不適切<br>□前腕肢位不適切 |
| | 並列伸展把握 PE | ⑪ | トイレットペーパーの使用 | トイレットペーパー適量を折り重ねたものを空中に差し出し，「これを普段使うときのように持ってみてください」と言って空中に保持してもらい，5つを数えてから，「手のかたちを変えないでください」と言い置いてペーパーを引き抜き，手のフォームを観察する． | G F P T Z<br><br>□手関節肢位不適切<br>□前腕肢位不適切 | G F P T Z<br><br>□手関節肢位不適切<br>□前腕肢位不適切 |
| | 包囲軽屈曲把握 CMF | ⑫ | 広口瓶把持 | 広口瓶（③で使用したもの，中にあずきを入れ蓋をしておく）を机上のやや遠い位置に置いて言う：「上から蓋だけを持って，自分のすぐ近くへ移動させてください」．☆同時に，C. 手の動きのパターン①に記載する． | G F P T Z<br><br>□手関節肢位不適切<br>□前腕肢位不適切 | G F P T Z<br><br>□手関節肢位不適切<br>□前腕肢位不適切 |
| | 指尖把握 Tip | ⑬ | あずきつまみ | 広口瓶の本体（⑫で使用したもの）の蓋を裏返して（内側が天）机上正面に置き，その上にあずき3粒を載せて言う：「これを1粒ずつ親指と人さし指を使って，瓶の中に移してください」． | G F P T Z<br><br>□手関節肢位不適切<br>□前腕肢位不適切 | G F P T Z<br><br>□手関節肢位不適切<br>□前腕肢位不適切 |
| 母指不関与系 | 内転把握 Add | ⑭ | カード挟み | 空中に，示・中指で挟みやすい位置にカードを1枚を提示して言う：「このカードを人さし指と中指の間に挟んで持ってください．5つ数える間そのままでいてください」． | G F P T Z<br><br>□手関節肢位不適切<br>□前腕肢位不適切 | G F P T Z<br><br>□手関節肢位不適切<br>□前腕肢位不適切 |

NOMA ハンド・ラボ　　　　　　　　080609b 鎌倉・中田／130628 鎌倉・中田・和田／200215 鎌倉・中田

## B．手のフォーム　B-2　非把握のフォーム

| 氏名： | 記録日： | 記録者： |

◆用意するもの：
①「物品提示と検査課題」欄に示してある物品（一部は毎回事前調達），②フェルト（書道用下敷き）必要に応じて物品の下に敷く

◆検者と被検者の標準位置（全項共通）：
特に指定がないかぎり，被検者はテーブルに向かって椅子に腰掛け，対象手を楽な肢位で机上に置く．検者は，被検者のほぼ横に自分の位置を決める．

◆検査手順：
1) 下表の各「検査課題」に従って物品を提示し，課題の実行を求め，その際に被検者が示す手の最終フォーム（＝静的フォーム）が，当該フォーム類型に一致するかを判定する．
2) 物品提示位置は，特に記載がない場合は正面机上とする．
3) 被検者は，一度触れた後，位置補正をしてよい．
4) 被検者はもともとの習性により，期待と異なるフォームを示すことがある．その場合は検者が見本のフォームを示して同じようにできるかを確認する．
5) 左右両側の手についてしらべるか，片側のみとするかは検者の判断による．

◆記録：
1) 手のフォーム：対象手のフォームが以下のどのレベルに最も近いかを判定し，該当符号を○で囲む（各課題の正常フォームを熟知していない検者は前もって予習されたい．☞参考書：①『手のかたち　手のうごき』（医歯薬出版，1989 ⇒オンデマンド万能書店），②『手を診る力をきたえる』（三輪書店，2013）
　　G (Good)　：正常またはほぼ正常なフォームを安定して維持できる
　　F (Fair)　：フォームにわずかな歪みがある，またはフォームの維持に努力を伴うが，機能に実用性がある
　　P (Poor)　：フォームの歪みが著しい，またはフォームの維持が困難であり，機能に実用性がない
　　T (Trace)　：フォーム形成の動きがある程度認められる
　　Z (Zero)　：Trace のレベルに達しない
2) 補足所見：上記判定の際，手関節，前腕が課題の目的に適った肢位をとっているかにも注目し，次のうち該当するものがあれば□内に✓を記入する．
　　□手関節肢位不適切
　　□前腕肢位不適切
3) その他の所見：余白，図内などに自由形式で記入する．◎高次脳機能障害の関与を疑わせる所見も，もしあれば具体的に記入する．

＊優位手とは被検者が最も使いやすいと感じるほうの手

| フォーム類型 | | No | 課題名称 | 物品提示と検査指示 | 成績（手のフォームと補足所見） | |
|---|---|---|---|---|---|---|
| | | | | | 右手 | 左手 |
| | | | | | 本来の(利き手・非利き手) | 本来の(利き手・非利き手) |
| | | | | | （健側・患側） | （健側・患側） |
| | | | | | (優位手・非優位手)＊ | (優位手・非優位手)＊ |
| らっぱ系 | 朝顔型　Bel-1 or すずらん型　Bel-2 | ① | 荷物の押し上げ | ツールボックス1を机上に置き，「この箱を頭より高い棚に載せるつもりで下から押し上げてください」と言い，底面を押し上げる手のフォームを観察する．他方の手の使いかたは問わない． | G F P T Z <br> □手関節肢位不適切 <br> □前腕肢位不適切 | G F P T Z <br> □手関節肢位不適切 <br> □前腕肢位不適切 |
| 凸面系 | へらⅠ型　Sla-1 or やつで型　Mpl | ② | しわ伸ばし | くしゃくしゃ紙（A4版，一度くしゃくしゃに丸めてから広げたもの）を与え，「この紙のしわをできるだけ丁寧に伸ばしてください」と言う．(示〜小指が閉じていればへらⅠ型；図左手，開いていればやつで型；図右手) | G F P T Z <br> □手関節肢位不適切 <br> □前腕肢位不適切 | G F P T Z <br> □手関節肢位不適切 <br> □前腕肢位不適切 |

※複製可　但し変更を禁ず（NOMA, 2007）

NOMA ハンド・ラボ　　　080609b 鎌倉・中田／130628 鎌倉・中田・和田／200215 鎌倉・中田

*優位手とは被検者が最も使いやすいと感じるほうの手

| フォーム類型 | | No | 検査課題 | | 成績（手のフォームと補足所見） | |
|---|---|---|---|---|---|---|
| | | | | | 右手 | 左手 |
| | | | 課題名称 | 物品提示と検査指示 | 本来の（利き手・非利き手） | 本来の（利き手・非利き手） |
| | | | | | （健側・患側） | （健側・患側） |
| | | | | | （優位手・非優位手）* | （優位手・非優位手）* |
| 平面系 | 平板型　Plt or へらⅡ型　Sla-2 | ③ | 紙押さえ | ☆B-1. 把握のフォーム⑦に続いて実施．消しゴムを非対象手に渡し，「この字を消してください」と言って，その時の紙を押さえる手のフォームを観察する． | G F P T Z<br><br>□手関節肢位不適切<br>□前腕肢位不適切 | G F P T Z<br><br>□手関節肢位不適切<br>□前腕肢位不適切 |
| | 平板特殊型　Plt-V | ④ | 定規押さえ | 机上のカッティングマットの上に，A5版紙片（縦中央に折り筋をつけて開いたもの）を折り筋が前額面と平行になるように置く．さらにこの折り筋に沿って定規を置き，鉛筆を空中に差し出して言う：「定規に沿って線を引いて下さい」．この時の押さえの手が本課題の対象手． | G F P T Z<br><br>□手関節肢位不適切<br>□前腕肢位不適切 | G F P T Z<br><br>□手関節肢位不適切<br>□前腕肢位不適切 |
| 凹面系 | スプーン型　Spn or やね型（閉じた凹面）　Rf | ⑤ | あずき掬い | 被検者は立位（立位困難な場合は座位とする）．ガラス製ボウル（B-1 把握のフォーム④で使用）にあずき約200gを入れたものを机上，正面手前に，もうひとつの同寸のボウルをそれより遠方の机上に置いて言う：「両手であずきを掬って空のボウルに移してください」．必要なら3回繰り返させる． | G F P T Z<br><br>□手関節肢位不適切<br>□前腕肢位不適切 | G F P T Z<br><br>□手関節肢位不適切<br>□前腕肢位不適切 |
| | 半球型　Bwl or 扇型　Fan（ひらいた凹面） | ⑥ | ボウル支え（片手） | ⑤で使ったあずき入りボウルを空中に提示して言う：「このボウルを右（左）手だけで下から支えてみてください．5秒間，保ってください」．☆図は，フォームが見やすいようにあずきを除いてあるが，検査ではボールの中にあずき200gを入れて実施する． | G F P T Z<br><br>□手関節肢位不適切<br>□前腕肢位不適切 | G F P T Z<br><br>□手関節肢位不適切<br>□前腕肢位不適切 |
| | 段違い型　Trh（ねじれた凹面） | ⑦ | 両手支え | ツールボックスⅠ（①で使用したもの）を正面机上に置く．「この箱を両手で抱え上げ，5つ数える間維持してください」と言い，左右それぞれの手のフォームを観察する．☆通常のフォームは Trh, Hk-M, Hk-P のいずれか．左右いずれかの手がこれらのいずれかであれば見本提示はしなくてよい． | G F P T Z<br><br>□手関節肢位不適切<br>□前腕肢位不適切 | G F P T Z<br><br>□手関節肢位不適切<br>□前腕肢位不適切 |
| 鉤系 | 鉤―M型 Hk-M or P型 Hk-P（図は Hk-P） | ⑧ | 〃 | | G F P T Z<br><br>□手関節肢位不適切<br>□前腕肢位不適切 | G F P T Z<br><br>□手関節肢位不適切<br>□前腕肢位不適切 |
| | 鉤―D型　Hk-D | ⑨ | 引きはがし | ツールボックスⅠ（①で使用したもの）の留め金をかけ，机上に，留め金の面が被検者からみて向こう側になるように置いて言う：「この留め金を外してください」． | G F P T Z<br><br>□手関節肢位不適切<br>□前腕肢位不適切 | G F P T Z<br><br>□手関節肢位不適切<br>□前腕肢位不適切 |
| | 鉤―PD型　Hk-PD | ⑩ | 吊り下げ持ち | ツールボックスⅠ（①で使用したもの）のハンドルを垂直に立て，対象手側の床上に置いて言う：「このハンドルに手をかけてツールボックスを吊り下げてください．5つ数える間そのままでいてください」． | G F P T Z<br><br>□手関節肢位不適切<br>□前腕肢位不適切 | G F P T Z<br><br>□手関節肢位不適切<br>□前腕肢位不適切 |

B．手のフォーム 5/6

| フォーム類型 | | No | 検査課題 | | 成績（手のフォームと補足所見） | |
|---|---|---|---|---|---|---|
| | | | 課題名 | 物品提示と検査指示 | 右手 本来の(利き手・非利き手) (健側・患側) (優位手・非優位手)* | 左手 本来の(利き手・非利き手) (健側・患側) (優位手・非優位手)* |
| 深屈曲系 | 握りゆるみ型 LsF | ⑪ | 手袋脱ぎ | 軍手を両手にはめさせた後（手伝ってもよい），「手袋を脱いでください」と言い，母指を差し込んで手袋を脱ぐかをみる．口を使うことを禁じる．☆C．手の動きのパターン③と同時にしらべるとよい． | G F P T Z □手関節肢位不適切 □前腕肢位不適切 | G F P T Z □手関節肢位不適切 □前腕肢位不適切 |
| 塊り系 | こぶし型 Fst | ⑫ | 肩たたき | 「拳を作って，軽く机を叩いてください．3回叩いてください」．☆どの部分で打っても可． | G F P T Z □手関節肢位不適切 □前腕肢位不適切 | G F P T Z □手関節肢位不適切 □前腕肢位不適切 |
| | 円錐型 Con | ⑬ | 輪くぐり | ロープで作った輪を非対象手に手渡し，「これを腕輪だと思って反対の手にはめてください」と言う．☆対象手がくぐり抜けることのできないサイズの輪を選んで使う．☆非対象手の役割は検者が代行してよい． | G F P T Z □手関節肢位不適切 □前腕肢位不適切 | G F P T Z □手関節肢位不適切 □前腕肢位不適切 |
| 突起形成系 | 母指突き出し型 Tmb | ⑭ | 母指突き出し | 1枚の紙片（A5版）を置き，「拇印を押すときのようにこの上に親指の先端を押しつけてください」． | G F P T Z □手関節肢位不適切 □前腕肢位不適切 | G F P T Z □手関節肢位不適切 □前腕肢位不適切 |
| | 指さし型 Idx | ⑮ | キー押し | 電卓を机上に置き，「これから私が言う数字を人さし指で押してください．2，4，9．」． | G F P T Z □手関節肢位不適切 □前腕肢位不適切 | G F P T Z □手関節肢位不適切 □前腕肢位不適切 |
| | ハサミ型 Sci | ⑯ | ピストル | 「手でピストルのかたちを作ってください」． | G F P T Z □手関節肢位不適切 □前腕肢位不適切 | G F P T Z □手関節肢位不適切 □前腕肢位不適切 |
| 補・単指分離 | 中指分離 Separation M | ⑰ | 中指分離 | 爪切りを非対象手に持たせて言う：「この爪切りでこの（＝対象手の）中指の爪を切るつもりで，指を浮かせてみせてください」．☆爪切りを持てない場合には検者が持ってもよい． | G F P T Z □手関節肢位不適切 □前腕肢位不適切 | G F P T Z □手関節肢位不適切 □前腕肢位不適切 |
| | 環指分離 Separation R | ⑱ | 環指分離 | 爪切りを非対象手に持たせて言う：「この爪切りでこの薬指の爪を切るつもりで，指を浮かせてみせてください」．☆爪切りを持てない場合には検者が持ってもよい． | G F P T Z □手関節肢位不適切 □前腕肢位不適切 | G F P T Z □手関節肢位不適切 □前腕肢位不適切 |
| | 小指分離 Separation L | ⑲ | 小指分離 | 爪切りを非対象手に持たせて言う：「この爪切りでこの小指の爪を切るつもりで，指を浮かせてみせてください」．☆爪切りを持てない場合には検者が持ってもよい． | G F P T Z □手関節肢位不適切 □前腕肢位不適切 | G F P T Z □手関節肢位不適切 □前腕肢位不適切 |

*優位手とは被検者が最も使いやすいと感じるほうの手

NOMA ハンド・ラボ　　　　　　　　　　　　　080609 鎌倉・中田/130628 鎌倉・中田・和田/200215 鎌倉・中田

## C．手の動きのパターン

| 氏名： | 記録日： | 記録者： |

◆**用意するもの：**
①「物品提示と検査指示」の欄に記載されている物品（一部は毎回事前調達），②フェルト（書道用下敷き）必要に応じて物品の下に敷く

◆**検者と被検者の標準位置（全項共通）：**
被検者は机に向かって椅子に腰掛け，対象手を楽な肢位（弛緩位）で机上に置く．検者は，被検者のほぼ横に自分の位置を決める．

◆**検査手順：**
1) 下表の各「検査課題」に従って物品を提示し，課題の実行を求め，その際に被検者が示す手の動きのパターンが，目標の動きの類型に一致するかを判定する．
2) 物品提示位置は，特に記載がない場合は正面机上とする．
3) 下表中「標準動作」は，この検査において期待するパターンを示している．
4) 被検者はもともとの習性により，期待と異なるパターンを示すことがある．その場合は検者が見本のフォームを示して同じようにできるかを確認する．
5) 被検者が物品の位置補正ができない場合はそれを手伝ってよい．（例．被検者が鉛筆の上のほうを掴んでしまったような場合，掴み位置が下方になるように，検者が鉛筆を上に引っ張り上げるなど）．
6) 被検者が非対象手を補助手として使えない場合はその分を手伝ってよい．
7) 動作は反復3回を原則とする．
8) 左右両側の手についてしらべるか，片側のみとするかは検者の判断による．

◆**表記記号：**
1) XXXXX, XYYYY などのパターン記号は母・示・中・環・小指列の動きの異同を表す．XYZ 連記法については，①『手のかたち　手のうごき』（医歯薬出版，1989⇒オンデマンド万能書店），または②『手を診る力をきたえる』（三輪書店，2013）を参照のこと．
2) 指の分離に関して使われているアルファベット小文字は各指を（t＝母指，i＝示指，m＝中指，r＝環指，l＝小指），/ は分離の位置を表す．

◆**記録：**
1) 手の動き：対象手が示す動きのパターンについて以下の判定を行い，該当符号を○で囲む（各課題の正常パターンを熟知していない検者は，あらかじめ自分および他の健常者でその課題の正常フォームを子細に観察し，目を慣らしておく）．
　　G（Good）　：正常またはほぼ正常なパターンを安定して維持できる
　　F（Fair）　：パターンにわずかな歪みがある，またはパターンの維持に努力を伴うが，機能に実用性がある
　　P（Poor）　：パターンの歪みが著しい，またはパターンの維持が困難であり，機能に実用性がない
　　T（Trace）：パターン形成の動きがある程度認められる
　　Z（Zero）　：Trace のレベルに達しない
2) 補足所見：上記判定の際，手関節，前腕が課題の目的に適した肢位をとっているかにも注目し，次のうち該当するものがあれば□内にレを記入する．
　　□手関節肢位不適切
　　□前腕肢位不適切
3) その他の所見：余白，図内などに自由形式で記入する．◎高次脳機能障害の関与を疑わせる所見も，もしあれば具体的に記入する．

※複製可　但し変更を禁ず（NOMA, 2007）

NOMA ハンド・ラボ　　　080609 鎌倉・中田／130628 鎌倉・中田・和田／200215 鎌倉・中田
＊優位手とは被検者が最も使いやすいと感じるほうの手

| 指の分離 | 動きのパターン | | No | 検査課題 | | 標準動作 | 成績（手の動き） | |
|---|---|---|---|---|---|---|---|---|
| | パターン名称と中途のフォーム | | | 課題名称 | 物品提示と検査指示 | | 右手 | 左手 |
| | | | | | | | 本来の（利き手・非利き手）<br>（健側・患側）<br>（優位手・非優位手）＊ | 本来の（利き手・非利き手）<br>（健側・患側）<br>（優位手・非優位手）＊ |
| なし | | | | | | | | |
| | XXXXX | | ① | 広口瓶の把握 | ☆B-1 把握のフォーム⑫ に同じ． | 前腕は回内位．XXXXX（X＝伸ばし＋外転）で手を広げ，XXXXX（X＝曲げ＋内転）で掴む | G F P T Z<br>□手関節肢位不適切<br>□前腕肢位不適切 | G F P T Z<br>□手関節肢位不適切<br>□前腕肢位不適切 |
| | XXXXX | | ② | 鋏の操作 | （☆B-1 把握のフォーム⑤の直後に行うとよい）事務鋏を把持できることを確認した後，A5 版の紙片を空中に提示し，「この紙を縦半分に切ってください」と言う．☆紙片は何かに挟んでも検者が把持してもよいが，空中に保つこと． | 前腕は中間位．XXXXX（X＝伸ばし）でハサミの刃を開き，XXXXX（X＝曲げ）で切る． | G F P T Z<br>□手関節肢位不適切<br>□前腕肢位不適切 | G F P T Z<br>□手関節肢位不適切<br>□前腕肢位不適切 |
| | XXXXX | | ③ | 手袋はめ | 軍手を机上に置いて言う：「この軍手を両手にはめてください」．手袋に入るほうが対象手．☆B-2 非把握のフォーム⑪と同時にしらべるとよい． | 前腕は中間位．手を手袋の中にさし入れた後，XXXXX（X＝伸ばし＋外転）で各指を手袋の指に入れる． | G F P T Z<br>□手関節肢位不適切<br>□前腕肢位不適切 | G F P T Z<br>□手関節肢位不適切<br>□前腕肢位不適切 |
| | XXXXX | | ④ | ボールの放り上げ | 硬式テニスボールを被検者の手掌に載せ，「ボールを頭の高さに放り上げ，そして受けとめてください．3回繰り返してください」と言う． | 前腕は回外位．XXXXX（X＝伸ばし＋外転）で放り上げ，XXXXX（X＝曲げ＋内転）で落ちてくるボールを受けとめる．放り上げた時，通常は全手指が全開する． | G F P T Z<br>□手関節肢位不適切<br>□前腕肢位不適切 | G F P T Z<br>□手関節肢位不適切<br>□前腕肢位不適切 |
| t/imrl | | | | | | | | |
| | XYYYY | | ⑤ | ペットボトルの持ち上げ | ペットボトルを机上に置いて言う：「このペットボトルを掴んで口元まで運び，また元の位置に戻してください．はじめから3回繰り返してください」．☆B-1 把握のフォーム⑩の際，同時に観察するとよい． | 前腕は中間位．XYYYY（X＝伸ばし＋外転，Y＝伸ばし）で手をやや余分に開いてから，XYYYY（X＝曲げ＋内転，Y＝曲げ）でボトルを掴む（把握のフォームはPMF）． | G F P T Z<br>□手関節肢位不適切<br>□前腕肢位不適切 | G F P T Z<br>□手関節肢位不適切<br>□前腕肢位不適切 |
| | XYYYY | | ⑥ | ボトルキャップのひねり | ペットボトルを机上に置き，キャップを載せてひとひねり弛めて言う：「ボトルは持ち上げずに机上に置いたまま，キャップを強く締めてください」．3回実施．☆必要なら，ボトル本体を検者が固定する． | 前腕は回内位．最初の把握がCMFのフォームで机上のキャップを掴み，瓶口に載せ，XYYYY（X＝伸ばし＋内転，Y＝曲げ＋尺側変位）でひねりを開始する．最初の把握がLatで行われると，ひねりはXYYYY（X＝つきだし，Y＝曲げ）となり，効率はわるい． | G F P T Z<br>□手関節肢位不適切<br>□前腕肢位不適切 | G F P T Z<br>□手関節肢位不適切<br>□前腕肢位不適切 |

C．手の動きのパターン 2/4　　　※複製可　但し変更を禁ず（NOMA, 2007）

NOMA ハンド・ラボ　　　080609 鎌倉・中田/130628 鎌倉・中田・和田/200215 鎌倉・中田
＊優位手とは被検者が最も使いやすいと感じるほうの手

| 指の分離 | 動きのパターン | | No | 検査課題 | | | 成績（手の動き） | |
|---|---|---|---|---|---|---|---|---|
| | パターン名称と中途のフォーム | | | 課題名称 | 物品提示と検査指示 | 標準動作 | 右手<br>本来の(利き手・非利き手)<br>(健側・患側)<br>(優位手・非優位手)＊ | 左手<br>本来の(利き手・非利き手)<br>(健側・患側)<br>(優位手・非優位手)＊ |
| | XYYYY | | ⑦ | カード繰り出し | はじめに検者が，重ねた2枚のプリペイドカード（または名刺）を手中でずらして広げる動作をしてみせる（トランプを繰り出すときのように）．カード2枚を手渡し，「同じようにやってみてください」と言う．3回実施．☆カード把持ができなければ適応なし（成績判定はZ）． | 前腕は回外位．カードは Lat, PMF または PE のフォームで手中に保持される．XYYYY (X=つきだし，Y=曲げ)，XYYYY (X=つきだし，Y=まきあげ)，または XYYYYY (X=つきだし+外転，Y=まきあげ)でカードは押しずらされる． | G F P T Z<br><br>□手関節肢位不適切<br>□前腕肢位不適切 | G F P T Z<br><br>□手関節肢位不適切<br>□前腕肢位不適切 |
| | XYYYY<br>or XOOOO | | ⑧ | ケータイのキー押し | 被検者または検者のケータイ電話を使用（電源ONにする際，周辺に注意）．これを片手で保持できることを確認した後，「1, 3, 0を押してみてください」と言う．☆ケータイ把持ができなければ適応なし（成績判定はZ）． | 前腕は中間位．キー押しの瞬間はXXXXX (X=曲げ) が現れるが，母指移動の相はXOOOOまたはXYYYYになる（XまたはYの種類はキーの位置によりさまざま）． | G F P T Z<br><br>□手関節肢位不適切<br>□前腕肢位不適切 | G F P T Z<br><br>□手関節肢位不適切<br>□前腕肢位不適切 |
| ti/mrl or tim/rl | | | | | | | | |
| | XXOOO<br>or<br>XXXOO | | ⑨ | 2つのボール | テニスボール2個を机上に置いて言う：「片手でボール2個を順々に取り上げて，2つを同時に持ってください」．3回実施． | 前腕は回内位．第1のボールをm-lで掴んだ後，第2のボールに向かってt-iを伸ばし (XXOOO)，それを掴む (XXOOO)．場合によっては，第1のボールをr-lで掴んだ後，t-mで第2のボールを掴む (XXXOO) こともある． | G F P T Z<br><br>□手関節肢位不適切<br>□前腕肢位不適切 | G F P T Z<br><br>□手関節肢位不適切<br>□前腕肢位不適切 |
| t/i/mrl | | | | | | | | |
| | OXOOO<br>or<br>XYXXX | | ⑩ | スプレー使用 | スプレー容器を机上に置いて言う：「このスプレーを使ってみてください」．3回実施．☆把持不能であれば適応なし（成績判定はZ）． | 前腕回内位．最初に本体をPMFで把持すれば，ノズル頭部への示指移動と操作は OXOOO（X=外転+まきあげなど）と OXOOO（X=曲げなど）で行われる．最初からノズル頭部に示指先端が載るように持つ場合は，XYXXX（X=伸ばし，Y=外転+伸ばし）で接近し，XXXXX（X=曲げ）で掴み，OXOOO（X=曲げ）で操作する． | G F P T Z<br><br>□手関節肢位不適切<br>□前腕肢位不適切 | G F P T Z<br><br>□手関節肢位不適切<br>□前腕肢位不適切 |
| | XYZZZ | | ⑪ | 鉛筆2本取り | 鉛筆2本を前額面に平行になるように机上に並べ（間隔は3cm），言う：「これを1本ずつ取り上げて，2本一緒に片手に持ってください」．3回実施． | 前腕回内位．t-iで第1の鉛筆をつまんだ後 (Tip)，ペン軸を手掌に引き寄せ (XYZZZ, X=まきあげ+内転，Y=まきあげ，Z=つきだし)，r-lでそれを掴むと同時に t, i を解放し (XYZZZ, X=つきだし+外転，Y=つきだし，Z=曲げ)，次にt-iで第2の鉛筆を掴み，…と続く． | G F P T Z<br><br>□手関節肢位不適切<br>□前腕肢位不適切 | G F P T Z<br><br>□手関節肢位不適切<br>□前腕肢位不適切 |

C．手の動きのパターン 3/4　　※複製可　但し変更を禁ず（NOMA, 2007）

NOMA ハンド・ラボ　　　080609 鎌倉・中田／130628 鎌倉・中田・和田／200215 鎌倉・中田
＊優位手とは被検者が最も使いやすいと感じるほうの手

| 指の分離 | 動きのパターン | | 検査課題 | | | 成績（手の動き） | |
|---|---|---|---|---|---|---|---|
| | パターン名称と中途のフォーム | No | 課題名 | 物品提示と検査指示 | 標準動作 | 右手 | 左手 |
| | | | | | | 本来の（利き手・非利き手）<br>（健側・患側）<br>（優位手・非優位手）＊ | 本来の（利き手・非利き手）<br>（健側・患側）<br>（優位手・非優位手）＊ |
| t/im/rl | | | | | | | |
| | XYYZZ | ⑫ | 箸の開閉 | ☆B-1 把握のフォーム⑨の後に実施するとよい．箸（割り箸は不可）を把持できることを確かめたうえで，机上正面に広口瓶（把握のフォームで使ったもの，蓋をはずしておく）を置き，対象手の前に消しゴム3個および輪ゴム3個を交互に並べ（消しゴムは横長に置く），言う：「これを箸で挟んで広口瓶に入れてください」．<br>☆箸の把持が不能であれば適応なし（成績判定はZ）． | 前腕は中間位．もしTVⅡで箸を把持できれば，開きはXYYZZ（X＝押し出し，Y＝伸ばし，Z＝曲げ）で，閉じはXYYZZ（X＝引きよせ，Y＝曲げ，Z＝伸ばし）で行われる． | G F P T Z<br><br>□手関節肢位不適切<br>□前腕肢位不適切 | G F P T Z<br><br>□手関節肢位不適切<br>□前腕肢位不適切 |
| ①〜⑫のすべてがF以上の場合，以下に進む | | | | | | | |
| t/i/mrl，ti/mrl，t/imrl の連鎖 | | | | | | | |
| | OXOOO<br>OOXXX<br>XOOOO の混合<br>（または OXY-YY，XOOOO の混合など） | ⑬ | カードの取り上げ | プリペイドカード（または名刺）1枚を縦長に机上に置き，言う：「カードの一端を親指先端で押え，他方の端を人さし指で起こしてから手にカードを持つようにしてください」．対象手のみを使う．<br>☆被検者がカードを親指で"起こす"場合は，示指で起こしてみるように言う． | t 尖端でカードの一端を押さえたのち，i で他端を掬い上げ，r-l をカード裏中央へ滑らせてから残った i も同位置へ滑らせて掴む，という流れが起きていれば可． | ☆一連の動き全体について<br>G F P T Z<br><br>□手関節肢位不適切<br>□前腕肢位不適切 | ☆一連の動き全体について<br>G F P T Z<br><br>□手関節肢位不適切<br>□前腕肢位不適切 |
| | XXYYY，<br>OOXXX，<br>OXOOO，<br>XYZZZ，<br>XOOOO，<br>XYYYY，<br>の混合 | ⑭ | 鉛筆の持ち直し | A5版紙片の上に鉛筆を，先端が斜め前方に向くように置いて言う：「この鉛筆を取り上げ，ここに数字の1を書いてください」．鉛筆の軸を掴んだときから書き始める直前までを観察対象とする． | t-i でペン軸を取り込んでから r-l による拘束に変えた後，i を対岸にのりかえて内転位把握を起こし，同時またはやや遅れて t で鉛筆他端を掬い上げて不完全な TVⅠ把握になる．たいていはこの後，拘束箇所を鉛筆先端に近づける位置補正運動が起きて最終フォームに到る．この一連の動きが起これば可． | ☆一連の動き全体について<br>G F P T Z<br><br>□手関節肢位不適切<br>□前腕肢位不適切 | ☆一連の動き全体について<br>G F P T Z<br><br>□手関節肢位不適切<br>□前腕肢位不適切 |

※複製可　但し変更を禁ず（NOMA, 2007）

## D．感覚・知覚　D-1　つまみ上げ検査

| 氏名： | 記録日： | 記録者： |

◆用意するもの：
- 小物品；（10 物品，A セットまたは B セット）
  A セット＝　① 六角ナット，② 翼つきナット，③ 座金，④ 安全ピン，⑤ クリップ，⑥ 10 円玉，⑦ 50 円玉，⑧ 鍵，⑨ ボルト，⑩ 単 3 乾電池
  B セット＝　① ティッシュペーパー（5 cm 程度に丸めたもの），② 綴り紐（5 cm 径に巻いたもの），③ ホッチキス針紙箱，④ 洗濯バサミ，⑤ ダブルクリップ（大），⑥ スティック糊，⑦ 単 2 乾電池，⑧ ライター，⑨ スプーン，⑩ フォーク

⑪ フェルト（書道用下敷き）（各辺の端から 3 cm 内側に印をつけておく，下図参照）．
☆検査に先立ち，A セットの物品を開眼でつまみ上げることが可能かどうかを確認し，不可能な物品が 3 個以内であれば観察所見表（A セット）の中の該当物品欄を斜線で消去し，残りの物品をしらべる．
☆A セットのうち，つまみ上げおよび移動が不可能な物品が 4 個以上ある場合には B セットの物品についてしらべる．

◆被検者の位置：
被検者は机に向かって椅子に腰掛け，対象手を楽な肢位で机上に置く．

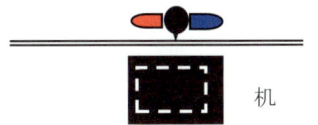

◆検査手順：
1) 検査は健側，または利き手から開始する．
2) 被検者の正面の机上の到達しやすい位置にフェルトを敷き，その印の内側に 10 個の小物品（A セット）を他と重ならないように散らばせておく．
3) 被検者に次のように言う：「物品は全部で 10 個あります．目を開けたまま，これから名前を言う物品をつまんで，フェルトの脇に置いてください」（右手の場合には，フェルトの右側に，左手の場合にはフェルトの左側に置く）．「六角ナット，翼つきナット，座金，－－－（10 個の物品名を挙げ，動作の確認をする）」．物品名がわからないものについては，「これです」と指さし，つまみ上げを促す．つまみ上げが困難な物品，または移動中落としてしまった物品は検査から除外する．除外された物品が 4 個以上の場合は，B セットの物品を使用する．
4) 物品すべてをフェルトの上に戻す．
5) 検者は「いまの要領で行ってください」と言い，「六角ナット」と言って検査を開始する．物品をつまみ上げて，フェルトの脇に置く動作を観察する．
6) 被検者が移動した物品をフェルトに戻す．
7) 「今度は，目をつぶって同じことをやっていただきます．物品の場所は入れ替えますので，名前を告げられた物品を手探りでつまみ上げ，落とさずにフェルトの脇に置いてください」と告げる．
8) 被検者に「それではしばらく目を閉じていてください」と告げ，物品の位置を移動してから，次のように言う：「先ほどの六角ナットを探してフェルトの脇に置いてください」．物品の探索，つまみ上げ，移動，置く動作，特に開眼時の動作との差を観察する．
9) 2～10 番の物品に言い換えて，5)～8) を繰り返す．
10) 手を替えて，同様の検査を繰り返す．

◆記録：
1) 開眼時は，物品をつまみ上げ，移動して置く動作の可，不可のいずれかに○を記し，困難な状況があればその所見を記録する．
2) 閉眼時は，物品を探索，つまみ上げ，移動させて置くという動作の可あるいは不可に○を記し，開眼時と異なる状況や困難な状況があればその所見を記録する．物品の誤認があれば，探索（不可）に○を記し，つまみ上げ（誤）に○をつけ，さらに間違えた物品の番号を記入する．

例：探索時の手の動きや使用している部位，物品の誤認状況，フェルトの持ち上げ，
　　つまみ上げる際の手のフォーム（使用している指や部位），
　　過度な把持力や物品の把持困難，
　　移動の際の物品の落下など．

NOMA ハンド・ラボ　　　　　　　　　　　　　　　　　　　　　　　　　　　　080514 鎌倉・中田

## <観察所見>（A セット）
*優位手とは被検者が最も使いやすいと感じるほうの手

| 物品No | 検査物品 | 右　手 | | 左　手 | |
| :---: | :---: | :---: | :---: | :---: | :---: |
| | | 本来の（利き手・非利き手）<br>（健側・患側）<br>（優位手・非優位手）* | | 本来の（利き手・非利き手）<br>（健側・患側）<br>（優位手・非優位手）* | |
| | | 開眼時 | 閉眼時 | 開眼時 | 閉眼時 |
| ① | 六角ナット<br>（ロッカクナット） | つまみ上げ（可・不可）<br>移動（可・不可） | 探索（可・不可）<br>つまみ上げ（可・不可・誤番号　）<br>移動（可・不可） | つまみ上げ（可・不可）<br>移動（可・不可） | 探索（可・不可）<br>つまみ上げ（可・不可・誤番号　）<br>移動（可・不可） |
| ② | 翼つきナット<br>（ヨクツキナット） | つまみ上げ（可・不可）<br>移動（可・不可） | 探索（可・不可）<br>つまみ上げ（可・不可・誤番号　）<br>移動（可・不可） | つまみ上げ（可・不可）<br>移動（可・不可） | 探索（可・不可）<br>つまみ上げ（可・不可・誤番号　）<br>移動（可・不可） |
| ③ | 座金<br>（ザガネ） | つまみ上げ（可・不可）<br>移動（可・不可） | 探索（可・不可）<br>つまみ上げ（可・不可・誤番号　）<br>移動（可・不可） | つまみ上げ（可・不可）<br>移動（可・不可） | 探索（可・不可）<br>つまみ上げ（可・不可・誤番号　）<br>移動（可・不可） |
| ④ | 安全ピン<br>（アンゼンピン） | つまみ上げ（可・不可）<br>移動（可・不可） | 探索（可・不可）<br>つまみ上げ（可・不可・誤番号　）<br>移動（可・不可） | つまみ上げ（可・不可）<br>移動（可・不可） | 探索（可・不可）<br>つまみ上げ（可・不可・誤番号　）<br>移動（可・不可） |
| ⑤ | クリップ | つまみ上げ（可・不可）<br>移動（可・不可） | 探索（可・不可）<br>つまみ上げ（可・不可・誤番号　）<br>移動（可・不可） | つまみ上げ（可・不可）<br>移動（可・不可） | 探索（可・不可）<br>つまみ上げ（可・不可・誤番号　）<br>移動（可・不可） |
| ⑥ | 10円玉<br>（ジュウエンダマ） | つまみ上げ（可・不可）<br>移動（可・不可） | 探索（可・不可）<br>つまみ上げ（可・不可・誤番号　）<br>移動（可・不可） | つまみ上げ（可・不可）<br>移動（可・不可） | 探索（可・不可）<br>つまみ上げ（可・不可・誤番号　）<br>移動（可・不可） |
| ⑦ | 50円玉<br>（ゴジュウエンダマ） | つまみ上げ（可・不可）<br>移動（可・不可） | 探索（可・不可）<br>つまみ上げ（可・不可・誤番号　）<br>移動（可・不可） | つまみ上げ（可・不可）<br>移動（可・不可） | 探索（可・不可）<br>つまみ上げ（可・不可・誤番号　）<br>移動（可・不可） |
| ⑧ | 鍵<br>（カギ） | つまみ上げ（可・不可）<br>移動（可・不可） | 探索（可・不可）<br>つまみ上げ（可・不可・誤番号　）<br>移動（可・不可） | つまみ上げ（可・不可）<br>移動（可・不可） | 探索（可・不可）<br>つまみ上げ（可・不可・誤番号　）<br>移動（可・不可） |
| ⑨ | ボルト | つまみ上げ（可・不可）<br>移動（可・不可） | 探索（可・不可）<br>つまみ上げ（可・不可・誤番号　）<br>移動（可・不可） | つまみ上げ（可・不可）<br>移動（可・不可） | 探索（可・不可）<br>つまみ上げ（可・不可・誤番号　）<br>移動（可・不可） |
| ⑩ | 乾電池<br>（カンデンチ） | つまみ上げ（可・不可）<br>移動（可・不可） | 探索（可・不可）<br>つまみ上げ（可・不可・誤番号　）<br>移動（可・不可） | つまみ上げ（可・不可）<br>移動（可・不可） | 探索（可・不可）<br>つまみ上げ（可・不可・誤番号　）<br>移動（可・不可） |

D．感覚・知覚 2/4　　　　　　　　　　　　　　　　※複製可　但し変更を禁ず（NOMA, 2007）

NOMA ハンド・ラボ　　　　　　　　　　　　　　　　　　　　　　　　　　　080514 鎌倉・中田

## ＜観察所見＞（Bセット）

＊優位手とは被検者が最も使いやすいと感じるほうの手

| 物品No | 検査物品 | 右　手 | | 左　手 | |
|---|---|---|---|---|---|
| | | 本来の（利き手・非利き手） | | 本来の（利き手・非利き手） | |
| | | （健側・患側） | | （健側・患側） | |
| | | （優位手・非優位手）＊ | | （優位手・非優位手）＊ | |
| | | 開眼時 | 閉眼時 | 開眼時 | 閉眼時 |
| ① | ティッシュペーパー | つまみ上げ(可・不可)<br>移動　（可・不可） | 探索　（可・不可）<br>つまみ上げ(可・不可・誤番号　)<br>移動　（可・不可） | つまみ上げ(可・不可)<br>移動　（可・不可） | 探索　（可・不可）<br>つまみ上げ(可・不可・誤番号　)<br>移動　（可・不可） |
| ② | 綴り紐<br>（ツヅリヒモ） | つまみ上げ(可・不可)<br>移動　（可・不可） | 探索　（可・不可）<br>つまみ上げ(可・不可・誤番号　)<br>移動　（可・不可） | つまみ上げ(可・不可)<br>移動　（可・不可） | 探索　（可・不可）<br>つまみ上げ(可・不可・誤番号　)<br>移動　（可・不可） |
| ③ | ホッチキス針紙箱<br>（カミバコ） | つまみ上げ(可・不可)<br>移動　（可・不可） | 探索　（可・不可）<br>つまみ上げ(可・不可・誤番号　)<br>移動　（可・不可） | つまみ上げ(可・不可)<br>移動　（可・不可） | 探索　（可・不可）<br>つまみ上げ(可・不可・誤番号　)<br>移動　（可・不可） |
| ④ | 洗濯バサミ<br>（センタクバサミ） | つまみ上げ(可・不可)<br>移動　（可・不可） | 探索　（可・不可）<br>つまみ上げ(可・不可・誤番号　)<br>移動　（可・不可） | つまみ上げ(可・不可)<br>移動　（可・不可） | 探索　（可・不可）<br>つまみ上げ(可・不可・誤番号　)<br>移動　（可・不可） |
| ⑤ | ダブルクリップ | つまみ上げ(可・不可)<br>移動　（可・不可） | 探索　（可・不可）<br>つまみ上げ(可・不可・誤番号　)<br>移動　（可・不可） | つまみ上げ(可・不可)<br>移動　（可・不可） | 探索　（可・不可）<br>つまみ上げ(可・不可・誤番号　)<br>移動　（可・不可） |
| ⑥ | スティック糊<br>（スティックノリ） | つまみ上げ(可・不可)<br>移動　（可・不可） | 探索　（可・不可）<br>つまみ上げ(可・不可・誤番号　)<br>移動　（可・不可） | つまみ上げ(可・不可)<br>移動　（可・不可） | 探索　（可・不可）<br>つまみ上げ(可・不可・誤番号　)<br>移動　（可・不可） |
| ⑦ | 乾電池<br>（カンデンチ） | つまみ上げ(可・不可)<br>移動　（可・不可） | 探索　（可・不可）<br>つまみ上げ(可・不可・誤番号　)<br>移動　（可・不可） | つまみ上げ(可・不可)<br>移動　（可・不可） | 探索　（可・不可）<br>つまみ上げ(可・不可・誤番号　)<br>移動　（可・不可） |
| ⑧ | ライター | つまみ上げ(可・不可)<br>移動　（可・不可） | 探索　（可・不可）<br>つまみ上げ(可・不可・誤番号　)<br>移動　（可・不可） | つまみ上げ(可・不可)<br>移動　（可・不可） | 探索　（可・不可）<br>つまみ上げ(可・不可・誤番号　)<br>移動　（可・不可） |
| ⑨ | スプーン | つまみ上げ(可・不可)<br>移動　（可・不可） | 探索　（可・不可）<br>つまみ上げ(可・不可・誤番号　)<br>移動　（可・不可） | つまみ上げ(可・不可)<br>移動　（可・不可） | 探索　（可・不可）<br>つまみ上げ(可・不可・誤番号　)<br>移動　（可・不可） |
| ⑩ | フォーク | つまみ上げ(可・不可)<br>移動　（可・不可） | 探索　（可・不可）<br>つまみ上げ(可・不可・誤番号　)<br>移動　（可・不可） | つまみ上げ(可・不可)<br>移動　（可・不可） | 探索　（可・不可）<br>つまみ上げ(可・不可・誤番号　)<br>移動　（可・不可） |

D．感覚・知覚 3/4　　　　　　　　　　　　　　　　　　　　　※複製可　但し変更を禁ず（NOMA, 2007）

# D．感覚・知覚　D-2　母指さがし試験（平山ら）

| 氏名： | 記録日： | 記録者： |
|---|---|---|

◆用意するもの：特になし

◆検者と被検者の位置：被検者は椅子に座る．検者は対象手の側に立つ．

◆検査手順：
1) 検者は一方の手で，被検者の固定肢（検査する側）を指の背面から覆うように保持し（母指は覆わずにはずす），他方の手で固定肢の肘付近を下から支える．
2) 固定肢をリラックスさせ，空間内で動かした後，任意の位置に固定する．
3) 「この腕の親指を反対の手の親指と人さし指で掴んでください」と被検者に告げる．この時母指を掴もうとする側の上肢を運動肢と呼ぶ．固定肢の手の位置は運動肢が無理なく掴める範囲とする．
4) 開眼の状態で3) を正しく遂行できることが確認できたら，同様のことを閉眼にして行わせる（3回繰り返す）．
5) 固定肢と運動肢を替え，1)〜4) を同様に実施する．

◆記録：以下に従って判定を行い，記録する．
問題なし
1度：数cmずれても，ただちに修正して目標に到達する．
2度：数cmずれ，固定肢の母指周辺を探り，一部に触れるとそれをつたうようにして母指に到達する．
3度：10cm以上ずれ，運動肢は空間を探り，容易に目的の固定肢に到達しない．運動肢が偶然に固定肢に触れなければ，断念してしまう．

◆総合判定：3回の判定結果を総合して判定し，該当欄に記す．

◆観察所見：特記事項があれば記録する．

参考文献：平山惠造，他；母指さがし試験—関節定位覚障害の検査—．臨床神経学26：448-454, 1986．

| | 固定肢：右手 | | | 固定肢：左手 | | |
|---|---|---|---|---|---|---|
| | 本来の（利き手・非利き手） | | | 本来の（利き手・非利き手） | | |
| | （健側・患側） | | | （健側・患側） | | |
| | （優位手・非優位手）* | | | （優位手・非優位手）* | | |
| | 試行1 | 試行2 | 試行3 | 試行1 | 試行2 | 試行3 |
| 判定 | 度 | 度 | 度 | 度 | 度 | 度 |
| 総合判定 | | | 度 | | | 度 |
| 観察所見 | | | | | | |

＊優位手とは被検者が最も使いやすいと感じるほうの手

NOMA ハンド・ラボ　　　　　　　　　　　　　　　　　　　　　　　　　　070826b 鎌倉・中田

## E．パワー　E-1 握力

| 氏名： | 記録日： | 記録者： |

◆用意するもの：① 握力計

◆検者と被検者の標準位置：被検者は椅子に腰掛ける．検者は被検者と向かい合って座る．

◆検査手順：
1) 被検者は上肢を体側につけて垂らし，肘関節を90度に屈曲させる．
2) 握力計の可動ハンドルを基部から2段階目に固定し，全体を垂直に立て，目盛り裏面が被検者に向かうように差し出し，次のように言う：「*これから握る力をしらべます．私が合図をしたら，これを握ってください．静かにできるかぎり力を入れてください*」．
3) 検者は被検者にハンドルを握らせ（垂直位），検査器具が落ちないよう，下から軽く支え，準備ができたところで「*はい，どうぞ*」と言う．
4) 同側を3回続けて測定する．
5) 反対側も同様に行う．
6) 次に，握力計を水平に傾けて握らせ（水平位），その状態で同様の測定を行う．

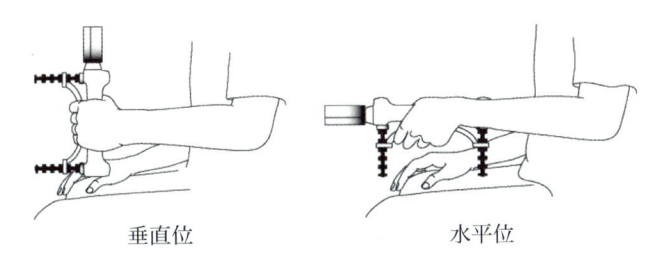

垂直位　　　　水平位

◆記録：3回の測定値およびその平均値を記録する．

◆観察所見：特記事項があれば記録する．

| | 右手 | | | | 左手 | | | |
|---|---|---|---|---|---|---|---|---|
| | 本来の（利き手・非利き手） | | | | 本来の（利き手・非利き手） | | | |
| | （健側・患側） | | | | （健側・患側） | | | |
| | （優位手・非優位手）* | | | | （優位手・非優位手）* | | | |
| | 試行1 | 試行2 | 試行3 | 平均 | 試行1 | 試行2 | 試行3 | 平均 |
| 垂直位 | kg | kg | kg | kg | kg | kg | kg | kg |
| 水平位 | kg | kg | kg | kg | kg | kg | kg | kg |
| 観察所見 | | | | | | | | |

＊優位手とは被検者が最も使いやすいと感じるほうの手

※複製可　但し変更を禁ず（NOMA, 2007）

# E. パワー　E-2 つまみ力

| 氏名： | 記録日： | 記録者： |

◆用意するもの：① ピンチメーター

◆検者と被検者の標準位置：被検者は椅子に腰かける．検者は被検者と向かい合って座る．

◆検査手順：
1) 被検者は上肢を体側につけて垂らし，前腕回内・外中間位で，肘を90度に屈曲させる．
2) 検者は，被検者のほうに向けてピンチメーターを水平の状態で差し出す．このとき被検者にピンチメーターの測定値を読み取られないよう，目盛り面は下に向ける．
3) 検者は被検者に次のように言う：「*こんどはつまむ力をしらべます．私が合図をしたらこれをつまんでください．静かにできるかぎり力を入れてください*」．
4) 検者は被検者にピンチメーターを側面把握（Lat）のフォームで把握させて，準備ができたところで「*はい，どうぞ*」と言う．検者はピンチメーターを支えていてもよい．
5) 同側を3回続けて測定したら，反対側も同様に行う．
6) 検者はピンチメーターの測定面を垂直の状態にして被検者に差し出す．
7) 被検者の手のフォームを母指，示指，中指による並列軽度屈曲把握（PMF）にさせ，次のように言う：「*先ほどと同様，静かにできるかぎり力を入れてつまんでください*」．
8) 準備ができたところで「*はい，どうぞ*」と言う．
9) 同様に，3回測定する．

◆記録：3回の測定値およびその平均値を記録する．

◆観察所見：特記事項があれば記録する．

| | 右　手 | | | | 左　手 | | | |
|---|---|---|---|---|---|---|---|---|
| | 本来の（利き手・非利き手） | | | | 本来の（利き手・非利き手） | | | |
| | （健側・患側） | | | | （健側・患側） | | | |
| | （優位手・非優位手）* | | | | （優位手・非優位手）* | | | |
| | 試行1 | 試行2 | 試行3 | 平均 | 試行1 | 試行2 | 試行3 | 平均 |
| 側面把握 | kg | kg | kg | kg | kg | kg | kg | kg |
| 並列軽度屈曲把握 | kg | kg | kg | kg | kg | kg | kg | kg |
| 観察所見 | | | | | | | | |

*優位手とは被検者が最も使いやすいと感じるほうの手

# F．スピード　F-1 タッピング

| 氏名： | 記録日： | 記録者： |

◆用意するもの：① 数取器，② タイマー

◆検者と被検者の位置：
被検者は椅子に腰掛け，楽な肢位で大腿の上に手を置く．検者は対面して座る．

◆検査手順：
1) 検者は被検者に数取器を見せながら，次のように言う：「これから手の動作スピードをしらべます」．
2) 大腿の上で被検者に数取器を持たせ，母指をレバーの上に置かせる．
3) 検者は「**まず練習してみましょう．カチッと音がするまで親指でレバーを押してください**」と告げ，レバーを押したときに数取器のカウンターが変わるのを被検者に確認させる．操作時に，途中で手が大腿から離れてもよい．
4) 検者は「**こんどは合図の後，できるだけ速く繰り返し押してください．5秒間やっていただきます**」と告げ，「**よーい，スタート**」と言って測定を開始し，5秒たったところで「**やめ！**」と言う．
5) 2試行実施後，反対側でも同様に行う．

◆記録：
数取器の値を読み取り，記録する．2試行の平均値を記す．

◆観察所見：特記事項があれば記述する．

|  | 右　手 | | | 左　手 | | |
|---|---|---|---|---|---|---|
|  | 本来の（利き手・非利き手） | | | 本来の（利き手・非利き手） | | |
|  | （健側・患側） | | | （健側・患側） | | |
|  | （優位手・非優位手）* | | | （優位手・非優位手）* | | |
|  | 試行1 | 試行2 | 平均 | 試行1 | 試行2 | 平均 |
| 回数/5秒 | 回 | 回 | 回 | 回 | 回 | 回 |
| 観察所見 | | | | | | |

＊優位手とは被検者が最も使いやすいと感じるほうの手

NOMA ハンド・ラボ　　　　　　　　　　　　　　　　　　　　　070826b 鎌倉・中田

## F．スピード　F-2 手の移動

| 氏名： | 記録日： | 記録者： |

◆用意するもの：① タイマー

◆検者と被検者の標準位置：
被検者は楽な姿勢で椅子に腰掛ける．手を軽く握らせ，前腕中間位で大腿部中央に置く（開始肢位）．検者は対面して座る．

◆検査手順
1）被検者に開始肢位をとらせたのち，次のように言う：「こんどは腕の動作スピードを調べます．この位置から手を顎につけて，元の位置に戻してください．少し練習してみましょう」．
2）動作が理解できたかどうか確認する．動作中，頚部が突き出たり，体幹が前屈しないように注意させる．
3）正しく行えることを確認したのち，次のように言い，検査を開始する：「私が合図するまで，いまの動作をできるだけ速く，5秒間繰り返してください．よーい，スタート」．5秒経過後「やめ！」と言う．
4）2試行実施後，反対側でも同様に行う．

◆記録：
手が顎に接触したら1回と数え，5秒間に手が顎に接触した回数を記録する．

◆観察所見：特記事項があれば記述する．

| | 右　手 | | | 左　手 | | |
|---|---|---|---|---|---|---|
| | 本来の（利き手・非利き手） | | | 本来の（利き手・非利き手） | | |
| | （健側・患側） | | | （健側・患側） | | |
| | （優位手・非優位手）* | | | （優位手・非優位手）* | | |
| | 試行1 | 試行2 | 平均 | 試行1 | 試行2 | 平均 |
| 回数/5秒 | 回 | 回 | 回 | 回 | 回 | 回 |
| 観察所見 | | | | | | |

＊優位手とは被検者が最も使いやすいと感じるほうの手

F．スピード 2/2　　　　　　　　　　　　　　　　　　　　※複製可　但し変更を禁ず（NOMA, 2007）

NOMA ハンド・ラボ　　　　　　　　　　　　　　　090428 鎌倉・中田／130628 鎌倉・中田

## G．正確さ　G-1 釘打ち

| 氏名： | 記録日： | 記録者： |
|---|---|---|

◆**用意するもの**：① フェルト（書道用下敷き），② 木片，③ 釘 3 本，④ 金槌

◆**検者と被検者の標準位置**：
被検者はテーブルに向かって椅子に腰掛け，対象手を楽な肢位で机上に置く．検者は原則として被検者のほぼ正面に自分の位置を決める．

◆**検査手順**：
① フェルトを机上中央に敷き，その上に ② 木片を横長に置き，③ 釘 3 本を約 5 cm 間隔で，頭部を 10 mm 残して打ち込んでおく，④ 金槌を対象手の近くの空中に，持ちやすい位置に提示して言う：「*この3本の釘を打ち込んでください．はい，どうぞ！*」．釘の打ち込みは，1 本あたり最大 10 打とし，それを超えた場合には，「次の釘にいってください」と言う．

☆非対象手で木片を押さえてよい（釘の固定は不可）．

◆**対象手**：通常は優位手（被検者が最も使いやすいと感じるほうの手）のみでよい．

◆**記録**：
検者は釘の頭に金槌が打ち込まれる状態を観察し，試行ごとに判定を書き込む．
　○：釘を完全に打ち込んだ
　△：不完全に打ち込んだ
　×：ほとんど打ち込めない

「成功率」：完全に打ち込むことができた釘の数の割合

◆**総合判定**：
記録に基づいて，以下のとおり総合判定を書き込む．
　G（Good）：判定結果のすべてが○
　F（Fair）：判定結果は○と△のみであるが，○の数が多い．
　P（Poor）：判定結果は○と△のみであるが，△の数が多い．
　T（Trace）：判定結果に×が 1 つ以上ある．
　Z（Zero）：判定結果はすべて×

使用手　金槌使用（　　）手＋木片押さえ（　　）手

| | 釘 1 | 釘 2 | 釘 3 | 成功率 | 総合判定 | 備　考 |
|---|---|---|---|---|---|---|
| 試行 1 | （○　△　×） | （○　△　×） | （○　△　×） | /3 | | |
| 試行 2 | （○　△　×） | （○　△　×） | （○　△　×） | /3 | | |
| 試行 3 | （○　△　×） | （○　△　×） | （○　△　×） | /3 | | |

G．正確さ 1/3　　　　　　　　　　　　　　　　　　　　※複製可　但し変更を禁ず（NOMA, 2007）

NOMA ハンド・ラボ　　　　　　　　　　　　　　　　　　　　　　081016b 鎌倉・中田

## G．正確さ　G-2 注ぎ入れ

氏名：　　　　　　　　　　　記録日：　　　　　　　記録者：

◆用意するもの：
　①ペットボトル2本（片方に200 ccの水を入れておく），②レジ袋またはビニール袋（こぼれた水を受ける即席の盆として使う），③ストップウォッチ

◆検者と被検者の標準位置：
　被検者は机に向かって椅子に腰掛け，両手を楽な肢位で机上に置く．検者は原則として被検者のほぼ正面に自分の位置を決める．

◆物品提示と検査指示：
　検者はあらかじめ，レジ袋またはビニール袋で即席の盆を作る．水の入ったペットボトルを対象手の前に，空のペットボトルを非対象手の前に置いて言う：「この水をこぼさないように全てボトルに入れてください．念のため時間を測りますが，急ぐ必要はありません．正確を第一としてください」．原則として優位手のみ3試行行う．参考のために注ぎ開始から終了までの所要時間を測る．
　☆非対象手で空のボトルを押さえてよい．ただし持ち上げてはならない．

◆対象手：通常は優位手（被検者が最も使いやすいと感じるほうの手）のみでよい．

◆記録：ボトルに入った水の量を目視で評定する．

### 注ぎ入れる手（右手）＋押さえの手（左手）

|  | 注ぎ入れた水量 | 所要時間* | 備考 |
|---|---|---|---|
| 試行1 | 0/5　1/5　2/5　3/5　4/5　5/5 | (　　　秒) |  |
| 試行2 | 0/5　1/5　2/5　3/5　4/5　5/5 | (　　　秒) |  |
| 試行3 | 0/5　1/5　2/5　3/5　4/5　5/5 | (　　　秒) |  |
| 中央値 | 0/5　1/5　2/5　3/5　4/5　5/5 | (　　　秒) |  |

*所要時間は参考のために測定する

### 注ぎ入れる手（左手）＋押さえの手（右手）

|  | 注ぎ入れた水量 | 所要時間* | 備考 |
|---|---|---|---|
| 試行1 | 0/5　1/5　2/5　3/5　4/5　5/5 | (　　　秒) |  |
| 試行2 | 0/5　1/5　2/5　3/5　4/5　5/5 | (　　　秒) |  |
| 試行3 | 0/5　1/5　2/5　3/5　4/5　5/5 | (　　　秒) |  |
| 中央値 | 0/5　1/5　2/5　3/5　4/5　5/5 | (　　　秒) |  |

*所要時間は参考のために測定する

G．正確さ 2/3　　　　　　　　　　　　　　　　　※複製可　但し変更を禁ず（NOMA, 2007）

NOMA ハンド・ラボ　　　　　　　　　　　　　　　　　081006b 鎌倉・中田/130628 鎌倉・中田

## G．正確さ　G-3 マス目内記入

| 氏名： | 記録日： | 記録者： |

◆用意するもの：
　① HB 鉛筆，② ストップウォッチ，A5 版紙片

◆検者と被検者の標準位置：被検者は机に向かって椅子に腰掛け，両手を楽な肢位で卓上に置く．検者は原則として被検者のほぼ正面に自分の位置を決める．

◆検査手順：
　① 机上に，本紙を書きやすい位置に置く．② 対象手の前の空中に，HB 鉛筆を持ちやすい位置に提示し，該当部位をさしながら，次のように言う：「マス目をいっぱいに使って，これ（見本）と同じ文字を書いてください．文字の端が必ずマス目の縁に正確に届くようにし，かつはみ出さないようにしてください．またマス目の中央の点を通るようにしてください．書き直しはしないでください．念のため時間を測りますが，急ぐ必要はありません．正確を第一としてください．どうぞ！」．③ 3 試行続けて行うが，参考のためにそれぞれの所要時間を測る．
☆実施に際して，検査用紙の上部を A5 版紙片で隠し，点線以下のみを提示する．

◆対象手：通常は優位手（被検者が最も使いやすいと感じるほうの手）のみでよい．

◆記録：
接点の正確さ：以下の 16 点について正確に接しているかどうかを判定する．正確であるとみなす基準は接点での不足または過剰が±1 mm 以内であること，とする．評定箇所は以下の 16 箇所である．

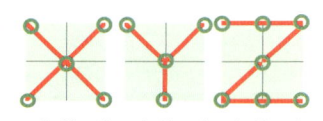

　X についてはマス目との接点 4 箇所および中央の交点 1 箇所（5 箇所）
　Y についてはマス目との接点 3 箇所および中央の交点 1 箇所（4 箇所）
　Z についてはマス目との接点 6 箇所と中央の交点 1 箇所（7 箇所）

（5 箇所）（4 箇所）（7 箇所）

使用手　（　　）手

|  | 記入の正確さ | 所要時間* | 備　考 |
|---|---|---|---|
| 試行 1 | （　　）/16 | （　　秒） |  |
| 試行 2 | （　　）/16 | （　　秒） |  |
| 試行 3 | （　　）/16 | （　　秒） |  |
| 中央値 | （　　）/16 | （　　秒） |  |

*所要時間は参考のために測定する

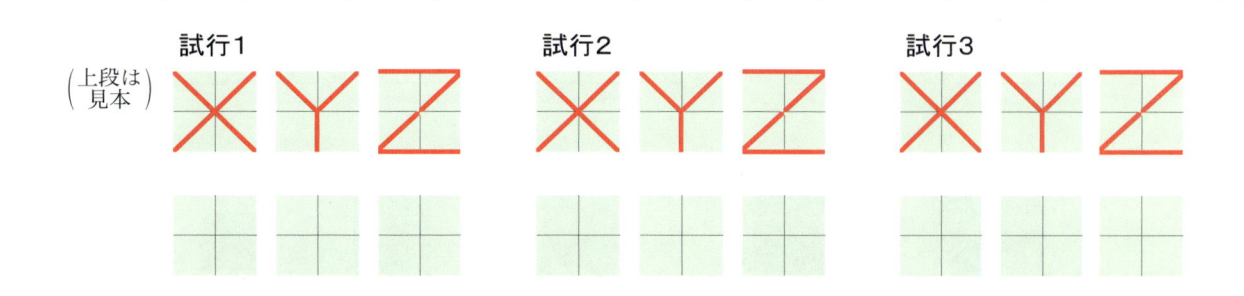

---

（上段は見本）

試行 1　　　　　　　　　試行 2　　　　　　　　　試行 3

G．正確さ 3/3　　　　　　　　　　　　　　　　　※複製可　但し変更を禁ず（NOMA, 2007）

NOMA ハンド・ラボ　　　　　　　　　　　　　　　　　　　　　081006b 鎌倉・中田/130628 鎌倉・中田

## H．両手の協調　H-1 タオルたたみ

氏名：　　　　　　　　　記録日：　　　　　　　　　記録者：

◆用意するもの：① フェイスタオル

◆検者と被検者の位置：
被検者は机に向かって椅子に腰掛ける．検者は被検者と向かい合って座る．

◆検査手順：
1) タオルを広げ，被検者正面の机上に縦長に置いたのち，次のように言う．「これから両手の動きを調べます．まず，私がやってみますので見ていてください．」
2) 検者は次のデモンストレーション（下図）をしながら被検者に次のように言う：
　①「左右の手でタオル手前の両端を持って1/3のところまで折ります」．
　②「今度は反対側を持って手前に重ねます」．
　③「次はタオルの両端に両手を置き，それを90度時計回りに回転させます」．
　④「手前の両端を持ち，さらに二つに折ります」．
　⑤「これでできあがりです．おわかりになりましたか」．
　☆被検者が動作手順を理解していない場合には，再度デモンストレーションを繰り返す．
3) 被検者の前にあらためてタオルを置き，次のように言う：「いまと同じように両手でタオルを畳んでください．**腕や肘は机の上に置かないでください**」「はじめてください．」動作手順を忘れたら，そのつど口頭で指示する．

◆記録：検者は両手の動きを観察し，以下の基準に従って成績を評定する．
　○：完全にできる
　△：不完全にできる
　×：できない

◆総合判定：判定結果として最も多く出現した記号を総合判定として該当欄に記す（同数の場合には下位の判定を記入する）．
　G（Good）　　：判定結果のすべてが○
　F（Fair）　　：判定結果は○の数が最も多い
　P（Poor）　　：判定結果は△の数が最も多い
　T（Trace）　 ：判定結果は×の数が最も多い
　Z（Zero）　　：判定結果はすべて×

◆観察所見：判定が△，×の場合にはその状態を観察所見欄や図を利用して記述する．

右手　本来の（利き手・非利き手）（健側・患側）（優位手・非優位手）*
左手　本来の（利き手・非利き手）（健側・患側）（優位手・非優位手）*

| | 判　定 | | | | 総合判定 | 観察所見 |
|---|---|---|---|---|---|---|
| | ① | ② | ③ | ④ | | |
| 両手を同じ高さに維持できる | (○, △, ×) | (○, △, ×) | | (○, △, ×) | | |
| タオルを張った状態を保てる | (○, △, ×) | (○, △, ×) | (○, △, ×) | (○, △, ×) | | |
| 前後の距離を同じに保てる | (○, △, ×) | (○, △, ×) | | (○, △, ×) | | |
| 両手を同時に使って回転ができる | | | (○, △, ×) | | | |

*優位手とは被検者が最も使いやすいと感じるほうの手

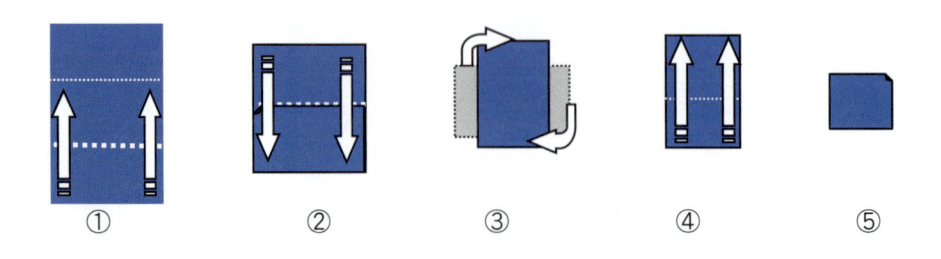

NOMA ハンド・ラボ　　　　　　　　　　　　　　　　　　　　070826b 鎌倉・中田／130628 鎌倉・中田

## H．両手の協調　H-2 巻き取り

| 氏名： | 記録日： | 記録者： |

◆用意するもの：①筆巻き，②木製棒

◆検者と被検者の位置：
被検者は椅子に腰掛ける．検者は被検者と向かい合って座る．

◆検査手順：
1) 検者は写真のように空中に筆巻きと棒を保持する．
2) 両手を交互に動かして筆巻きを手前から外に向けて棒に巻き取る様子を示しながら、次のように言う：「**両手を交互に動かして，これをこのように巻き取ってください**」．
3) 被検者に、外に向けて巻き取れるような向きに棒と筆巻きを渡し、空中で動作を行わせる．
4) 巻き取る様子を観察する．

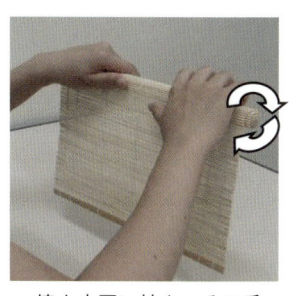

棒を水平に持ち，その手前に筆巻きを垂らし，筆巻きの上部を棒にかぶせる．さらにその上から両手をかぶせて持つ．

◆記録：検者は両手の動きを観察し、以下の基準に従って成績を判定する．
　○：完全にできる
　△：不完全にできる
　×：できない

◆総合判定：判定結果として最も多く出現した記号を総合判定として該当欄に記す（同数の場合には下位の判定を記入する）．
　G（Good）　：判定結果のすべてが○
　F（Fair）　：判定結果は○の数が最も多い
　P（Poor）　：判定結果は△の数が最も多い
　T（Trace）：判定結果は×の数が最も多い
　Z（Zero）　：判定結果はすべて×

◆観察所見：判定が△，×の場合にはその状態を観察所見欄や図を利用して記述する．

右手　本来の（利き手・非利き手）（健側・患側）（優位手・非優位手）*
左手　本来の（利き手・非利き手）（健側・患側）（優位手・非優位手）*

|  | 判定 | 総合判定 | 観察所見 |
|---|---|---|---|
| 両手を交互に動かすことができる | （○，△，×） |  |  |
| 両手の動きに継続性がある | （○，△，×） |  |  |
| 両手の運動量が同じである | （○，△，×） |  |  |

*優位手とは被検者が最も使いやすいと感じるほうの手

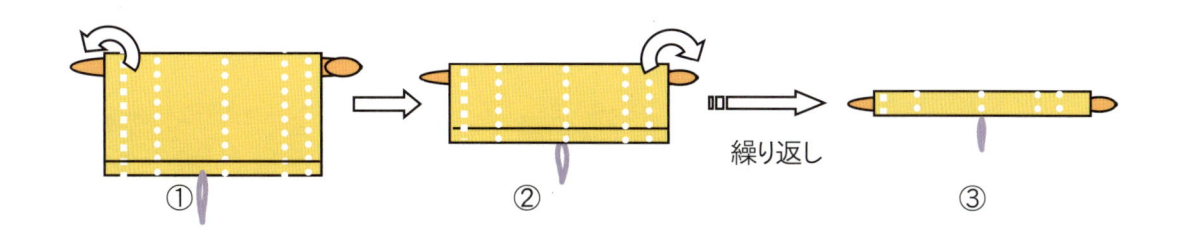

①　→　②　→　繰り返し　→　③

H．両手の協調 2/3　　　　　　　　　　　　　　　　　　　　※複製可　但し変更を禁ず（NOMA, 2007）

NOMA ハンド・ラボ　　　　　　　　　　　　　　　　　　　　　081006b 鎌倉・中田/130628 鎌倉・中田

## H．両手の協調　H-3 紐結び

| 氏名： | 記録日： | 記録者： |

＊H-1, 2 が実施可能な者に対してのみ実行する．

◆用意するもの：① 検査器具のツールボックスⅡ，② 荷造り紐

◆検者と被検者の位置：
被検者は机に向かって椅子に腰掛ける．検者は被検者の横に位置する．

◆検査手順：
1) 被検者に見えるように机の上にツールボックスを置き，下図のように紐をかけ，ツールボックス前面の上縁で蝶結びにするのを見せながら，次のように言う：「これから，紐をこのように蝶結びに結んでもらいます」．
2) 被検者が理解したのを確認する．
　※被検者が動作手順を理解していない場合には再度デモンストレーションを繰り返す．
3) あらためてツールボックスを下図の①のように机の上に置き，被検者に紐の両端を持たせ，次のように言う：「同じように，紐を結んで，蝶結びにしてください」

◆記録：被検者が紐を結ぶ様子を観察し，以下に従い成績を判定する．
　〇：完全にできる
　△：不完全にできる
　×：できない

◆総合判定：判定結果を以下の基準に従い，総合判定を記入する．
　G（Good）　：判定結果のすべてが〇である．
　F（Fair）　：判定結果は〇と△である．
　P（Poor）　：判定結果のすべてが△である．
　T（Trace）　：判定結果に×がある．
　Z（Zero）　：判定結果のすべてが×である．

◆観察所見：判定が△，×の場合にはその状態を観察所見欄や図を利用して記述する．


右手　本来の（利き手・非利き手）（健側・患側）（優位手・非優位手）＊
左手　本来の（利き手・非利き手）（健側・患側）（優位手・非優位手）＊

|  | 判定 | 総合判定 | 観察所見 |
|---|---|---|---|
| 両手間で静的な動作と動的な動作を効果的に組み合わせることができる | （〇，△，×） | | |
| 両手で紐の両端を引いて固い結び目を作ることができる | （〇，△，×） | | |

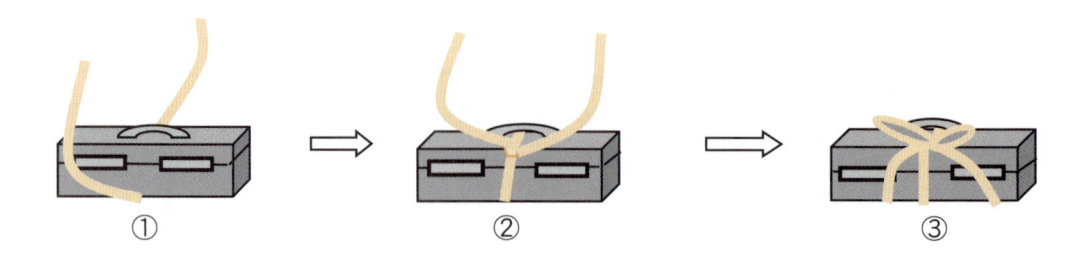

＊優位手とは被検者が最も使いやすいと感じるほうの手

①　　　　　　　　②　　　　　　　　③

※複製可　但し変更を禁ず（NOMA, 2007）

## 『NOMA診断』で用いる検査用品とその仕様Ⅰ【検査A, D, E, F, G, H用】

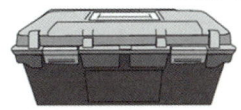

ツールボックスⅠ

検査A, D, E, F, G, Hの実施に際しては以下の用品を使用する．検査用品の調達に際しては，各欄の下段に記されている仕様を参照のこと．なお，これらの検査用品（41品目）はツールボックスⅠに収納する（H-3紐結びで使用するツールボックスⅡを除く）．「　」でくくられた物品名は固有名詞

※数量の指定がないものの個数は1個．桜色で表記された物品は事前準備を要す．下段はその準備内容．
※黄色枠内の物品は複数の検査課題で使用．下段（　）内は参考価格（08.03.27現在）

### A．手の位置決め

| A-1 身体への到達と保持 | A-2 机上面での到達と保持 ||| 
|---|---|---|---|
|  | ① 新聞紙＋円形ラベル | ② 碁石5個 | ③ 付箋 |
|  | 新聞紙の四隅, 1/2折り山, 1/4折り山の25箇所に直径15～16 mmの円形ラベル（ニチバンなど）を貼っておく．（210円/1パック） | （6,500円/1セット） | 75 mm×75 mm ポストイット（3M）など．（304円） |

| A-3 机上空間への到達と保持 |||
|---|---|---|
| ① 缶コーヒー6個 | ② 付箋 ||
| 缶コーヒー（内容量190 g）高さ105 mm. 缶を積み重ねた際，上の缶の縁底が下の缶の上縁に納まり，安定して重ねることができるもの．（注）同種類のものでも，缶底の形状が異なることがあるため，積み重ねて確認すること． | A-2③で使用したもの． ||

※B，Cについては「『NOMA診断』で用いる検査用品とその仕様Ⅱ」を見よ

### D．感覚・知覚

| D-1 つまみ上げ検査 |||| 
|---|---|---|---|
| 小物品（10物品）Aセット ||  小物品（10物品）Bセット ||
| ① 六角ナット（13 mm径），② 翼つきナット（25 mm長），③ 座金（18 mm径），④ 安全ピン（38 mm長），⑤ クリップ（50 mm），⑥ 10円玉，⑦ 50円玉，⑧ 鍵（約40 mm），⑨ ボルト（約50 mm），⑩ 単3乾電池 ||| ① ティッシュペーパー（5 cm程度に丸めたもの），② 綴り紐（70 cmを5 cm径に巻いたもの），③ ホッチキス針紙箱（10号針用：5 cm×3 cm），④ 洗濯バサミ，⑤ ダブルクリップ（大），⑥ スティック糊（使用済み，直径2.5 cm，長さ9.5 cm），⑦ 単2乾電池，⑧ ライター（使用済みの使い捨てライター），⑨ スプーン（長さ12 cm），⑩ フォーク（長さ12 cm）|

| D-1 つまみ上げ検査 | D-2 母指さがし試験 |||
|---|---|---|---|
| フェルト | なし |||
| 書道用下敷き（縦：約27 cm, 横：約35.6 cm）．各辺の端からから3 cm内側に印を付けておく（9箇所程度）．（368円） ||||

| E. パワー | | | |
|---|---|---|---|
| E-1 握力 | E-2 つまみ力 | | |
| ① 握力計 | ① ピンチメーター | | |
| ハンドダイナモメーター（酒井医療など）.（98,500円） | ピンチゲージ（不二精工など）. つまみ部分の幅が20 mm以上あるもの.（114,400円） | | |
| F. スピード | | | |
| F-1 タッピング | | F-2 手の移動 | |
| ① 数取器 | ② タイマー | ① タイマー | |
| 数取器（小または手掌用）（プラスなど）.（1,627円） | 秒単位設定が可能なもの.（2,200円） | F-1 ②で使用したもの. | |
| G. 正確さ | | | |
| G-1 釘打ち | | | |
| ① フェルト | ② 木片 | ③ 釘3本 | ④ 金鎚 |
| 書道用下敷き（縦：約27 cm，横：約35.6 cm）．D-1で使用する面の裏面を使用. | 木製ブロック（約35 mm厚×85 mm幅×150 mm長） | 釘（25 mm長），釘の頭から10 mmのところに油性ペンで印を付けておく. | 「筋入り角箱屋槌，21 mm角」（1,250円） |
| G-2 注ぎ入れ | | | |
| ① ペットボトル2本 | ② レジ袋またはビニール袋 | ③ ストップウォッチ | |
| 飲料280〜350 ml用．一方に，40 cc，80 cc，120 c，160 cc，200 ccを注いだ場合の水位に相当する位置に，それぞれ1/5，2/5，3/5，4/5，5/5の数字を書き入れておく．他方には200 ccの水を入れておく. | こぼれた水を受ける即席の盆として使う. | | |
| G-3 マス目内記入 | | | |
| ① HB鉛筆 | ② ストップウォッチ | ③ A5版紙片 | |
| 書けるように先を削っておく. | G-2 ③で使用したもの. | | |

NOMA ハンド・ラボ

| H. 両手の協調 ||||
|---|---|---|---|
| H-1 タオルたたみ | H-2 巻き取り || H-3 紐結び |
| ① フェイスタオル | ① 書道用筆巻き | ② 木製棒 | ① ツールボックスⅡ |
| フェイスタオル（約 350 mm×850 mm）．端から1/3, 2/3の箇所に印をつけておく．(735円) | (300 mm×300 mm)（呉竹など）．(397円) | 木製丸棒（直径 15 mm, 長さ 300 mm） | ツールボックス（サイズ：幅 490 mm×奥行 253 mm×高さ 233 mm）（アステージなど）．(1,500円) |
| H-3 紐結び ||||
| ② 荷造り紐 ||||
| クレモナ金剛打（6 mm 径, 140 cm）．両端にテープなどを巻き，ほつれないように処理しておく．(298円/10 m) ||||

NOMA ハンド・ラボ　　　　　　　　　　　　　　　　　　　090428b 鎌倉・中田/130628 鎌倉・中田

## 『NOMA』診断で用いる検査用品とその仕様Ⅱ【検査B, C用】

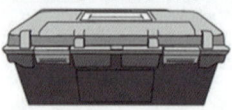

検査B, Cの実施に際しては以下の用品を使用する．検査用品の調達に際しては，各欄の下段に記されている仕様を参照のこと．なお，これらの検査用品（30品目）はツールボックスⅡに収納する（B-1,2で使用するツールボックスⅠを除く）．「　」でくくられた物品名は固有名詞

ツールボックスⅡ

※数量の指定がないものの個数は1個．桜色で表記された物品は事前準備を要す．下段はその準備内容．
※黄色枠内の物品は複数の検査課題で使用．下段（　）内は参考価格（08.03.27現在）

### B. 手のフォーム

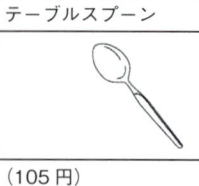

| B-1 把握のフォーム | | | |
|---|---|---|---|
| 共通物品　フェルト | ① 手鏡 | ② カッティングマット | A5版紙片 |
| 書道用下敷き（縦：約27 cm,横：約35.6 cm）(368円) | 柄の長さ：約13 cm (105円) | B5版（ライオン事務器など）．(315円) | 中央に折り筋をつけて開いたもの． |

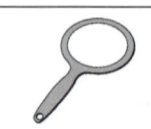

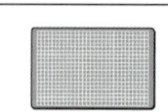

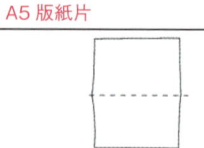

| B-1 把握のフォーム | | | |
|---|---|---|---|
| 定規 | ナイフ | ③ 垂直ハンドル付き水差し＋あずき | 広口瓶 |
| メタル製直定規　幅1.5 cm, 15 cm用（コクヨなど）．(367円) | 「オルファーカッター」，ブラックS型，品番2B（オルファなど）．(210円) | 500 ml メジャーカップ（岩城ハウスウェアなど）．中にあずき200 gを入れる．(1,155円)(298円/500 g) | 口径10 cm，高さ7.5 cm (893円) |

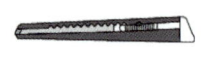

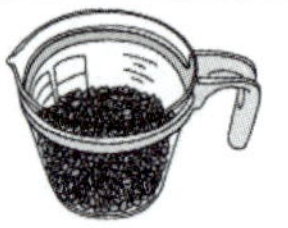

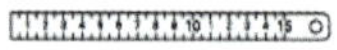

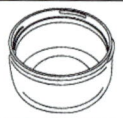

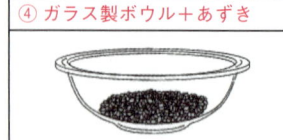

| B-1 把握のフォーム | | | |
|---|---|---|---|
| ④ ガラス製ボウル＋あずき | ⑤ 事務鋏 | A5版紙片 | ⑥ 南京錠＋鍵 |
| ボウル1.5 L，内径19 cm（岩城ハウスウェアなど）．あずき200 gを入れておく．(1,050円)(298円/500 g) | 全長16 cm，柄の内径は左右とも4 cm（貝印 KM-0469など）．(315円) | B-1 ②と同じもの． | 幅4 cm（SunShineなど）．(1,050円) |

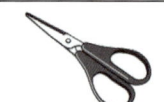

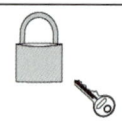

| B-1 把握のフォーム | | | |
|---|---|---|---|
| ツールボックスⅠ | ⑦ A5版紙片 | HB鉛筆 | ⑧ 広口瓶＋あずき |
| ツールボックス（サイズ：幅490 mm×奥行253 mm×高さ233 mm）（アステージなど）．(1,500円) | 中央に折り筋のないもの． | 書けるように先を削っておく． | 口径10 cm，高さ7.5 cm. あずき200 gを入れておく．B-1 ③と同じ広口瓶． |

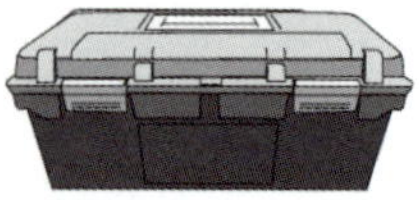

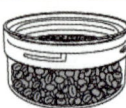

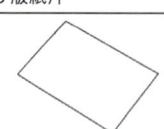

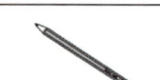

| B-1 把握のフォーム | | | |
|---|---|---|---|
| テーブルスプーン | ガラス製ボウル | ⑨ 箸 | ⑩ ペットボトル |
| (105円) | B-1 ④と同じガラス製ボウル | 塗り箸（割り箸は不可）(105円) | 飲料280～350 ml用 水200 ccを入れておく． |

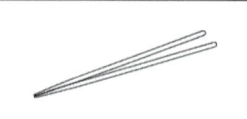

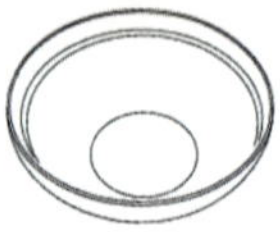

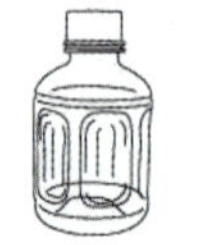

『NOMA 診断』で用いる検査用品とその仕様Ⅰ, Ⅱ 4/6　　　　　　　　　※複製可　但し変更を禁ず（NOMA, 2007）

| NOMA ハンド・ラボ | | | 090428b 鎌倉・中田/130628 鎌倉・中田 | |
|---|---|---|---|---|
| B-1 把握のフォーム | | | | |
| ⑪ トイレットペーパー | ⑫⑬ 広口瓶＋あずき | ⑭ カード（または名刺）2枚 | | |
|  | B-1 ③ で使用したもの． |  | | |
| トイレットペーパー　適量 |  | 名刺大のプリペイドカード（使用済みで可） | | |
| B-2 非把握のフォーム | | | | |
| 共通物品　フェルト | ① ツールボックスⅠ | ② くしゃくしゃ紙 | ③ A5版紙片 | |
| B-1 で使用したもの． | B-1 で使用したもの． |  | B-1 ⑦ で使用したもの． | |
|  |  | A4版．一度くしゃくしゃに丸めてから広げたもの． | | |
| B-2 非把握のフォーム | | | | |
| 消しゴム | ④ カッティングマット | A5版紙片 | 定規 | |
|  | B-1 ② で使用したもの． |  | B-1 ② で使用したもの． | |
| サイズは任意 |  | B-1 ② と同じもの． | | |
| B-2 非把握のフォーム | | | | |
| HB 鉛筆 | ⑤ ガラス製ボウル2個＋あずき | ⑥ ガラス製ボウル＋あずき | ⑦⑧⑨⑩ ツールボックスⅠ | |
| B-1 ⑦ で使用したもの． |  | B-1 ④ で使用したもの． | B-2 ① で使用したもの． | |
| 書けるように先を削っておく． | 内径 19 cm．一方にあずき 200 g を入れておく．B-1 ④ と同じボウル2個 |  | | |
| B-2 非把握のフォーム | | | | |
| ⑪ 軍手 | ⑫ なし | ⑬ ロープで作った輪 | ⑭ A5版紙片 | |
|  |  |  | B-1 ⑦ で使用したもの． | |
| （315円/1パック，12双入り） |  | クレモナ金剛打（6 mm 径）で作った輪（内径4 cm と 5 cm）（298円/10 m） | | |
| B-2 非把握のフォーム | | | | |
| ⑮ 電卓 | ⑯ なし | ⑰⑱⑲ 爪切り | | |
| キーの大きさ：10 mm 強×10 mm 強（MW12-T, CASIO など）．（1890円） |  | 長さ約 8 cm | | |

『NOMA 診断』で用いる検査用品とその仕様Ⅰ，Ⅱ 5/6　　　　　※複製可　但し変更を禁ず（NOMA, 2007）

| C. 手の動きのパターン | | | |
|---|---|---|---|
| 共通物品　フェルト | ① 広口瓶＋あずき | ② 事務鋏 | A5版紙片 |
| B-1, B-2と同じもの. 書道用下敷き | B-1 ③で使用したもの. | B-1 ⑤で使用したもの. | B-1で使用したもの. |
| ③ 軍手 | ④ テニスボール | ⑤⑥ ペットボトル | ⑦ カード2枚 |
| B-2 ⑪で使用したもの. | 硬式テニスボール（104円） | B-1 ⑩で使用したもの. | B-1 ⑭で使用したもの. |
| ⑧ ケータイまたはスマートフォン | ⑨ テニスボール2個 | ⑩ スプレー容器 | ⑪ HB鉛筆2本 |
| キー操作が確認できるように充電しておく. | 硬式テニスボール | 頭部の直径約1.5cm, OAクリーナー（ライオン事務器）などの容器（106円） | B-1 ⑦で使用したもの. 書けるように先を削っておく. |
| ⑫ 箸 | 広口瓶 | プラスチック消しゴム3個 | 輪ゴム3個 |
| B-1 ⑨で使用したもの. | B-1 ③で使用したもの. | 2.3×5.5×1cm（MONO, Tombow）など. 紙ケースから出しておく.（64円） | |
| ⑬ カード（または名刺） | ⑭ A5紙片 | HB鉛筆 | |
| B-1 ⑭で使用したもの. | B-1 ⑦で使用したもの | B-1 ⑦で使用したもの. 書けるように先を削っておく. | |

## 検査用品チェックリスト I：【検査 A, D, E, F, G, H 用】（ツールボックス I）

以下の検査用品のほかに，すべての検査で机，椅子，検査 A-1 でスツールを準備する．

| No. | 課題 | 用品名 | 数量 | チェック欄<br>年　月　日 | チェック欄<br>年　月　日 | チェック欄<br>年　月　日 | チェック欄<br>年　月　日 |
|---|---|---|---|---|---|---|---|
| 1 | A-2 | 新聞紙+円形ラベル（25枚付） | 1 | | | | |
| 2 | A-2 | 碁石 | 5 | | | | |
| 3 | A-2, A-3 | 付箋 | 1 | | | | |
| 4 | A-3 | 缶コーヒー | 6 | | | | |
| 5 | D-1 | 六角ナット | 1 | | | | |
| 6 | D-1 | 翼つきナット | 1 | | | | |
| 7 | D-1 | 座金 | 1 | | | | |
| 8 | D-1 | 安全ピン | 1 | | | | |
| 9 | D-1 | クリップ | 1 | | | | |
| 10 | D-1 | 10円玉 | 1 | | | | |
| 11 | D-1 | 50円玉 | 1 | | | | |
| 12 | D-1 | 鍵 | 1 | | | | |
| 13 | D-1 | ボルト | 1 | | | | |
| 14 | D-1 | 単3乾電池 | 1 | | | | |
| 15 | D-1 | ティッシュペーパー | 1 | | | | |
| 16 | D-1 | 綴り紐 | 1 | | | | |
| 17 | D-1 | ホッチキス針紙箱 | 1 | | | | |
| 18 | D-1 | 洗濯バサミ | 1 | | | | |
| 19 | D-1 | ダブルクリップ（大） | 1 | | | | |
| 20 | D-1 | スティック糊 | 1 | | | | |
| 21 | D-1 | 単2乾電池 | 1 | | | | |
| 22 | D-1 | ライター | 1 | | | | |
| 23 | D-1 | スプーン | 1 | | | | |
| 24 | D-1 | フォーク | 1 | | | | |
| 25 | D-1, G-1 | フェルト（書道用下敷き） | 1 | | | | |
| 26 | E-1 | 握力計 | 1 | | | | |
| 27 | E-1 | ピンチメーター | 1 | | | | |
| 28 | F-1 | 数取器 | 1 | | | | |
| 29 | F-1, F-2 | タイマー | 1 | | | | |
| 30 | G-1 | 木片 | 1 | | | | |
| 31 | G-1 | 釘 | 3 | | | | |
| 32 | G-1 | 金槌 | 1 | | | | |
| 33 | G-2 | ペットボトル | 2 | | | | |
| 34 | G-2 | レジ袋またはビニール袋 | 1 | | | | |
| 35 | G-2, G-3 | ストップウオッチ | 1 | | | | |
| 36 | G-3 | HB鉛筆 | 1 | | | | |
| 37 | G-3 | A5版紙片 | 1 | | | | |
| 38 | H-1 | フェイスタオル | 1 | | | | |
| 39 | H-2 | 筆巻き | 1 | | | | |
| 40 | H-2 | 木製棒 | 1 | | | | |
| 41 | H-3 | ツールボックス II | 1 | | | | |
| 42 | H-3 | 荷造り紐 | 1 | | | | |

## 検査用品チェックリストⅡ：検査 B, C 用（ツールボックスⅡ）

以下の検査用品のほかに，すべての検査で机，椅子を準備する．

| No. | 課題 | 用品名 | 数量 | チェック欄 年 月 日 | チェック欄 年 月 日 | チェック欄 年 月 日 | チェック欄 年 月 日 |
|---|---|---|---|---|---|---|---|
| 1 | B-1 | フェルト(書道用下敷き) | 1 | | | | |
| 2 | B-1 | 手鏡 | 1 | | | | |
| 3 | B-1, B-2 | カッティングマット | 1 | | | | |
| 4 | B-1, B-2, C | A5版紙片（折り筋あり） | 3 | | | | |
| 5 | B-1, B-2, C | A5版紙片（折り筋なし） | 1 | | | | |
| 6 | B-1, B-2 | 定規 | 1 | | | | |
| 7 | B-1 | ナイフ | 1 | | | | |
| 8 | B-1, B-2 | あずき（200g） | 1 | | | | |
| 9 | B-1 | 垂直ハンドル付き水差し | 1 | | | | |
| 10 | B-1, C | 広口瓶 | 1 | | | | |
| 11 | B-1, B-2 | ガラス製ボウル | 2 | | | | |
| 12 | B-1 | 事務鋏 | 1 | | | | |
| 13 | B-1 | 南京錠+鍵 | 1 | | | | |
| 14 | B-1, B-2, C | HB鉛筆 | 2 | | | | |
| 15 | B-1 | テーブルスプーン | 1 | | | | |
| 16 | B-1, C | 箸 | 1 | | | | |
| 17 | B-1, C | ペットボトル | 1 | | | | |
| 18 | B-1 | トイレットペーパー | 1 | | | | |
| 19 | B-2, C | カード | 2 | | | | |
| 20 | B-2 | くしゃくしゃ紙 | 1 | | | | |
| 21 | B-1, B-2 | 消しゴム | 1 | | | | |
| 22 | B-2 | ツールボックスⅠ | 1 | | | | |
| 23 | B-2, C | 軍手(1組) | 1 | | | | |
| 24 | B-2 | ロープで作った輪 | 2 | | | | |
| 25 | B-2 | 電卓 | 1 | | | | |
| 26 | B-2 | 爪切り | 1 | | | | |
| 27 | C | テニスボール | 2 | | | | |
| 28 | C | ケータイ・スマートフォン | 1 | | | | |
| 29 | C | スプレー容器 | 1 | | | | |
| 30 | C | 消しゴム（紙ケースを外したもの） | 3 | | | | |
| 31 | C | 輪ゴム | 3 | | | | |

## 手を診る力をきたえる

| 発　　行 | 2013 年 6 月 28 日　第 1 版第 1 刷 |
|---|---|
| | 2014 年 10 月 30 日　第 1 版第 2 刷 |
| | 2020 年 2 月 15 日　第 1 版第 3 刷Ⓒ |
| 編　　著 | 鎌倉矩子・中田眞由美 |
| 発 行 者 | 青山　智 |
| 発 行 所 | 株式会社 三輪書店 |
| | 〒 113-0033　東京都文京区本郷 6-17-9　本郷綱ビル |
| | ☎ 03-3816-7796　FAX 03-3816-7756 |
| | http://www.miwapubl.com |
| 装　　丁 | 石田香里（株式会社 アーリーバード） |
| 印 刷 所 | 三報社印刷 株式会社 |

本書の無断複写・複製・転載は，著作権・出版権の侵害となることがありますのでご注意ください．

ISBN 978-4-89590-448-3　C 3047

**JCOPY** ＜出版者著作権管理機構　委託出版物＞

本書の無断複製は著作権法上での例外を除き禁じられています．複製される場合は，そのつど事前に，出版者著作権管理機構（電話 03-5244-5088, FAX 03-5244-5089, e-mail：info@jcopy.or.jp）の許諾を得てください．